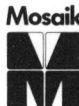

Mosaik

PETE EGOSCUE

Bonebuilding

**Das bahnbrechende Programm für Probleme im
Bereich des Bewegungsapparats**

- Schluß mit Rückenschmerzen, Hexenschuß,
  Tennisarm, Joggerknie, Kopfschmerzen,
  Genicksteife usw.
- Ganz ohne Medikamente und operative
  Eingriffe
- Mit der hochwirksamen Trainingsmethode
  zur Korrektur von Fehlfunktionen

unter Mitarbcit von Roger Gittines

Vorwort von Jack Nicklaus

MOSAIK VERLAG

Titel der Originalausgabe: The Egoscue Method of Health Trough Motion
Originalverlag: HarperCollins Publishers, New York 1992
Übersetzung: Till R. Lohmeyer und Christel Rost
Illustrationen: Elfie Vierck-Petschelt und Hogie McMurtrie

Der Mosaik Verlag ist ein Unternehmen der Verlagsgruppe Bertelsmann

© 1992 by Pete Egoscue
© Alle deutschsprachigen Rechte Mosaik Verlag GmbH, München 1994 / 5 4 3 2 1
Satz: Filmsatz Schröter GmbH, München
Druck und Bindung: Graphische Großbetriebe Pößneck
Printed in Germany
ISBN 3-576-10246-9

INHALT

DANKSAGUNG

Ehe sich der Vorhang hebt und die Vorstellung beginnt, obliegt es dem verantwortungsbewußten Autor, sich öffentlich bei all jenen zu bedanken, die ihm bei seiner Arbeit geholfen haben. Es ist ihm freilich nicht nur eine Pflicht, sondern auch ein Privileg. Was mich betrifft, so bin ich vor allem dem menschlichen Körper zu Dank verpflichtet und weiß, daß ich das, was ich ihm schulde, nie zurückzahlen kann. Es war gleichermaßen bewundernswert wie genial, was sich mir da an Neunzig-Grad-Winkeln und parallelen Linien bot, die alle nur darauf warteten, in ihrem eigentlichen Wesen erkannt zu werden: Gemeint ist der von Bewegung bestimmte Körperbau eines gesunden, funktionellen Mannes, einer Frau oder eines Kindes.

Ich danke Harland, weil er mich dazu überredete, aus dem Alltagstrott auszusteigen. Ich danke Diana, weil sie einen auf so angenehme Weise zu Höchstleistungen anspornt. Ich danke den Mitarbeitern der T.H.E. (Therapy, Health, Education) Klinik, die Tag für Tag ungezählten Patienten beweisen, daß vor allem die innere Einstellung zählt.

Ich habe bei diesem Buch eng mit Roger Gittines zusammengearbeitet und fand in ihm einen Freund. Gemeinsam möchten wir uns bei unserem Lektor, Larry Ashmad, und dessen ehemaliger Assistentin, Keonaona Peterson, bedanken, die dem Manuskript den letzten professionellen Schliff gaben. In ganz entscheidender Weise half uns auch Susan Moldow vom Verlag HarperCollins. Margret McBride, unsere literarische Agentin, war wie üblich immer zur Stelle, wenn es darauf ankam. Und dann halfen uns viele andere, die wir hier nicht alle einzeln beim Namen nennen können. Sie lasen das Rohmanuskript, kommentierten und kritisierten den Text und fungierten als Resonanzböden. Jeder von ihnen weiß, wer hier gemeint ist und was er für uns getan hat. Vielen Dank.

VORWORT

Im Sommer 1988 wurde mir von mehreren Ärzten erklärt, daß ich wahrscheinlich nie wieder erfolgreich Golf spielen könnte, falls ich mich nicht einer Bandscheibenektomie oder einer Bandscheibenektomie mit Wirbelfusion unterzöge. Ich war natürlich nur bereit, einen chirurgischen Eingriff zu akzeptieren, wenn zuvor alle anderen Heilmethoden erschöpft waren. Auf der Suche nach einem Ausweg stieß ich auf Pete Egoscue, und in diesem Vorwort möchte ich Ihnen erzählen, wie jene Begegnung mein Leben von Grund auf verändert hat.

Im ersten Kapitel von *Golf My Way* schrieb ich: »Ich glaube nicht an ›Methoden‹, sondern an Grundsätze.« Was den Golfsport angeht, so bin ich nach wie vor dieser Meinung – in puncto Rückenschmerzen und was die Einstellung zu meinem Körper betrifft, glaube ich jedoch inzwischen an eine Methode, und zwar an die Egoscue-Methode. Ich habe Spezialisten in aller Welt aufgesucht, und einigen von ihnen gelang es auch tatsächlich, meine Schmerzen vorübergehend ein wenig zu lindern. Mit der Erleichterung, die mir die Egoscue-Methode verschaffte, ließ sich das alles nicht vergleichen. Sie basiert auf soliden Grundsätzen und schlug bei mir sofort an – das heißt, von jenem Tag Ende 1988 an, als ich mich nach jahrelanger Quälerei, permanent eingeschränkter Bewegungsfreiheit und sich ständig verschlimmernden Schmerzen und Beschwerden wegen schadhafter Bandscheiben im Lendenbereich in Petes Behandlung begab.

Es tat weh. Glauben Sie mir, ein ständig schmerzender Rücken kann einem das Golfspielen völlig verleiden, gar nicht zu reden davon, daß er einem natürlich auch den Schlaf raubt. Die Schmerzen beeinträchtigten meine sportlichen Erfolgsaussichten – nicht nur rein physisch, sondern auch im mentalen Bereich. Petes Ideen und Techniken brachten die Wende. Ich spürte es gleich beim erstenmal. Nicht, daß ich von einem Tag auf den anderen geheilt gewesen wäre – Pete selbst warnte mich von Anfang an vor überzogenen Erwartungen und machte mir klar, daß es noch eine ganze Weile dauern würde, bis die Anzahl der guten Tage die der schlechten überträfe. Doch damals war ich schon froh, wenn ich wenigstens ab und zu einen schmerzfreien Tag hatte – das war immerhin ein Fortschritt.

Mit der Zeit, so meinte Pete, würden die guten Tage häufiger werden, und genau das geschah dann auch. Die Schmerzen ließen nach, und ich konnte langsam wieder mit dem Training beginnen. Das Golfspielen machte mir auf einmal wieder Spaß; ich achtete lediglich darauf, das erforderliche Bewegungsspektrum nicht voll auszuschöpfen. Durchschnittlich anderthalb Stunden pro Tag verwandte ich auf die Übungen, die Pete mir empfahl, und zwar regelmäßig: Seit November 1988 habe ich keinen Tag ausgelassen, mit dem Erfolg, daß ich ungefähr sieben oder acht Monate später wieder fit war – und keine Rückenschmerzen mehr hatte. In den folgenden Kapiteln sind – neben zahlreichen anderen – auch meine Übungen beschrieben.

Petes Methode führt ohne Pillen, ohne Skalpell, ohne Manipulation zum Ziel. Sie funktioniert ohne Tricks und braucht ihre Zeit. Erforderlich sind harte Arbeit und persönliches Engagement. Manche Golfspieler scheinen bedauerlicherweise zu glauben, daß Rückenschmerzen und andere körperliche Beschwerden einfach zu ihrem Sport dazugehören. Sie bilden sich ein, sie müßten nur die Zähne zusammenbeißen und weiterspielen – eines Tages würden die Schmerzen dann schon wieder verschwinden. Überhaupt ist die Meinung, Verletzungen und Schmerzen seien unvermeidliche Begleiterscheinungen jeder Sportart, in Athletenkreisen weit verbreitet. Aus meiner Zusammenarbeit mit Pete und angesichts seiner Erfolge bei mir und vielen anderen Betroffenen weiß ich inzwischen, daß diese Einstellung grundfalsch ist.

Seit Jahren habe ich mich nicht mehr so wohl gefühlt wie heute, und dies keineswegs nur deshalb, weil ich keine Schmerzen mehr habe. Pete hat mich davon überzeugt, daß viele sogenannte »Alterserscheinungen« oder »schlechte Tage« in Wirklichkeit Symptome der Bewegungsarmut sind. Der Körper beginnt gewissermaßen zu stottern und bleibt schließlich stehen. Mit der Egoscue-Methode springt er, um im Bild zu bleiben, wieder an, und deshalb bekommt sie selbst jenen, die in ihrem Leben noch nie ein Rückenspasma hatten.

Pete hat verschiedene Konzepte entwickelt, deren Bedeutung man kaum überschätzen kann. Sie alle basieren auf seiner unglaublichen Beobachtungsgabe und seiner Fähigkeit zur anatomischen Analyse. Pete betrachtet den menschlichen Körper mit einem Scharfblick, der seinesgleichen sucht. Ich freue mich, daß er dieses Buch geschrieben hat. Die Egoscue-Methode verheißt uns allen gesteigertes Wohlbefinden und erhöhte Leistungsfähigkeit.

Jack Nicklaus

EINLEITUNG

Wie soll man dieses Buch einordnen? Gehört es in die Sparte Fitneß-Ratgeber? Oder fällt es unter die Rubrik »alternative Gesundheitsfürsorge«? Paßt es vielleicht in die Reihe »Ernähre dich richtig!«? Ist es eine Anleitung zum Hometraining oder ganz einfach ein Buch über Rückenschmerzen?

Nichts von alldem.

Mit den herkömmlichen Kategorien hat dieses Buch nichts zu tun. Als Autor im Neben- und anatomischer Funktionalist im Hauptberuf habe ich nicht das geringste Interesse daran, den bereits existierenden Wortmillionen in diesem Metier noch weitere sechzig- oder siebzigtausend Wörter hinzuzufügen.

Das Leitmotiv dieses Buches heißt Verantwortung. Es betrifft Sie ganz persönlich und befaßt sich mit der Beantwortung jener Frage, die mir in meiner Klinik fast täglich gestellt wird: »Wie konnte es mit mir so weit kommen?«

So oft wurde mir schon diese Frage gestellt, daß ich mich, offen gestanden, an das erste Mal gar nicht mehr erinnern kann. Aber ich entsinne mich noch gut an eine Frau aus dem Mittleren Westen – Rechtsanwältin, verheiratet, zwei Kinder –, die unter so starken Rückenschmerzen litt, daß sie nicht mehr imstande war, sich vorzubeugen und ihre Schnürsenkel zu binden. »Ich bin doch so nicht auf die Welt gekommen«, sagte sie bestürzt. »Ich bin nicht in einem Faß die Niagarafälle runter und habe auch sonst nichts Verrücktes getan. Ich bin ein ganz normaler Mensch und verhalte mich völlig normal. Es ist mir einfach unbegreiflich.«

Drei Stunden später sah ich ihr zu, wie sie sich die Reeboks zuschnürte. Sie blickte auf, und in ihren Augen standen Tränen. »Ich danke Ihnen«, sagte sie.

»Bedanken Sie sich bei sich selbst«, erwiderte ich. »Sie selbst haben die Schmerzen vertrieben. Sie haben die Verantwortung für Ihre Gesundheit übernommen, nicht ich.«

Und genau dies ist die Botschaft des vorliegenden Buches, gewissermaßen sein Herz und seine Seele. Ich möchte daran von vornherein keinen Zweifel lassen, denn schließlich steht und fällt mit diesem Gedanken jenes System aus Diagnose und Behandlung, das als »Egoscue-Methode« bekannt ist – das Ergebnis meiner zwanzigjährigen intensiven Beschäftigung mit der menschlichen Anatomie und ihrer Funktionsweise.

Die Frau war selbst für ihren Zustand verantwortlich – und es gelang ihr, sich selbst von ihrem Leiden zu befreien.

Sie können es auch.

»Ich bin doch ein ganz normaler Mensch und verhalte mich völlig normal...« Dieser Satz erklärt beinahe schon – wenngleich etwas verbrämt ausgedrückt –, warum mehr als fünfunddreißig Millionen Amerikanerinnen und Amerikaner unter dieser oder jener Art von Rücken- oder Gelenkschmerzen leiden, und ist auch in anderer Beziehung sehr aufschlußreich. Viele Probleme im Zusammenhang mit unserer Gesundheit, mit unserer Fitneß, mit unserer Leistungsfähigkeit im Sport, am Arbeitsplatz und in der Schule sind in diesem Satz angesprochen, sogar unser privates Wohlbefinden in den eigenen vier Wänden.

Was in den Vereinigten Staaten, Europa, Japan und dem Rest der industrialisierten Welt heutzutage für »normal« gehalten wird, ist in Wirklichkeit unnormal. Erstmals in der Menschheitsgeschichte erleben wir eine Zeit, in der ständiges Sich-Bewegen und In-Bewegung-Sein für die meisten Menschen keine unabdingbare Überlebensgrundlage mehr ist. Verglichen mit unseren Vorfahren bewegen wir uns ausgesprochen wenig, obwohl sich die Grundkonstruktion unserer »normalen« Körper nicht geändert hat – eine Konstruktion, wohlgemerkt, deren Funktion und langfristige Funktionsfähigkeit bewegungsabhängig sind.

Die bewegungslose Welt, in der wir leben, zeitigt Folgen. Wie diese Folgen nach meinen Erkenntnissen im einzelnen aussehen – das zeige ich Ihnen in diesem Buch. Es wird nicht lange dauern, und Sie werden diese Folgen auch an sich selbst erkennen und spüren – was natürlich keineswegs heißen soll, daß Ihnen nach zweihundert Seiten Lektüre die Knie weh tun und die Schultern schmerzen. Ganz im Gegenteil. Mein Ziel ist es, Ihnen, den Leserinnen und Lesern, jene Informationen und jenen Sachverstand zu vermitteln, mit deren Hilfe Sie sich ein fundiertes Urteil darüber bilden können, was in Ihrem Körper vorgeht. Sie wissen dann, wie Sie sich verhalten müssen, damit Rücken- und Gelenkschmerzen gar nicht erst aufkommen. Sie wissen, was Sie ganz allgemein zur Verbesserung Ihrer körperlichen Fitneß tun können, wie Sie symptomatische Schmerzen bekämpfen und verlorengegangene Funktionen wiederherstellen können.

Und damit komme ich wieder auf den Begriff »Verantwortung« zurück. Wenn es im Knie zwickt und wir den Schmerz ignorieren – oder allenfalls ins Badezimmer humpeln und uns zwei Aspirin aus dem Arzneischränkchen holen –, dann bekennen wir uns nicht zu unserer Verantwortung. Ebenso verantwortungslos verhalten wir uns, wenn wir die Schmerzen in der Schulter aufs Tennisspielen oder unser »Alter« schieben. Nur allzu oft und allzu schnell wird die Verantwortung einfach übertragen – auf kostspielige Kuren und operativen Gelenkersatz. Wir müssen erkennen lernen, daß die Schmerzen, die wir empfinden, die Steifheit und Energielosigkeit, die Gleichgewichtsstörungen und Konzentrationsmängel, aber auch die Unfähigkeit, langgespielte Bälle zu erreichen oder auf kurze Distanz zu putten, keine Alterserscheinungen sind. Es liegt auch nicht an der mangelnden Klasse des Golfclubs oder einfach daran, daß man im Büro mal wieder einen schlechten Tag erwischt hat, sondern es handelt sich um Symptome von Fehlfunktionen, die auf Bewegungsarmut zurückzuführen sind.

Verantwortung übernehmen heißt aktiv werden. Die Egoscue-Methode ist ein Aktionsplan. Sie kommt ohne Chirurgie und Medikamente aus und versetzt Sie in die Lage, einen auswärtsgedrehten Fuß oder eine verschobene Hüfte als das zu erkennen, was sie sind – Symptome einer *korrigierbaren* Fehlfunktion.

Ich werde Ihnen zeigen, wie Sie »die Uhr an Ihrem Körper zurückstellen« können. Einer meiner Patienten, ein Spitzensportler, rief mich kürzlich an, um mir zu sagen, daß ihm seine rechte Schulter weh tue und wie toll er das fände. Es handle sich um ein brennendes Gefühl.

»Und was ist daran so toll?« fragte ich.

»Das ist das erste Mal seit meinem sechzehnten Lebensjahr, daß sich meine Schulter in dieser Weise bemerkbar macht«, erwiderte der Mann.

Damals, als er anfing, alle Rekorde zu brechen und man ihn überall als sportliches Wunderkind pries, war ihm das Gefühl für seinen Körper abhanden gekommen. Jetzt hatte er es wieder gefunden.

In diesem Buch sind eine Reihe von Übungen geschildert, die Ihnen dieselbe Erfahrung vermitteln können.

Aber: Die Egoscue-Methode funktioniert *nicht*, wenn Sie glauben, daß sich die Verantwortung für Ihre Gesundheit auf jemand anders oder etwas anderes übertragen laßt. Weder lasse ich *mir* den Schwarzen Peter zuschieben, noch eignen sich dafür ein Arzt, ein Chiropraktiker, ein Pharmaunternehmen oder ein Paar modischer Joggingschuhe.

Sie werden nur dann Erfolg haben, wenn Sie diese Verantwortung selbst übernehmen und einsehen, daß Sie sie tragen müssen. Unter dieser Voraussetzung funktioniert die Egoscue-Methode, und zwar ausnahmslos. Keine Medikamente, keine chirurgischen Eingriffe, keine Maschinen, keine Wunder – Sie allein sind ausschlaggebend. Ein normaler Mensch, der sich normal verhält.

Ein gewaltiger Anspruch. Aber nach allem, was ich Tag für Tag in meiner Klinik in San Diego erlebe, kann ich ihn durchaus mit Zuversicht erheben. Es vergeht kaum eine Woche ohne Anrufe oder Besuche von

Ärzten, Chiropraktikern und Physiotherapeuten, die von der Egoscue-Methode gehört haben und sie nun aus erster Hand kennenlernen wollen. Ich heiße sie alle willkommen, denn ich habe mir zum Ziel gesetzt, die diagnostische und therapeutische Methodik weltweit zu revolutionieren. Und nicht nur das: Ich möchte erreichen, daß diese Techniken weitgehend überflüssig werden, hat es sich doch immer wieder erwiesen, daß die Egoscue-Methode auch eine sehr wirksame Vorbeugemaßnahme ist.

Schmerzen und Fehlfunktionen sind nicht unvermeidlich.

Meine Methode ist das Ergebnis einer mehr als zwanzigjährigen Forschungsarbeit in Verbindung mit konsequenter Anwendung in der therapeutischen Praxis. Es begann 1969 während des Vietnamkriegs. Ich war Infanterist bei den Marines, wurde verwundet und lag eine Zeitlang bewegungsunfähig in einem Militärkrankenhaus. Erschüttert mußte ich feststellen, wie rasch man unter diesen Umständen bestimmte Körperfunktionen verliert. Zwischen dem Bewegungsmangel und dem Funktionsverlust schien ein fast unmittelbarer Zusammenhang zu bestehen – trotz der konventionellen Lehrmeinung, daß es für eine verletzte Gliedmaße, ein verletztes Gelenk oder einen verletzten Muskel nichts Besseres gibt als absolute Ruhe. Wann ist der Punkt erreicht, fragte ich mich, an dem die Genesung zur Fehlfunktion beizutragen beginnt?

Der intensive Erholungs- und Rehabilitationsprozeß nach meiner Verwundung gewährte mir erstmals Einblick in einen Beruf, für den ich mich, als ich nach elfjähriger Dienstzeit meine Militärlaufbahn beendete, schließlich selbst entschied. Von jenem Zeitpunkt an galt mein ganzes Interesse der Biomechanik und der funktionellen Anatomie.

Was ich im Verlauf jener Jahre gelernt habe, ergäbe wahrscheinlich Stoff für zehn Bücher, und vielleicht schaffe ich es ja eines Tages, sie auch zu schreiben. Meine wichtigste Erkenntnis jedoch lautet: Ohne ausreichende Bewegung können wir nicht leben, und unser bewegungsarmer Lebensstil ist nichts anderes als ein langsamer Tod auf Raten. Dies ist die Kernaussage des vorliegenden Buches.

Die Anzeichen für Fehlfunktionen sind allenthalben zu erkennen. Sie brauchen sich nur umzusehen. Da steht ein Mann an der Straßenecke und wartet darauf, daß ihm die Ampel grünes Licht gibt. Er reibt sich die Handrücken. Kann sein, daß er bloß nervös ist. Aber es gibt auch noch eine andere Möglichkeit: Vielleicht reagiert er auf die Symptome eines Rundrückens, die in ein oder zwei Monaten als Karpaltunnelsyndrom diagnostiziert werden. Wohlgemerkt: ich sagte *Symptome*. Das Karpaltunnelsyndrom ist Symptom einer Schulter-Fehlfunktion. Das Problem liegt weder im Handgelenk noch im Unterarm oder im Ellbogen.

Meine Mutter litt schwer an migräneartigen Kopfschmerzen. Auch diese waren symptomatischer Natur. Unter den Leuten, die im Supermarkt neben meiner Klinik ihre Einkaufswagen vor sich herschieben, fallen mir tagtäglich welche auf, deren Kopf gleichsam vornüberhängt, genau wie bei meiner Mutter. Ihr Gesundheitszustand verschlechterte sich zusehends, doch die Ärzte kurierten an den Symptomen herum, nicht an den zugrundeliegenden Problemen. Von furchtbaren Migräneanfällen heimgesucht, lag sie bisweilen tagelang bei geschlossenen Jalousien im Bett. Ich spürte, wie sie dahinsiechte, und konnte nichts dagegen tun. Einmal verlor sie die Geduld mit mir und sagte: »Du verstehst es einfach nicht... Vielleicht gelingt es dir später einmal.«

Für meine Mutter ist es inzwischen zu spät. Aber soviel steht fest: Ich bin jetzt soweit. Ich habe es mir zur Lebensaufgabe gemacht, zu verstehen.

Begleiten Sie mich. In diesem Buch stelle ich Ihnen Techniken vor, mit deren Hilfe sie verlorengegangene Funktionen wieder herstellen können. Sie erfahren, wie Sie sich bewegen müssen und wie oft.

Wenn Sie keine Schmerzen haben, um so besser. Ich zeige Ihnen, wie Sie Schritt für Schritt Ihr Energieniveau steigern, Ihre körperlichen und geistigen Fähigkeiten optimieren und sich vor Unfällen und Fehlfunktionen schützen können.

Auf dem Weg dorthin streue ich hier und da einige Überlegungen zur Evolution, zur Kulturgeschichte und zum menschlichen Sozialverhalten ein. Wir unterhalten uns über Sport und Freizeit, über Kinder und die ältere Generation. Und wir werden uns den »bewegungslosen« Arbeitsplatz und das »bewegungslose« Zuhause etwas genauer ansehen.

Am Ende, so hoffe ich wenigstens, werden auch Sie verstehen.

VORBEMERKUNG UND HAFTUNGSAUSSCHLUSS – EINMAL ANDERS

Wir leben in einer streitsüchtigen Gesellschaft, das heißt auf gut deutsch, wir verfolgen einander gerichtlich, suchen Sündenböcke und versuchen, wo immer wir können, anderen die Verantwortung zuzuschieben.

Das Thema »Verantwortung« durchzieht dieses Buch – Sie werden es merken – wie ein roter Faden. In den meisten Gesundheitsratgebern und vergleichbaren Büchern finden Sie im Impressum oder noch vor dem ersten Kapitel eine Passage, in der Autor und Verlag jegliche Haftung bei möglichen Gesundheitsschäden im Zusammenhang mit den im Text empfohlenen Übungen ablehnen und dem Leser zumindest nahelegen, sich vor Beginn des Übungsprogramms einer gründlichen ärztlichen Untersuchung zu unterziehen. Man möchte damit allen denkbaren Eventualitäten vorbeugen.

Der Haftungsausschluß ist eine juristische Notwendigkeit, aber auch simple Drückebergerei. Der folgende Text kann der Leserin oder dem Leser die Verantwortung für ihre bzw. seine Gesundheit nicht nehmen. Meine Empfehlung lautet daher: Wenn Sie wirklich auf einen Haftungsausschluß Wert legen, dann klappen Sie das Buch am besten zu und stellen es ungelesen wieder ins Regal.

Ich hoffe, Sie tun's nicht, denn das, was ich Ihnen auf den folgenden Seiten zu sagen habe, wird Ihr Leben verändern.

Pete Egoscue

DER FORM WEGEN

Stellen Sie sich einen Mann, eine Frau und ein Kind vor. Wie konzentrische Ringe umgeben die Familie Jugendträume und gereifte Erfahrungen. Haben Sie eine bildhafte Vorstellung von den Leuten? Ich bin bereit, darauf zu wetten. Und höchstwahrscheinlich hat diese Vorstellung die Form *bewegter Bilder* angenommen.

Der Mann, die Frau und das Kind sind in Bewegung, und sie waren es bereits viele Generationen vor uns, seit mindestens zehntausend Jahren. Da gehen sie an einem Strand entlang. Da rennen sie im Schein der Abendsonne eine Straße hinunter, die sich kurvenreich an einen Berghang schmiegt. Da steigen sie im Licht eines Kristallüsters eine breite Treppe empor.

Wir sind in Bewegung, von der Wiege bis zur Bahre. Selbst im Schlaf drehen wir uns um, werfen uns hin und her. Unser Herz schlägt. Bewegung ist das Schlüsselwort zum Verständnis des menschlichen Körpers.

Wenn Sie dieses Buch im Laden durchblättern, so wie ich es auch immer tue, bevor ich mich zum Kauf eines Buches entschließe, dann denken Sie vielleicht, aha, da erfahre ich, wie ich meine Rücken-, Knie- oder Schulterschmerzen loswerde; ich bekomme Tips, wie ich mein Golfspiel verbessern, schneller laufen, produktiver arbeiten und etwas Hüftspeck verlieren kann...

Stimmt, Sie erfahren von alldem etwas. Aber zwischen, über und unter den Zeilen steht die Grundaussage, und die ist so fundamental, daß es völlig unangebracht wäre, sie schamhaft in den Hintergrund zu stellen. So wie den Patienten, die zu mir in die Klinik kommen, sage ich Ihnen daher klipp und klar: »Sie bewegen sich nicht genug, um Körper- und Gesundheitsschäden zu vermeiden. Und wenn Sie sich aufgrund akuten ›Bewegungshungers‹ schließlich doch bewegen, dann tun Sie dies auf eine Art, die mit Ihrem Körperbau unvereinbar ist.«

Woher ich das weiß, ohne daß ich Sie auch nur ein einziges Mal gesehen habe? Es ist ein Schuß ins Blaue, gewiß, aber er beruht auf zwanzigjähriger Berufserfahrung als anatomischer Funktionalist. Ich habe Tausende von Patientinnen und Patienten behandelt, die nach den Erkenntnissen der Demographie mit großer Wahrscheinlichkeit der potentiellen Leserschaft dieses Buches entsprechen: Personen mittleren Alters mit höherer Schulbildung, Profi- und Freizeitsportler, Eltern und Lehrer, Angestellte, Freiberufler und Fachärzte, Senioren und eine Vielzahl von Menschen aus den verschiedensten anderen gesellschaftlichen Gruppen, die in irgendeiner Form an Gelenk- oder Muskelschmerzen leiden.

Nur ein verschwindend geringer Bruchteil der angeführten Personen sorgt nach meiner Erfahrung dafür, daß er genug Bewegung bekommt, um dem ungeheuren Anpassungsdruck des bewegungsarmen Lebens unserer Zeit auf Dauer widerstehen zu können.

Eine weitere Erfahrung kommt hinzu: Man liest viel über den Rückgang lebenswichtiger, nicht erneuerbarer Rohstoffe. Bewegung ist für den Menschen genau das: ein absolut lebenswichtiger Rohstoff. Er gibt uns Kraft, Intelligenz und Gesundheit, und er läßt uns aktiv werden. Bewegung erneuert und ist erneuerbar – und wird dennoch, als Rohstoff, immer seltener. Das Leben, das die Menschen in den Vereinigten Staaten, in Westeuropa, Japan und anderen Teilen der industrialisierten Welt in der letzten Dekade dieses Jahrtausends führen, verschafft uns nicht mehr die zur Erhaltung unserer Gesundheit und unseres Wohlbefindens erforderliche Bewegung – und verlangt sie auch nicht mehr von uns.

Wir alle wissen, daß der Körper ein tägliches Minimum an Vitaminen, Mineralien, Proteinen und Wasser benötigt. Unser biologisches Schicksal kennt auch noch andere Notwendigkeiten: Wir brauchen ein Dach über dem Kopf, wir brauchen Wärme, Platz und die Gemeinschaft anderer. Wenn es etwas gibt, dem wir gehorchen müssen, dann ist es die Biologie.

Ungehorsam gegenüber den Geboten der Biologie führt in die Katastrophe, führt zum Tod.

Haben Sie jemals darüber nachgedacht, daß Bewegung ein ebensolcher biologischer Imperativ ist wie Essen und Trinken? Es verhält sich tatsächlich so. Es ist noch gar nicht so lange her, da befolgten die Menschen instinktiv und ohne Probleme das biologische Bewegungsgebot. Sie befolgten es, weil ihnen gar nichts anderes übrigblieb. Inzwischen hat sich das geändert. Wir sind in unseren elementaren Lebensnotwendigkeiten nicht mehr bewegungsabhängig. Wir können am Schreibtisch sitzen, im Auto sitzen, vor dem Fernsehapparat sitzen und ein »bequemes Leben« führen.

Aber es kommt uns teuer zu stehen. Die Kosten des »bequemen Lebens« sind Krankheit, Behinderung, Schmerz und Verzweiflung. Wir müssen ganz bewußt und systematisch daran arbeiten, unsere Körper wieder »in Bewegung zu setzen« – einem bewegungsfeindlichen modernen Lebensstil zum Trotz, der uns sogar weiszumachen versucht, daß wir als »seßhafte« Wesen auch ganz gut über die Runden kommen und Bewegung für etwas Unbequemes, Unangenehmes halten dürfen, das sich mit technischen Mitteln auf ein Minimum reduzieren läßt. Als wären wir ohne jene zur Aufrechterhaltung lebenswichtiger Körperfunktionen unbedingt notwendige Bewegung nicht ebenso verloren, wie wenn man uns verhungern oder verdursten ließe.

Die Spezies Mensch, und zwar ganz besonders jene Artgenossen, die wie wir in der industrialisierten Welt leben, nähert sich dem Abgrund. Und deshalb habe ich die Egoscue-Methode entwickelt, eine Methode, die uns jene Bewegung verschafft, welche uns, anders als noch vor ein paar Jahrzehnten, im Alltag nicht mehr abverlangt wird. Es ist ein »Weg zurück zur Bewegung«, der genau auf die Erfordernisse unseres Körperbaus abgestimmt ist. Bewegung ist nicht mehr selbstverständlich. Wir müssen daran arbeiten. Die Egoscue-Methode ist Ihr Werkzeugkasten.

SCHRITT FÜR SCHRITT

Ich sprach von den Erfordernissen des Körperbaus und will nun kurz erläutern, was ich darunter verstehe. Die meisten von uns haben den biologischen Imperativ Bewegung schon so lange nicht mehr befolgt, daß ihnen selbst solche Bewegungen weh tun, die im Grunde ganz natürlich und selbstverständlich sind. Oder sie zwingen den Körper zu Kompensationen, die unseren Energiehaushalt über Gebühr belasten, unsere körperliche oder sportliche Leistungsfähigkeit beeinträchtigen und langfristig ebenfalls Schmerzen heraufbeschwören. Dabei verletzen wir mit jedem einzelnen Schritt, den wir tun, den Bauplan unseres Körpers oder, wie ich in diesem Buch meist sagen werde, sein »Design«. Und dazu besteht nicht die geringste Veranlassung.

DIE WAHREN EXPERTEN

Ich will Ihnen die Egoscue-Methode erklären, damit Sie sie anwenden und von ihr profitieren können. Wir können allerdings nicht einfach ins kalte Wasser springen und Schwimmübungen machen. Die Egoscue-Methode ist mehr als ein einfaches Fitneßprogramm oder ein Maßnahmenkatalog zur Schmerzbekämpfung. Wir brauchen zunächst einige Grundkenntnisse in menschlicher Anatomie und Evolution, um das »Design« unseres Körpers, seine Funktionen und seine Bedürfnisse begreifen zu können.

Viele Patienten in meiner Klinik sind der Meinung, ihr Bewegungsapparat sei so kompliziert, daß er erstens äußerst fragil und kollapsgefährdet und zweitens für medizinische Laien nicht zu begreifen ist.

Beginnen wir, wie bei mir in der Klinik, mit der Demontage demoralisierender »Experten«-Ratschläge. Immer wieder höre ich folgendes Argument (es klingt fast wie das Mantra des zwanzigsten Jahrhunderts): »So einfach kann das doch nicht sein!« Wir trauen unseren eigenen Augen und Instinkten nicht mehr. Bewegung? So einfach kann das doch nicht sein!

Die Fixierung auf das Komplizierte ist wahrscheinlich ein Nebenprodukt unserer Erziehung und Bildung. Je mehr wir wissen, desto mehr müssen wir wissen. Auch der technologische Fortschritt trägt zur allgemeinen Verwirrung bei: Er beschleunigt den Lernprozeß und erschwert uns den direkten, unmittelbaren Zugang zu vielen Aspekten des Lebens, denen wir uns in früheren Zeiten bereitwillig stellten und die wir problemlos verstanden. Das neuerwachte Interesse an der natürlichen Geburt und die Hospizbewegung für Sterbende sind Versuche, Geburt und Tod von der Technik zurückzugewinnen, stellen jedoch bisher kaum mehr als Tropfen auf einen heißen Stein dar.

Wie ein Krake streckt die Technik ihre Greifarme in alle Lebensbereiche aus. Ich halte es für sehr bedauerlich und beunruhigend, daß infolge des rapiden technischen Fortschritts in ein paar Jahren kein normaler Autofahrer mehr imstande sein wird, seinen Wagen selbst zu reparieren. Damit geht ein weiteres Mosaiksteinchen individueller Unabhängigkeit verloren, und unser wichtigstes Beförderungsmittel wird zum komplizierten Mysterium, dessen Geheimnisse nur noch einige wenige Eingeweihte begreifen.

Ich kann ihn mir schon vorstellen, den typischen Autofahrer des Jahres 2020: »Wieso springt der Wagen nicht an?«

»Vielleicht hat er keinen Sprit mehr.«

»So einfach kann das doch nicht sein!«

Die Ironie dabei ist: Wir sind inzwischen klug genug, um einzusehen, daß wir nicht klug genug sind. Wir sind ausgetrickst worden – von den Experten und der Technik, in deren Dienst sie stehen.

Ich möchte einen kleinen Teil des Terrains zurückerobern, das gegenwärtig von den Fachleuten und der Technik besetzt gehalten wird. Doch so klein es auch sein mag, es ist groß genug für ein Königreich – den menschlichen Körper.

Sein königliches Motto ist eine Abwandlung des alten, volkstümlichen Schlachtrufs: »Jeder Mann ein König!« Was den menschlichen Körper betrifft, so ist jede(r) von uns Experte. Um unseren Körper und die ihn steuernden biologischen Imperative zu verstehen, bedarf es der Technik nicht. Mit Hilfe unserer eigenen Lebenserfahrung können wir das in uns ruhende Potential in vollem Umfang erschließen. Unsere Arbeit, unsere sportlichen Aktivitäten, ja unser ganzes Leben werden davon profitieren.

In all den Jahren, in denen ich vielen Menschen bei der Überwindung von Schmerzen und physischer Dysfunktion geholfen habe und meinen Teil dazu beitrug, daß sie ihre Möglichkeiten und Talente optimal zu nutzen lernten, ist mir nicht einer begegnet, der unfähig gewesen wäre zu schildern, was in jener phantastischen Maschine vorgeht, die wir den menschlichen Körper nennen.

Den meisten Betroffenen war das hochspezialisierte Fachvokabular der Mediziner nicht vertraut. Bescheid wußten sie trotzdem.

»Nach der Geburt unserer Kinder hatten meine Frau und ich einfach keine Zeit mehr«, berichtete mir ein Patient bei unserer ersten Unterredung. »Ich mußte eine ganze Reihe früherer Aktivitäten aufgeben. Mit dem Softballtraining war es zum Beispiel Sense...«

»Haben Sie viel gespielt?« fragte ich.

»Zweimal in der Woche – bis uns eben der Beruf über den Kopf wuchs. Später wollte ich in der Firmenmannschaft mitmachen, doch nach dem ersten Spiel bekam ich dann diesen dämlichen steifen Hals. Wahrscheinlich bin ich einfach etwas eingerostet.«

Eingerostet. Er wußte Bescheid – genau wie Sie.

Nur: Wir fühlen uns unsicher, weil wir das Fachchinesisch nicht beherrschen und keine entsprechende Ausbildung genossen haben. Die Neigung, vor jenen, die sich gelehrt auszudrücken wissen und ihrem Namen eine Reihe schmückender Buchstabenkombinationen voranstellen, in Ehrfurcht zu erstarren, ist in unserer komplizierten Welt weit verbreitet.

Ich möchte meine Erfahrungen mit Ihnen teilen. So vollkommen ist der Bau des menschlichen Körpers, so komplex die Summe aus den verschiedensten Wechselwirkungen, so präzise zugeschnitten auf seine bewegte Welt, daß die Funktionsweise als solche vergleichsweise einfach ist, ja geradezu idiotensicher. Und das ist gut so. Uns fehlt die Gehirnkapazität, die erforderlich wäre, um so unglaublich komplizierte Vorgänge wie Verdauung, Atmung und Fortbewegung in allen Einzelheiten begreifen zu können. Wir müssen uns nur bewegen, bewegen und wiederum bewegen – bis wir sterben. Doch bis es soweit ist, entstehen Gedichte, werden Pyramiden errichtet.

Die Komplexität des Körperbaus ist faszinierend, und genau daher resultiert unsere Verwirrung. Der Körper eines Erwachsenen verfügt über 639 verschiedene Muskeln (davon annähernd 400 Skelettmuskeln) sowie über mehr als 200 Knochen. Ein mittelgroßer Muskel enthält ungefähr zehn Millionen Muskelzellen; hochgerechnet auf die gesamte Muskulatur sind es zirka sechs Milliarden. In anatomischen Lehrbüchern werden sie als »kontraktile Zellen« bezeichnet, da sie sich aus parallelen, chemisch und mechanisch interagierenden Bündeln dicker und dünner Fäden (Filamente) zusammensetzen. Die dickeren Myosinfäden ziehen, durch Kalziumionen aktiviert, die dünneren Aktinfäden zur Mitte und lösen auf diese Weise eine sichtbare Muskelkontraktion aus.

Vergrößert betrachtet sieht es so aus, als enthielten die Fäden eine Reihe von zehn abwechselnd dunklen und hellen »Kammern«. Der Flüssigkeitsaustausch zwischen den einzelnen Kammern mitsamt den sich daraus ergebenden An- und Abschwellungen treibt die Muskelzelle an. Ihre Funktionsweise erinnert an die Zylinder eines Verbrennungsmotors, die in rascher Folge hintereinander zünden. Rechnen wir alles zusammen, so wird der Körper von einem Motor mit 24 Billionen »Zylindern« angetrieben. Man stelle sich das mal in PS vor!

In einem einzigen Abschnitt bin ich von 639 Muskeln – schon für sich genommen ein höchst eindrucksvolles Studienobjekt – auf 24 Billionen »Zylinder« gekommen. Was würde geschehen, wenn ich mich nun auf einen einzigen dieser Zylinder konzentrierte? Ich geriete in ein immer tieferes Labyrinth von unfaßbarer Komplexität und erlitte dasselbe Schicksal wie die moderne Medizin. Der simple Imperativ der körperlichen Funktionalität – Bewegung – verlöre sich in einem undurchdringlichen Irrgarten. Und wir verlören die Orientierung, ließen uns im Gewirr der Pfade, Windungen und Sackgassen entmutigen. Bewegung erschiene auf einmal inkonsequent und kaum noch beachtenswert.

Was für ein Fehler! Wir starren auf Formen, Schichten und die Formen der Schichten – und vergessen darüber die Funktion, vergessen, daß die Form von der Funktion bestimmt wird. Mit anderen Worten: Unser Aussehen und unser Wohlbefinden werden in entscheidendem Maß von Bewegung geprägt. Wenn wir also wissen wollen, was mit unserem Körper los ist – ist es da nicht ganz logisch, bei der Bewegung anzufangen?

Ich werde Ihnen zeigen, was ich damit meine. Allerdings ohne Rückgriff auf ein traditionelles Skelettschema – wer tippen lernen will, studiert ja auch nicht den Konstruktionsplan der Schreibmaschine. Ich benutze lieber eine einfache Strichfigur, die das Wesentliche hervorhebt, anstatt

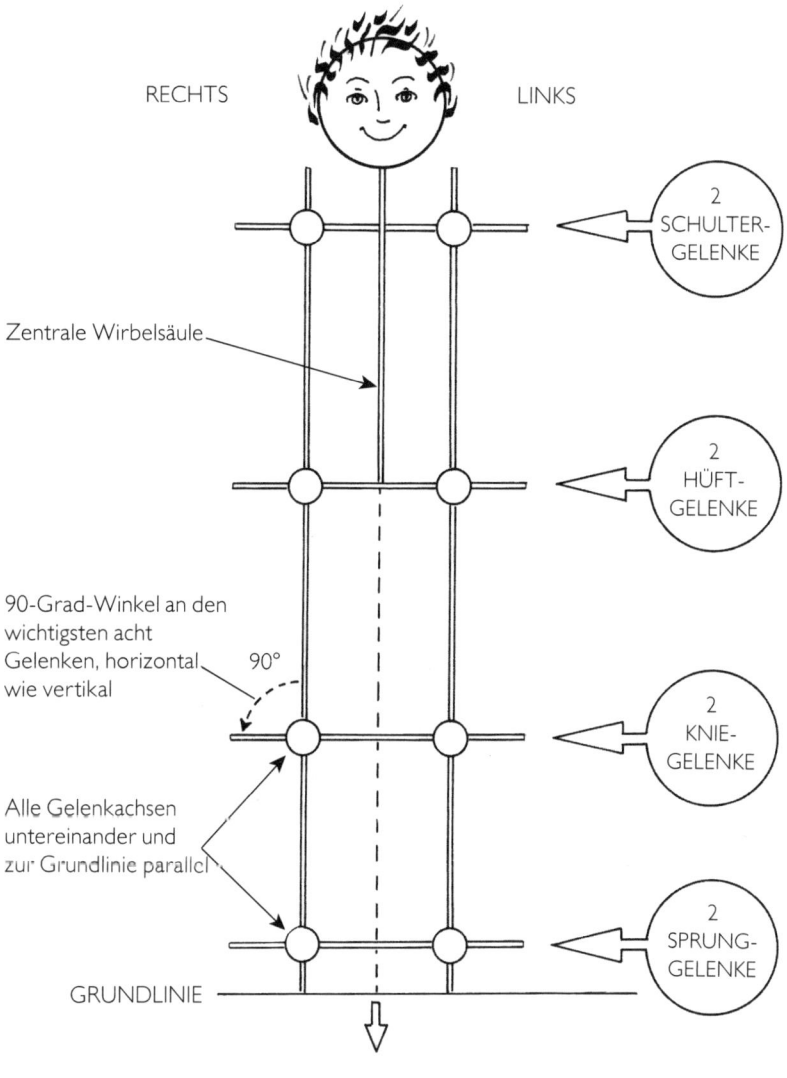

RECHTS LINKS

2 SCHULTER-GELENKE

Zentrale Wirbelsäule

2 HÜFT-GELENKE

90-Grad-Winkel an den wichtigsten acht Gelenken, horizontal wie vertikal

90°

2 KNIE-GELENKE

Alle Gelenkachsen untereinander und zur Grundlinie parallel

2 SPRUNG-GELENKE

GRUNDLINIE

GRAVITATIONSLINIE

Abbildung 1
SCHEMATISCHE DARSTELLUNG EINER FUNKTIONELLEN HALTUNG
(FRONTANSICHT)

durch ein Übermaß an Einzelheiten Verwirrung zu stiften. Zeichnen Sie sich gleich selbst eine solche Figur: einen kleinen Kreis für den Kopf, darin einen lächelnden Mund und zwei Augen. Zwei bis drei Zentimeter unter dem Kopf markieren Sie die beiden Schulterpunkte und verbinden sie mit einer waagerechten Linie. Ein paar Zentimeter weiter unten, genau unterhalb der Schultern, deuten Sie mit zwei weiteren Punkten die rechte und die linke Hüfte an. Darunter folgen jeweils noch zwei Punkte für die Knie und die Füße; auch hier ist darauf zu achten, daß sie auf einer senkrechten Linie unter den Schulter- bzw. Hüftpunkten liegen.

Die fertige Strichfigur sieht Ihnen direkt in die Augen. So kompliziert ist das doch gar nicht, oder? Wenn Sie nun die waagerechten Linien durch senkrechte miteinander verbinden, entsteht eine Anzahl von rechten Winkeln (siehe Abb. 1, S. 21). Diese rechten Winkel sind der Schlüssel zum Verständnis unseres Körperdesigns.

Unabhängig von der Körperstellung (ausgenommen gewaltsame Verrenkungen, die den natürlichen Bauplan zerstören) behalten Schulter-, Hüft-, Knie- und Fußgelenke ihre rechten Winkel bei. Sie verleihen dem Körper große Kraft und Ausdauer. Der Schwerkraft zum Trotz stehen wir aufrecht und tragen unser Eigengewicht auf zwei Füßen – eine Leistung, die wir für selbstverständlich halten, obgleich sie ein einzigartiges Wesensmerkmal unserer Art ist. Ja, wir sind nicht nur imstande, der Schwerkraft zu trotzen, sondern können uns sogar recht schnell, geschmeidig und ausdauernd bewegen. In die Architektur übertragen, entspricht dies der Konstruktion eines dreißig Stockwerke hohen Bürohauses, das in der Lage wäre, am Bostoner Marathonlauf teilzunehmen.

Wir haben vielleicht nicht alle »das Zeug dazu«, aber wir haben die richtigen, die rechten Winkel. Zumindest verlangt unsere Anatomie danach. Die rechten Winkel vermitteln uns eine äußerst wichtige Information über den Körper und seine Funktionen: Wir sind aufrechte, lastentragende, geländegängige Allwetter-*Bewegungs*maschinen.

Aus Gestalt und Größe der fossilen Überreste schließen wir heute, daß der Flugsaurier *Pterodactylus* und seine Verwandten sich in die Lüfte erheben konnten. Sollten außerirdische Paläontologen eines fernen Tages, wenn die Menschheit vielleicht längst das Schicksal der Dinosaurier ereilt hat, auf unserem Planeten nach Aufschlüssen über die Identität früherer Erdbewohner suchen, so würden sie mit Sicherheit feststellen, daß diese mysteriösen Zweibeiner, ganz unabhängig davon, was sie sonst noch konnten, zum Gehen, Laufen, Springen und Tanzen geschaffen waren – kurzum: zur Bewegung. Unwiderlegbarer Beweis für die Tatsache, daß der Mensch für die Bewegung geschaffen wurde, ist das, was ich die »Vier-Gelenke-Stellung« nenne – die rechten Winkel an Schultern, Hüften, Knien und Füßen.

Wir bewegen uns in der Tat – und wir müssen uns bewegen.

AUF ZWEI BEINEN

Faszinierend fänden die Paläontologen vom anderen Stern wahrscheinlich auch die menschliche Wirbelsäule. Sie ist ein Wunderwerk der Ingenieurskunst. Abbildung 2 (S. 24) zeigt eine Seitenansicht unseres Strichmännchens, das kein Strichmännchen mehr ist, wenn man seine Wirbelsäule näher betrachtet. Unser »Rückgrat« beschreibt eine sanfte, S-förmige Kurve, die das Gewicht von der Hüfte bis zum Kopf gleichmäßig verteilt. Der einzelne Wirbel verfügt über jeweils vier Grad Bewegungsspielraum nach vorn bzw. hinten. Die Gewichtsverteilung ergibt sich aus dieser Bewegung entlang der S-förmigen Kurve: Sie ist ein Balanceakt. Acht oder neun Grad Bewegungsspielraum würden uns kopflastig machen; unser Kopf würde vornüberkippen, und wir würden zusammenklappen. Bei nur zwei oder drei Grad Bewegungsspielraum wären wir dagegen steif und gewichtsmäßig nicht austariert; wir würden uns in Bodennähe wohler fühlen, weil dort unser Unterkörper die Immobilität des Oberkörpers ausgleichen könnte.

GESTALT UND FUNKTION: KNOCHEN UND MUSKELN

Die Wirbelsäule ist ein solches Kunstwerk, daß man versucht ist zu sagen, ein derart kompliziertes und ausgeklügeltes Gebilde müsse zwangsläufig Murphys Gesetz unterworfen sein: Was schiefgehen kann, wird irgendwann auch schiefgehen. Murphys Gesetz trifft in diesem Fall jedoch nicht zu: Wäre die menschliche Wirbelsäule tatsächlich so störungsanfällig, hätte es die Spezies Mensch nie so weit gebracht.

Auch hier unterstützt die komplexe Gestalt des Rückgrats eine einfache Funktion. Die Aufgabe der Wirbelsäule und der Gelenke besteht darin, im koordinierten Zusammenspiel Bewegungen zu ermöglichen. Sie sind gleichsam die »Designer« der Bewegung. Die verschiedenen Bewegungsarten lassen sich leicht auflisten: Wir können uns in der Hüfte beugen, uns nach rechts und links drehen, unsere Knie bis in Brusthöhe anheben usw. Jede »Design-Bewegung«, dies kommt hinzu, ist naturgegeben. Sie wird uns nicht beigebracht wie seiltanzen oder Geige spielen. Unsere Umgebung verlangt von unserem Körper bestimmte Reaktionen, und dementsprechend laufen, rennen und springen wir, anfangs noch zögerlich, dann aber mit rasch wachsender Kraft und Sicherheit. Je mehr wir dies tun, desto stärker, beweglicher und schneller werden wir. Umgekehrt gilt dasselbe: Je weniger wir tun, desto schwächer, steifer und langsamer werden wir.

Als Abkömmlinge primitiver Jäger und Sammler sind wir von unserem Körperbau her zum Gehen, Rennen und Springen geboren. Es sind die

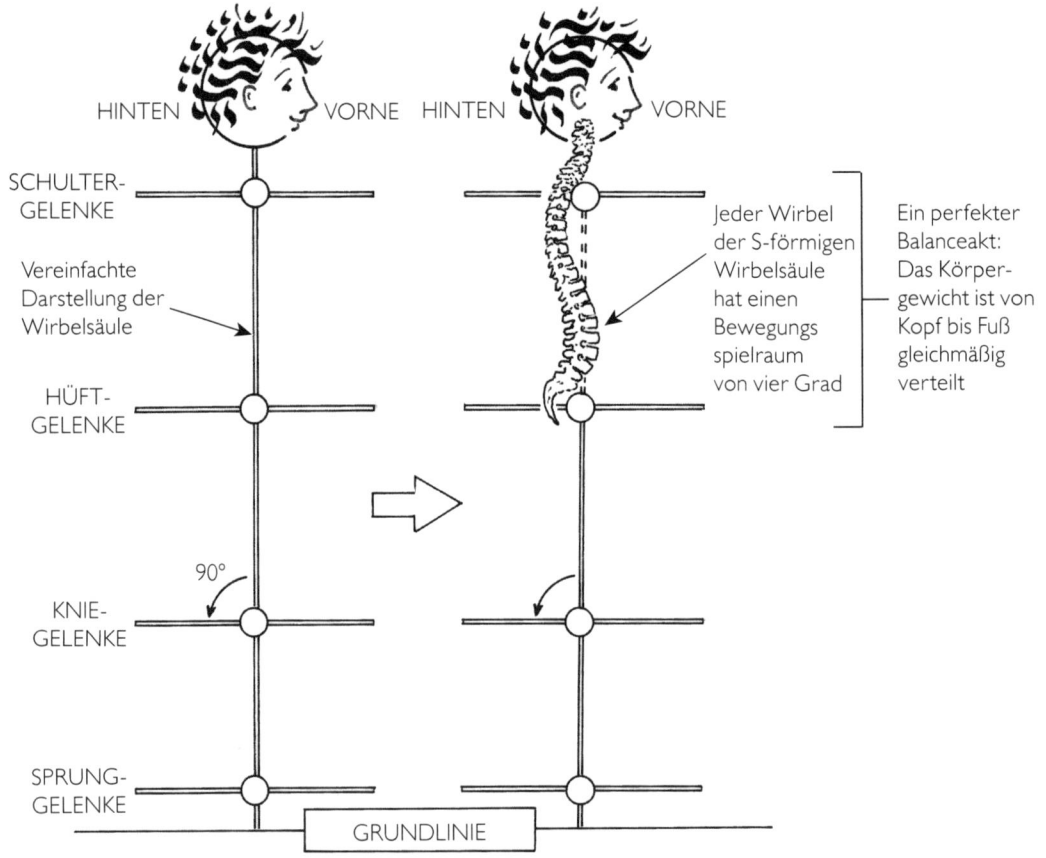

HINTEN — VORNE HINTEN — VORNE

SCHULTER-
GELENKE

Vereinfachte
Darstellung der
Wirbelsäule

HÜFT-
GELENKE

90°

KNIE-
GELENKE

SPRUNG-
GELENKE

GRUNDLINIE

Jeder Wirbel
der S-förmigen
Wirbelsäule
hat einen
Bewegungs
spielraum
von vier Grad

Ein perfekter
Balanceakt:
Das Körper-
gewicht ist von
Kopf bis Fuß
gleichmäßig
verteilt

Abbildung 2
SCHEMATISCHE DARSTELLUNG EINER FUNKTIONELLEN HALTUNG
(SEITENANSICHT)

alten Überlebenstechniken. Die Gestalt des Körpers wird durch seine Funktionen bestimmt – mit anderen Worten: Unser Sein bestimmt sich durch das, was wir tun müssen, um weiterexistieren zu können – die Gestalt gehorcht der Funktion.

Ein anderes altes Sprichwort sagt: »Not macht erfinderisch.« Auch der menschliche Körper war ein Produkt der Not bzw. Notwendigkeit. Der Mensch der Vorzeit bewegte sich – oder er kam um. Sein Körperbau wurde »erfunden«, um dieser Erfordernis Rechnung zu tragen. Sein Design hat sich bis heute nicht geändert, doch entfällt inzwischen die unbedingte Notwendigkeit der Bewegung. Die Technik intervenierte. Wir bewegen unseren Körper nicht mehr, obwohl er zur Bewegung bestimmt ist und nur durch Bewegung gesund und funktionsfähig bleibt. Der Körper ist sich dieser Tatsache bewußt und sagt uns, worauf es im Leben ankommt.

Aber wie? Die deutlichste Sprache, die er spricht, heißt Schmerz.

EINE BILATERALE MASCHINE

Um zu verstehen, woher der Schmerz kommt, verlassen wir nun die Jäger und Sammler und wenden uns wieder unserem Strichmännchen zu. Abbildung 3 (S. 27) zeigt uns, daß die Punkte, die die »Vier-Gelenke-Stellung« bezeichnen – Sie erinnern sich an die rechten Winkel –, paarweise angeordnet und aufeinander abgestimmt sind. Wir haben je vier davon auf der rechten und der linken Körperseite. Genauer gesagt, wir haben von allen zwei – eine rechte und eine linke Hand, ein rechtes und ein linkes Handgelenk, einen rechten und einen linken Ellbogen. Es ist fast so, als wären wir siamesische Zwillinge, die Kopf, Wirbel und innere Organe gemeinsam haben. Der Körper hat eine »bilaterale Funktion«. Da es keinen besseren Ausdruck gibt, sagen wir einfach: Er ist »bifunktionell«. Die rechte und die linke Seite sind so geschaffen, daß sie dieselben Dinge tun können, während die ergänzenden Körperteile – die Knochen, Muskeln, Bänder und Sehnen – jeweils identisch sind. Nicht ungefähr gleichartig, nein: *identisch*.

In meiner Klinik vergeht kaum ein Tag, an dem mir nicht irgend jemand wortreich erklärt, daß er oder sie die große Ausnahme von der Regel der Bifunktionalität sei. »Mein rechter Arm ist länger als mein linker«, heißt es da zum Beispiel. Oder: »Ich muß mir dauernd meine Schuhe ändern lassen, weil mein linkes (oder rechtes) Bein kürzer ist als das andere.« So oft habe ich diese Sätze schon gehört, daß ich sie im Schlaf beantworten könnte.

»Ach, ja? Haben Sie irgendwann in Ihrer Jugend, bevor Sie Ihre endgültige Körpergröße erreichten, eine traumatische Verletzung im Bereich der Wachstumsfuge erlitten?«

»Wie? Nein, ich glaube nicht.«

»Nun ja – Verletzungen im Kindesalter, und zwar wirklich ernsthafte, nicht irgendwelche harmlosen Beulen oder Prellungen, sind der Hauptgrund für asymmetrischen Knochenbau. Von Geburtsfehlern dieser Art ist vielleicht einer unter einer Million Menschen betroffen, statistisch gesehen eine verschwindend geringe Anzahl.« Bei dieser Bemerkung sehen mich meine Gesprächspartner meist nur verblüfft an, woraufhin ich ihnen auseinandersetze, daß ihr Bein vermutlich gar nicht verkürzt ist, sondern daß möglicherweise mit der einen Hüfte etwas geschieht, was mit der anderen nicht geschieht.

Wohlgemerkt: Ich habe nicht gesagt, daß die eine Hüfte *anders* ist als die andere. Das wäre grundfalsch. Die Architektur unseres Körperbaus ist auf Bifunktionalität ausgelegt. Die linke und die rechte Hüfte sind von der Gestalt her völlig gleich, da ihnen genau die gleichen Funktionen zugewiesen sind, das heißt, das Gewicht des Körpers in aufrechter Haltung zu tragen und sich zu bewegen.

DER KÖRPER ALS EINHEIT

Wir müssen jetzt noch einen weiteren Begriff klären; dann verfügen Sie bereits über ein gewisses Grundwissen in menschlicher Anatomie, das Sie zum Verständnis Ihrer selbst, Ihres Körpers und der Egoscue-Methode benötigen. Es geht dabei um etwas, das unmittelbar mit der Bifunktionalität zusammenhängt. Wenn eine Körperhälfte genauso angelegt ist wie die andere, dann ist es – da die beiden Hälften ein Ganzes bilden – nur logisch, von der Annahme auszugehen, daß wir dafür geschaffen sind, als Einheit zu funktionieren.

Unser alter Freund der Knochenmann, Standardbesetzung in jedem Anatomie-Grundkurs, liefert das beste Beispiel. Er bildet von Kopf bis Fuß eine Einheit, ganz wie in dem Liedtext »*The hip bone is connected to the thigh bone...*« Und warum am Oberschenkel *(thigh)* aufhören? Ein Stückchen weiter unten erreichen wir unser klassisches Synchrongetriebe, das Knie. Es sitzt auf halbem Weg zwischen Hüfte und Fuß. Während das Design des Knies zu kompliziert ist, als daß es sich in der Technik nachbauen ließe (obwohl wir es versuchen), läßt sich seine Funktion, genauso wie die der anderen Teile des Körpers, sehr leicht verstehen. Das Knie bewahrt uns davor, so einherstolzieren zu müssen wie der Zinnsoldat in *The Wizard of Oz*. Es tut, was Hüfte und Fuß ihm befehlen. Hüfte, Knie und Fuß bilden daher eine Einheit, ein Ganzes, das sich aus der Summe seiner Bestandteile zusammensetzt. Die Schwächung eines Teils zieht alle Teile in Mitleidenschaft. Eine Einheit ist eine Einheit und muß als solche behandelt werden. Viele Patienten, denen ein künstliches Hüftgelenk eingesetzt wurde, bekommen nach einiger Zeit Probleme mit ihren Knien. Separatismus funktioniert vielleicht in der ehemaligen Sowjetunion oder in Osteuropa – aber nicht in unserem Bewegungsapparat.

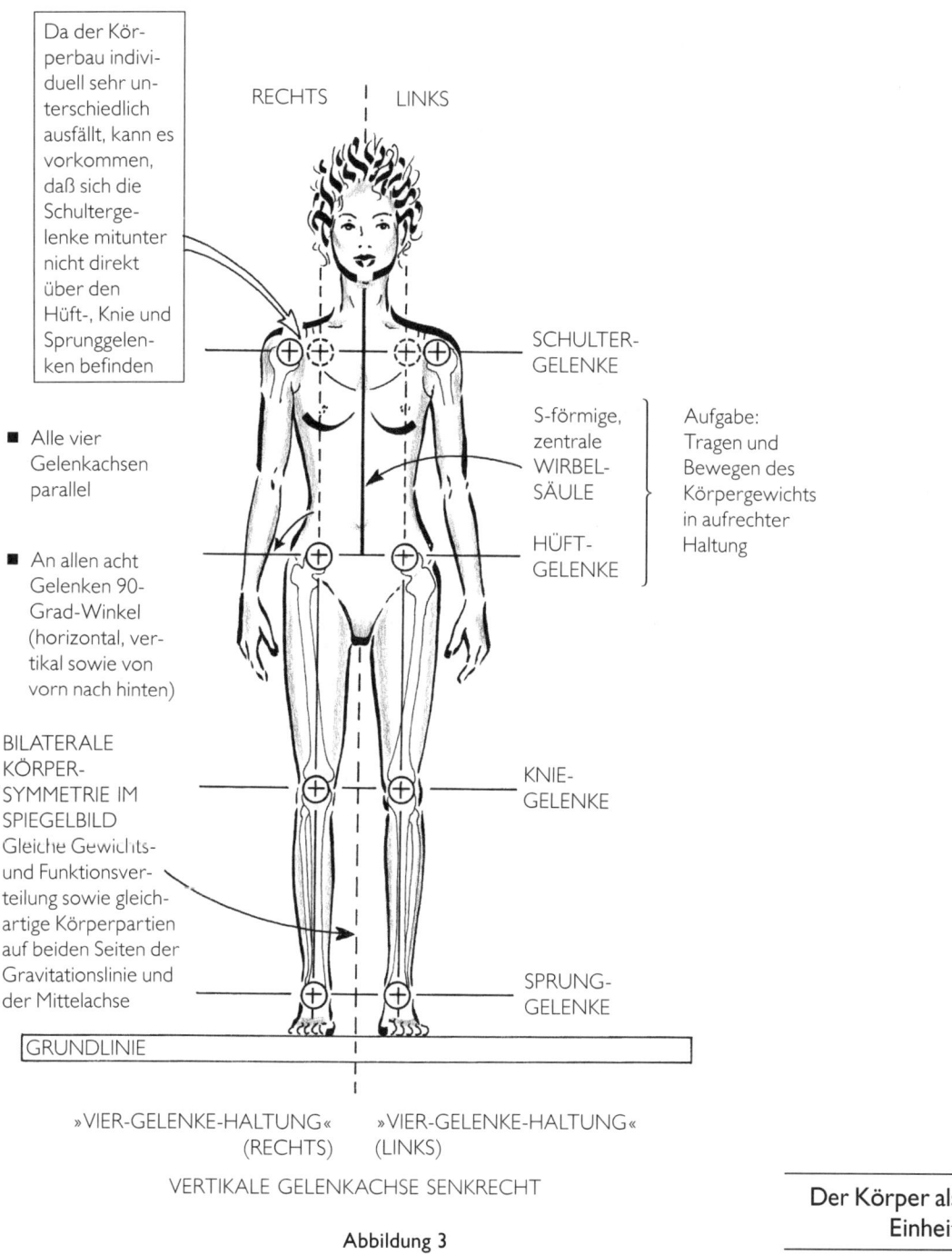

Da der Körperbau individuell sehr unterschiedlich ausfällt, kann es vorkommen, daß sich die Schultergelenke mitunter nicht direkt über den Hüft-, Knie und Sprunggelenken befinden

RECHTS   LINKS

SCHULTER-GELENKE

S-förmige, zentrale WIRBEL-SÄULE

HÜFT-GELENKE

Aufgabe: Tragen und Bewegen des Körpergewichts in aufrechter Haltung

■ Alle vier Gelenkachsen parallel

■ An allen acht Gelenken 90-Grad-Winkel (horizontal, vertikal sowie von vorn nach hinten)

BILATERALE KÖRPER-SYMMETRIE IM SPIEGELBILD
Gleiche Gewichts- und Funktionsverteilung sowie gleichartige Körperpartien auf beiden Seiten der Gravitationslinie und der Mittelachse

KNIE-GELENKE

SPRUNG-GELENKE

GRUNDLINIE

»VIER-GELENKE-HALTUNG«
(RECHTS)

»VIER-GELENKE-HALTUNG«
(LINKS)

VERTIKALE GELENKACHSE SENKRECHT

Abbildung 3

EIN DESIGN FÜR ALLE

Anatomisch gesehen, ist der Körper sehr demokratisch: Alle Männer und Frauen sind gleich geschaffen. Wir haben die gleiche Grundstruktur, die gleichen Knochen, die gleichen Muskeln, die gleichen Nerven. Der einzige Unterschied besteht in der Art und Weise, wie wir mit diesen Gaben umgehen. Die gewaltige Muskelmasse des Gewichthebers ist primär das Ergebnis seines Trainingsplans. Hörte er auf, sich zu bewegen, so würde er in relativ kurzer Zeit zum vierzig Kilo leichten Kümmerling.

Vor ein paar Jahren erzählte ich einmal einer Gruppe von Frauen, die für den New Yorker Marathonlauf trainierten, von dieser anatomischen Gleichheit. Sie wollten mir nicht glauben.

»Von frühester Jugend an hat man uns gesagt, daß Männer und Frauen unterschiedlich gebaut sind«, sagte eine von ihnen.

»Betrachten Sie die Sache mal folgendermaßen«, erwiderte ich. »Angenommen, die Gestalt folgt der Funktion: Was ist die einzige Funktion, die Mann und Frau nicht gemeinsam haben?«

Die Antwort kam wie aus der Pistole geschossen: »Kinderkriegen!«

»Richtig. Die Anatomie der Frau unterscheidet sich von der des Mannes hauptsächlich im Becken- und Hüftbereich. Das Becken der Frau ist etwas breiter als das des Mannes, doch daraus allein ergeben sich noch keine funktionellen Konsequenzen. Der große Unterschied befindet sich dort, wo der Oberschenkelknochen auf die Hüftgelenkspfanne trifft. Der Winkel zwischen beiden ist niedriger als beim Mann. Dadurch kann sich das Becken der Frau beim Gebären ausdehnen und nach der Geburt des Kindes wieder die normale Position einnehmen.« Ich unterbrach mich und deutete auf die eifrigste Läuferin der Gruppe. »Wird dieser Unterschied Jills Zeit beeinflussen? Nein — es sei denn, sie hat vor, im Zieleinlauf ein Kind zur Welt zu bringen.«

DIE MECHANIK DER MUSKELN

Abbildung 4 zeigt uns im Grunde eine Karte, auf der Sie die Muskel- und Knochenstraßen nachvollziehen können, die die Schultern mit den Füßen verbinden. Knochen, Muskeln und Nerven bilden ein Wegenetz, das den Körper zu einer Einheit macht. Sackgassen gibt es keine; alle Straßen sind miteinander verbunden. Die Muskeln und Nerven fügen dem einheitlichen Design des Körpers eine neue Dimension hinzu. Ohne sie — und ohne die Sehnen und Bänder — würde sich die Einheit in ihre Einzelteile auflösen. Den Muskeln fällt dabei eine entscheidende Rolle zu; sie sind

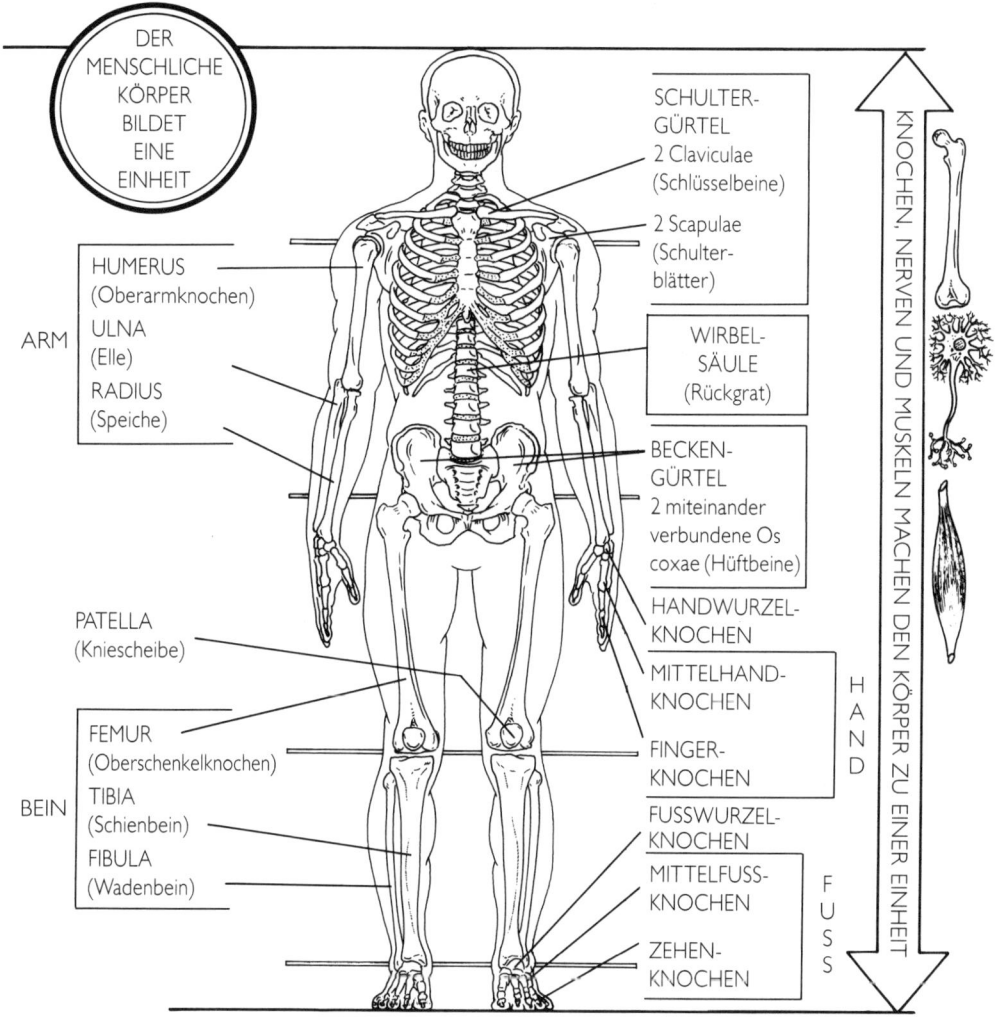

DER
MENSCHLICHE
KÖRPER
BILDET
EINE
EINHEIT

SCHULTER-
GÜRTEL
2 Claviculae
(Schlüsselbeine)

2 Scapulae
(Schulter-
blätter)

WIRBEL-
SÄULE
(Rückgrat)

BECKEN-
GÜRTEL
2 miteinander
verbundene Os
coxae (Hüftbeine)

HANDWURZEL-
KNOCHEN

MITTELHAND-
KNOCHEN

FINGER-
KNOCHEN

FUSSWURZEL-
KNOCHEN

MITTELFUSS-
KNOCHEN

ZEHEN-
KNOCHEN

HAND

FUSS

HUMERUS
(Oberarmknochen)

ULNA
(Elle)

RADIUS
(Speiche)

ARM

PATELLA
(Kniescheibe)

FEMUR
(Oberschenkelknochen)

TIBIA
(Schienbein)

FIBULA
(Wadenbein)

BEIN

KNOCHEN, NERVEN UND MUSKELN MACHEN DEN KÖRPER ZU EINER EINHEIT

Abbildung 4

es, die in diesem Ensemble den Ton angeben. Die Knochen tun nur, was Muskeln und Nerven ihnen auftragen.

Unter einem Skelettmuskel verstehen wir ein Gewebe, das sich aus einem Sammelsurium unterschiedlicher Muskelzelltypen zusammensetzt. Sie sind langgestreckt, zylindrisch und gestreift und ziehen sich bei entsprechender Stimulation zusammen. Viel mehr brauchen wir darüber gar nicht zu wissen. Das, was die meisten Menschen über ihre Muskeln zu wissen glauben, ist ohnehin von Grund auf falsch.

Die Mechanik
der Muskeln

Von Läufern und anderen Sportlern höre ich oft den Satz: »Vor dem täglichen Training mache ich regelmäßig Dehnübungen.«

Das mag ihnen ja so vorkommen – nur hat es mit dem tatsächlichen Geschehen nichts zu tun. Muskeln dehnen sich nicht wie Lycra-Leggings. Ein Skelettmuskel ist stets beidseitig an einem Knochen angewachsen. Die Gesamtlänge bleibt in gedehntem wie in kontraktiertem Zustand ungefähr gleich. Die Längenveränderung eines Muskels ergibt sich aus einem komplizierten System aus mechanischen und chemischen Wechselwirkungen zwischen dünnen und dicken Muskelfasern. Die unterschiedlichen Fasern ziehen sich wie ein Sperrstangenmechanismus zusammen, so daß der Muskel kontrahiert. Bei der Muskelverlängerung (die wir im normalen Sprachgebrauch meist als »Dehnung« bezeichnen) verläuft der Prozeß umgekehrt; die »Sperrstange« rastet aus, das heißt, die Muskelfasern lösen sich langsam wieder voneinander. Die Verlängerung ermöglicht dem Muskel die Rückkehr zur Originallänge.

Wenn Sie sich bücken, mit den Fingerspitzen Ihre Zehen berühren und dabei das Gefühl haben, Ihre Kniesehnen und Gesäßmuskeln seien »steif«, so heißt das nicht, daß die Muskeln kürzer wären als in der Vorwoche. Es geschieht vielmehr folgendes: Was wir als »Dehnung« ansehen, ist ein wichtiger Teilaspekt des körpereigenen Sicherheitssystems zur Vermeidung von Ereignissen, die die Bewegungsfähigkeit beeinträchtigen könnten. Steifheit oder Widerstand beim Gehen, Laufen und Bücken sind Warnzeichen. »Aufgepaßt!« signalisieren uns unsere Muskeln. »Sie nähern sich der Belastbarkeitsgrenze!« Wer die Grenze des normalen Bewegungsradius überschreitet, riskiert Verletzungen.

Zum besseren Verständnis dieser Vorgänge stellen Sie sich den Muskel als organisierte Ansammlung von Fasern vor, die an strategisch wichtigen Stellen mit Spindeln und Rezeptoren versehen sind. Die Spindeln und Rezeptoren sind Sensoren, die Informationen über die Faserbewegung an das zentrale Nervensystem weitergeben. Wenn wir bei unseren Bewegungen regelmäßig alle Muskelgruppen beanspruchen, wird unser Körper ohne weiteres mit den an ihn gestellten physischen Anforderungen fertig: Wir gehen in die Hocke, springen, bücken uns – alles zwischen Sonnenauf- und Sonnenuntergang.

Schränken wir dagegen unseren Bewegungsradius beharrlich ein, indem wir nur sitzen, autofahren und untätig herumhängen, so paßt sich der Muskel an die entsprechende Körperhaltung an. Verlangt man plötzlich eine ungewohnte Bewegung von ihm, reagieren die Spindeln und Rezeptoren überrascht. Sie wissen einfach nicht, was sie von der Aktivität halten sollen. Der »Computer« unseres Bewegungsapparats (um eine andere hilfreiche Metapher zu benutzen) mahnt daher den Körper zur Vorsicht. Daraus resultiert dann der Widerstand gegen die Bewegung.

Im Extremfall, bei einer zu plötzlichen oder zu heftigen Muskelbewegung, lösen die Spindeln und Rezeptoren den sogenannten Dehnreflex aus. Der Muskel erhält den Befehl, sich zum Schutz seiner selbst zusammenzuziehen. Der Dehnreflex ist vergleichbar mit unserer Reaktion beim versehentlichen Berühren einer heißen Ofenplatte. Wir zucken zusammen. Der Muskel kontrahiert sofort – und manchmal mit solcher Vehemenz, daß es zu einer Schädigung kommt.

Viele Patienten in meiner Klinik leiden an urlaubsbedingten Verletzungen. Die Leute sitzen den größten Teil des Jahres herum und versuchen dann in ein, zwei Wochen wieder an frühere Jogging- oder Tennisleistungen anzuknüpfen. Muskeln haben jedoch die Eigenschaft, sich sehr schnell an inaktive Phasen anzupassen; sie sparen auf diese Weise Energie. Wenn wir acht Stunden pro Tag am Schreibtisch hocken, folgert der Muskel daraus, daß es ewig so bleiben wird. Steif und unbeweglich fühlen wir uns, wenn wir uns schließlich erheben, um nach Hause zu gehen. Unterwegs halten wir an einem Basketballfeld, um zur Entspannung ein paar Bälle ins Körbchen zu legen. Wir springen unvermittelt hoch – und schon tut's weh. Auch hier handelt es sich um eine Botschaft, die nicht mißachtet werden sollte. Der Muskel gibt uns zu verstehen, daß er über die normale Belastungsgrenze hinaus beansprucht wurde – und die Spindeln und Rezeptoren sind zu dem Schluß gekommen, daß das Sitzen am Schreibtisch der »Normal«zustand ist.

Wichtig ist, sich stets vor Augen zu halten, daß der Körper seine Bewegungen unablässig überwacht und sich entsprechend darauf einstellt. Dabei genießt die Unversehrtheit des Bewegungsapparats höchste Priorität. Sobald Gefahr im Verzug ist – zum Beispiel eine Bewegung, die zu einem Gelenkschaden führen könnte –, kommt es praktisch unverzüglich zur Abwägung der möglichen Optionen, die stets in der Wahl des kleinsten Übels resultiert: Der Muskel zieht jäh an oder springt an wie ein Schutzschalter, der sich rechtzeitig ausschaltet, bevor eine plötzliche Stromüberlast das Haus in Flammen setzt. Das Problem liegt darin, daß unsere Schutzschalter heutzutage bereits durch Anforderungen ausgelöst werden, die früher zum Alltag gehörten – durch Treppensteigen zum Beispiel oder durch das Aufheben der Morgenzeitung.

EINIGES ÜBER DIE NERVEN

Muskelschmerzen sind im Grunde nichts weiter als Botschaften. Wir müssen lediglich lernen, sie zu entziffern. Über die Fasern des zentralen Nervensystems erreicht der verschlüsselte Code das Gehirn. Daß dieses System weitgehend idiotensicher ist, begreift der moderne Mensch nur mühsam. Doch ebenso wie wir lernen müssen, daß unser Bewegungsapparat nicht an einem Konstruktionsfehler leidet, müssen wir uns auch von der herkömmlichen Meinung befreien, Schmerzen, die mit den Knochen oder den Muskeln offensichtlich nichts zu tun haben, seien automatisch auf »Nervenprobleme« zurückzuführen. Vergessen Sie's – es stimmt einfach nicht. Jedenfalls nicht unbedingt. Neurologische Einflüsse bzw. das, was wir darüber wissen, werden meist überbetont. Neue Patienten erzählen mir oft von »Nervenleiden«, worunter generell krankheits- oder verletzungsbedingte Unterbrechungen der neuralen Funktionen, also des Informationsflusses, verstanden werden. Dergleichen kommt natürlich vor – aber nicht so oft.

Ihre chronischen Schmerzen sowie die Taubheitsgefühle in den Füßen und Händen seien die Folge von »Nervenleiden«, meinen die Betroffenen im Gespräch, jedenfalls habe man ihnen das gesagt. Eine Frau war fest davon überzeugt, daß ein Nervenleiden für ihre kalten Füße verantwortlich sei – bis ich ihr eine einfache Übung empfahl.

»Nun, wie geht es Ihren Füßen?« fragte ich die Frau eine Viertelstunde später. Sie war offensichtlich recht erstaunt. »Sind sie immer noch kalt?«

»Nein, ich glaube nicht«, antwortete sie zögernd und bewegte ihre Zehen.

»Was macht das Nervenleiden? Die Übung beanspruchte Ihr Hüftgelenk. Mit den Nerven hatte das überhaupt nichts zu tun.«

»Vielleicht hat die Übung...« Die Patientin unterbrach sich mitten im Satz und fügte nach einer kurzen Pause hinzu: »Es war kein Nervenleiden.«

Und damit hatte es sich. Von einem »Nervenleiden« war fortan nicht mehr die Rede, ebensowenig wie von kalten Füßen. Ich glaube, die Patientin hatte sich von der Terminologie einschüchtern lassen. Nervenleiden oder Neuropathie klingt ja auch übel genug, nicht wahr? Die Information, daß die Symptome durch Bewegungsmangel verursacht wurden, der die Beinmuskeln in Brei verwandelt und dadurch wiederum dem Nervensystem zu verstehen gegeben hat, daß es nicht länger nötig sei, die Muskeln zu entlasten oder sauerstoffreiches Blut in die unteren Extremitäten zu pumpen, weil schlaffe Muskeln gar keinen Sauerstoff brauchen – diese Information ist natürlich sehr viel eindrucksvoller. Kälte und Taubheitsgefühl signalisieren uns, daß der Muskel stillgelegt ist. Mit den Nerven ist alles in bester Ordnung.

Und damit sind wir bei einer der Hauptfunktionen des Nervensystems: Es soll als Frühwarnsystem fungieren. Der inaktive Muskel befindet sich in der Frühphase des Absterbens. Die Nerven teilen dies dem Gehirn mit, und das Gehirn informiert Sie. Angenommen, es ist Mitte Januar, und Sie stehen im Schnee. Sie trippeln auf der Stelle oder hüpfen auf und ab, um die Blutzirkulation anzuregen. Lautet die Diagnose dagegen »Nervenleiden«, so bleiben Sie einfach sitzen und klagen über kalte Füße.

Wenn hartes oder weiches Gewebe auf einen Nerv drückt, entstehen Schmerzen (oder Taubheitsgefühl, das Fehlen von Schmerzen), eine warnende Botschaft. Das Telefon klingelt, und wenn wir nun sagen: »Ach so, da melden sich mal wieder die Nerven«, entgeht uns eine wichtige Information.

Ärzte haben gelernt, einige dieser Anrufe richtig zu deuten. Wenn sich der Ischiasnerv meldet und einem der Schmerz bis in die Zehenspitzen fährt, dann wissen sie, daß eine Bandscheibe auf die Nervenwurzel drückt.

Wenn Nerven, Muskeln und Knochen sich zu einer Einheit zusammenfügen, macht es nicht viel Sinn, sich nur um eine einzige Komponente dieser Einheit zu kümmern, genausowenig, wie es allein der Ischiasnerv oder die Bandscheibe ist, der oder die den Schmerz hervorruft. Und doch ist es gängige chirurgische Praxis, die Bandscheibe zu entfernen und in dem betroffenen Segment eine Knochenfusion durchzuführen. Der Anruf kam an, aber die Botschaft wurde mißverstanden. Die Bandscheibe mag fort sein – doch das Problem existiert nach wie vor.

HALB UND HALB

»Der Körper als Einheit« – ich muß einfach auf diesem Begriff herumreiten, weil er von Leuten, die es eigentlich besser wissen sollten, nur allzuoft vergessen oder ignoriert wird. Da kommen rechtshändige Tennisspieler zu mir in die Klinik und wundern sich, warum ich sie ihre linke Körperhälfte trainieren lasse (und umgekehrt).

»Die *rechte* Schulter tut mir weh«, beklagte sich ein Teenager, der als kommender Superstar gehandelt wurde. »Was verschwenden wir Zeit mit der linken?«

»Läßt du die linke Schulter im Umkleideraum, wenn du auf den Platz gehst?« fragte ich.

Er hielt mich für einen Besserwisser, und genau das war ich auch. Worum es ging, war folgendes: Jahrelang hatte er seinen Körper einseitig trainiert – ein Handgelenk, eine Schulter, ein Hüftgelenk, ein Knie, ein Fußgelenk, einen Fuß. Eine Körperhälfte erledigte praktisch die Gesamtarbeit – ausholen, schlagen, strecken, Gleichgewicht halten, drehen. Die andere Hälfte war einfach nur da.

Nicht der Tennissport war schuld an der Misere – verantwortlich waren der Jüngling selbst und seine Trainer. Der Körper schuftet nach Kräften, um unsere Befehle auszuführen. Bekommen der große Brustmuskel, der vordere Teil des Deltamuskels und der zweiköpfige Oberarmmuskel einen Vorhandschlag mit dem Tennisracket nicht so hin, wie es von ihnen erwartet wird, ruft der Körper andere Muskeln zu Hilfe.

Eine Weile später sieht der Körper aus wie ein Rettungsboot, dessen Passagiere sich auf einer Seite zusammendrängen. Das Boot kentert – der Körper beginnt weh zu tun.

Mein junges Tennisgenie strotzte nur so vor Talent, weshalb es vielleicht sogar ungestraft so weiterspielen hätte können. Nur konnte der junge Mann nicht umhin, ab und zu den Tenniscourt zu verlassen, um etwas zu essen, zu schlafen und andere alltägliche Dinge zu erledigen. Es genügten schon ein paar Treppen, die er hinaufsteigen mußte: Er wand sich vor Schmerzen. Die Muskeln seiner rechten Körperhälfte gaben ihm unzweideutig zu verstehen, daß sie es satt hatten, alle Arbeit allein zu tun – und die Muskeln auf der linken Seite stimmten in den Protest ein, indem sie ihm klarmachten, daß Treppensteigen nicht ihre Sache war.

Die Geschichte nahm ein glückliches Ende, weil der junge Mann, anstatt sich für eine Schulteroperation zu entscheiden – das Problem lag nicht in seiner Schulter –, beschloß, seine linke Körperhälfte neu zu aktivieren. Heute ist er wieder voll im Wettkampftennis engagiert. Angesichts seiner Erfahrungen stelle ich mir unwillkürlich die Frage, wie man sich noch darüber wundern kann, daß Dutzende von brillanten jungen Tennisspielern schon vor ihrem zwanzigsten Geburtstag schmerzgeplagt den Rückzug ins Privatleben antreten.

Die Antwort auf diese Frage entstammt einem Bild, das ich dem 1985 verstorbenen italienischen Schriftsteller Italo Calvino verdanke. Sein Roman *Der geteilte Visconte* handelt von einem italienischen Adligen, den eine türkische Kanonenkugel in zwei Hälften gespalten hatte. Als er aus dem Krieg zurückkehrt, beginnen die beiden Hälften ein Eigenleben zu führen, die eine tut Gutes, die andere Böses. Eine großartige Geschichte, ein großartiges Bild.

Weniger großartig ist freilich die Tatsache, daß wir eine Generation »geteilter« Jungsportler schaffen – begabte Männer und Frauen, die man dazu ermuntert und trainiert hat, eine Hälfte ihres Körpers wegzuwerfen. Wenn der Applaus verebbt, bleiben Schmerz, Müdigkeit, verschenkte Möglichkeiten und vorzeitiger Rücktritt ihr einziger Lohn.

IM BILD

Auf jeden »geteilten« Sportler kommen Tausende von Normalverbrauchern, die, obwohl sie nie in ihrem Leben einen Tennisplatz oder ein Fußballfeld auch nur betreten haben, an ganz ähnlichen Behinderungen leiden. Für sie sind bereits die einfachsten Verrichtungen des täglichen Lebens – aufstehen, sich setzen, sich bücken, den Kopf nach links oder rechts drehen – gänzlich unnatürliche Tätigkeiten.

Die Schmerzen, die sie verspüren, bestätigen den unnatürlichen Charakter ihres Tuns. Mittels Schmerzen versucht der Körper, unsere Aufmerksamkeit zu erregen. Vom leisen »Psst!« bis zum Donnerschlag steht ihm ein reiches Repertoir zur Verfügung. Und jede Warnung wird von einem Bild begleitet, damit wir ihre tiefere Bedeutung begreifen.

Der Körper überläßt nichts dem Zufall: Sobald sich eine Fehlfunktion in Form eines Schmerzes manifestiert, wird sie auch für das Auge sichtbar. Die meisten von uns weigern sich allerdings, der Wahrheit ins Auge zu sehen. Wir gehen einfach davon aus, daß auswärtsgedrehte Füße, Rundrücken oder ein verkürztes Bein Erbschäden oder Geburtsfehler sind. In Wirklichkeit handelt es sich in allen genannten Fällen um *Symptome*.

Nehmen wir zum Beispiel das »zu kurze« Bein jenes Patienten, dessen Besuch in meiner Klinik ich am Anfang dieses Kapitels bereits schilderte. Hätten wir die Beine von der Ferse bis zum oberen Ende des Oberschenkelknochens gemessen, so wäre das Ergebnis in beiden Fällen gleich gewesen. Dennoch wirkte das eine Bein eindeutig länger als das andere. Die Diskrepanz ergab sich daraus, daß der Mann den größten Teil seines Gewichts auf dem linken, dem »längeren« Bein trug. Aufgrund dieser Extrabelastung verschob es im Laufe der Zeit das Becken sowohl in der Vertikalen als auch in der Horizontalen. Die eine Seite des Beckens, das Ileum, wurde nach unten gezogen, die andere nach oben (und nach vorn).

Sie werden mich fragen, was diese Unterscheidung soll, schließlich ist das Ergebnis, unabhängig von der Ursache, ein »zu kurzes« Bein.

Ich beantworte diese rhetorische Frage mit einer anderen: Warum sollen wir mit nur einer Körperhälfte leben, wenn dazu nicht die geringste Veranlassung besteht? Das Bein eines erwachsenen Menschen, das tatsächlich zu kurz geraten ist, läßt sich durch keinerlei medizinische Maßnahmen zu neuerlichem Wachstum anregen. Alle Behandlungsmethoden sind Palliativa. Doch die unnatürlichen Verhaltensweisen, die den Mann den Gebrauch seiner Schrittmuskeln vergessen ließen, lassen sich leicht abstellen. Man muß den Körper nur wieder an die richtigen Bewegungen gewöhnen – an seine natürlichen Verhaltensweisen.

VOLLENDETE VERGANGENHEIT

Die schmerzende rechte Schulter des jungen Tennisspielers oder das »zu kurze« Bein meines Patienten, die Botschaften des Körpers und die sie begleitenden äußeren Erscheinungsbilder, werden vielfach mißverstanden. Schmerzende Knie müssen nicht heißen, daß Jogging dem Körper schadet, und Schmerzen im Bereich der unteren Rückenwirbel sind nicht zwangsläufig die Folge von zu intensiv betriebenem Golfspiel. Die Liste der Tätigkeiten und Lebenssituationen, an denen wir uns wegen der

Hinfälligkeit unseres Körpers nicht mehr beteiligen können, wächst und wächst – jedenfalls muß man diesen Eindruck gewinnen, wenn man die Warnschilder sieht, die mittlerweile vor den verschiedensten Sportarten, Fitneßübungen, Büromöbeln und Berufen aufgestellt werden.

Ich für meinen Teil kann es nicht akzeptieren, daß die heutigen Nachfahren von Jägern und Sammlern, die vor ein paar tausend Jahren jeden Tag viele Meilen zurücklegten – bei Wind und Wetter über Stock und Stein –, daß diese Menschen auf einmal so gebrechlich sein sollen, daß sie nicht einmal mehr eine abendliche Joggingrunde im Park zurücklegen oder die Tastatur ihres Computers bedienen können.

Aus evolutionärer Sicht sind eintausend – oder meinetwegen auch fünftausend – Jahre kaum mehr als anderthalb Tage, wenn überhaupt. Sollten wir tatsächlich unsere Geh- und Lauffähigkeit und unsere Ausdauer in so kurzer Zeit für immer verloren haben, dann sind entweder unsere Vorstellungen von den Prinzipien der Evolution grundfalsch – oder aber wir sind schon in Kürze zum Aussterben verurteilt.

Doch vielleicht gibt es auch noch eine dritte Möglichkeit. Vielleicht – nur vielleicht! – ist unser Körperbau gar nicht defekt. Vielleicht bleibt die ihm innewohnende Kraft, die Kraft der Jäger und Sammler, ja sogar erhalten. Und vielleicht – nur vielleicht! – bedarf es gar keiner chirurgischen oder medikamentösen »Heilungen«, wenn er irgendwann »zusammenbricht«.

Persönlich bin ich fest davon überzeugt, daß die vielen »Vielleichts« gar nicht angebracht sind. Nein, das »Design« ist in Ordnung. Was nicht stimmt, ist die *Funktion*. Diese aber kann korrigiert werden, und wie sich das mit Hilfe der Egoscue-Methode bewerkstelligen läßt, werde ich Ihnen zeigen.

DIE FUNKTION DER GELENKE 2

E s watschelt wie eine Ente, quakt wie eine Ente und sucht die Gemeinschaft anderer Enten...« Sie wissen, wer oder was damit gemeint ist. Auch so kann man ausdrücken, daß die Form der Funktion gehorcht. Der Erpel sieht wie eine Ente aus, weil er zum Watscheln, Quaken, Fliegen und anderem ententypischen Verhalten geschaffen wurde...

Ich bediene mich hier einer bewußt umgangssprachlichen Ausdrucksweise, weil ich befürchte, daß das Gerede über Form und Funktion einen Beiklang annehmen kann, der es ein wenig zu sehr ins Metaphysische rückt. Aber man braucht gar nicht unbedingt Philosoph oder Theologe zu sein, um einzusehen, daß Design und Zweckbestimmung eng miteinander verknüpft sind. Ein Schraubenzieher sieht so aus, wie er aussieht, weil es seine Funktion ist, Schrauben zu ziehen (oder festzuschrauben). Wer die Funktion verletzt, verletzt auch das Design. Zweckentfremdet man einen Schraubenzieher, indem man ihn als Brecheisen oder Meißel benutzt, so wird er über kurz oder lang zerbrechen, weil die Verwendungsform nicht mit der Konstruktion vereinbar ist. Genauso wie beim Schraubenzieher steht auch beim menschlichen Körper die Funktion in unmittelbarem Zusammenhang mit der Konstruktion, dem Design. Funktion und Design müssen harmonieren, sonst kommt es zum Zusammenbruch.

Zum besseren Verständnis des Funktionsbegriffs empfiehlt sich an dieser Stelle die Aufteilung in zwei Kategorien: Die eine betrifft das, was wir mit unserem Körper tun, und die andere das, was wir nicht tun.

Konzentrieren wir uns zunächst auf das, was wir nicht tun. Im ersten Kapitel schrieb ich, unser Körper sei eine »Bewegungsmaschine«. Jetzt gehe ich noch einen Schritt weiter und sage: Der Körper ist ein Perpetuum mobile. Von der Wiege bis zur Bahre sind wir unentwegt in Bewegung. Unser Herz schlägt, unsere Lungen dehnen sich aus und ziehen sich zusammen, in den Zellen brodelt und wirbelt es. All diese Prozesse vollziehen sich, wohlgemerkt, unabhängig von unserem Willen. Die Maschine regelt all diese Vorgänge gleichsam per Autopilot.

Unser Bewegungsapparat dagegen, das »musculoskeletale System«, wird größtenteils von unserem willkürlichen Nervensystem gesteuert. Dabei muß man sich jedoch stets vor Augen halten, daß beide Systeme interagieren und interdependent sind. Indem er die Muskeln aktiviert, die ihrerseits die Knochen bewegen, führt der vom Willen gesteuerte Bereich dem vom Willen unabhängigen Energien zu; umgekehrt erhält der willensunabhängige Part den willensgesteuerten durch die Regelung der Sauerstoffzufuhr, den Einsatz weißer Blutkörperchen und andere lebenswichtige Beiträge. Unterbrechen wir die Bewegung der einen oder der anderen Seite, so geraten jeweils beide Funktionen in Gefahr.

De facto verurteilen wir unseren Bewegungsapparat jedesmal, wenn wir uns vor dem Fernsehapparat niederlassen, uns hinter das Steuerrad unseres Autos klemmen oder einen neuen Achtstundentag am Schreibtisch beginnen, nahezu zur Bewegungslosigkeit. Doch die anderen körpereigenen Systeme sind von ihrer Grundkonstruktion her auf die Unterstützung von Muskeln und Knochenbau angewiesen; sie können es allein nicht schaffen. Durch die Bewegungslosigkeit werden sie enormen Belastungen ausgesetzt.

Mit einem Satz: Wenn wir unseren Körper behalten wollen, müssen wir ihn in Bewegung halten.

SCIENCE-FICTION-BEWEGUNGSMUFFEL

Science-fiction-Autoren haben Welten entworfen, die von Kreaturen mit riesigen Gehirnen und geschrumpften Körpern beherrscht werden. Auszuschließen ist eine solche Entwicklung nicht, obwohl ich da meine Zweifel habe. Körper und Geist leben, gedeihen und sterben als Einheit. Die Kurve der Lernfähigkeit stimmt im allgemeinen mit den zyklischen Phasen des Wachstums und der körperlichen Leistungsfähigkeit überein. Daß Menschen trotz schwerer physischer Behinderungen geistige Höchstleistungen vollbringen, kommt zwar vor, ist aber eher die Ausnahme. Im Normalfall beginnt der geistige Höhenflug erst, wenn die entsprechende körperliche Entwicklung zumindest die Chance hatte, zu beginnen.

Hat man dem Körper die Bewegungsfähigkeit genommen, so sind außerordentliche Maßnahmen erforderlich, um ihn funktionsfähig zu erhalten. Doch so traurig es auch klingen mag: Die Schlacht ist von vornherein verloren. Die Science-fiction-Autoren haben nicht daran gedacht, daß Schrumpfkörper auch Schrumpfsysteme bedeuten, die ihre Funktionen nicht mehr angemessen erfüllen können: geschrumpfte Atmung, geschrumpfter Kreislauf, geschrumpfte Verdauung, geschrumpftes Immunsystem und so weiter und so fort.

Obwohl in diesem Kapitel die Architektur des Körpers im Mittelpunkt steht, möchte ich noch kurz auf einen bestimmten Aspekt dieser bewegungsabhängigen Systeme eingehen, um das, was ich über die wechselseitigen Abhängigkeiten gesagt habe, etwas näher zu erläutern.

Als Sie heute morgen frühstückten, begann Ihr Verdauungssystem zu arbeiten. Toast und Haferflocken oder Corn-flakes traten ihren Marsch durch Dünn- und Dickdarm an. Doch wie geht das vor sich?

Die Schwerkraft spielt eine wichtige Rolle im Verdauungsprozeß: Was oben reinkommt, kommt unten wieder raus. Indessen reicht die Schwerkraft allein nicht aus. Wenn Sie im Laufe des Tages gehen, laufen, sich bücken und sich dahin und dorthin wenden, wird das Frühstück peu à peu näher an seine Endstation herangeschoben. Das Verfahren ist zu siebzig Prozent ein mechanisches – für den Rest sind chemische Vorgänge, die Schwerkraft und die Art der Nahrung verantwortlich.

Die Ernährungswissenschaftler fordern uns beharrlich auf, mehr faserreiche Kost zu uns zu nehmen, um die »Verweildauer« der Nahrung im Darm zu verkürzen und auf diese Weise das Risiko von Dickdarmkrebs zu verringern. Je schneller Abfallprodukte den Körper passieren, desto geringer ist das Risiko, daß toxische Reststoffe in die inneren Organe dringen. Doch die faserreiche Kost ist nur ein Teilaspekt des Problems. Die Verweildauer der Nahrung im Darm erhöht sich, je weniger der Körper sich bewegt. Wenn Ärzte darauf Wert legen, daß ihre Patienten im Krankenhaus möglichst bald wieder aufstehen und das Bett verlassen, so unter anderem auch aus diesem Grund.

Es mehren sich die Beweise, daß die hohe Darmkrebsrate in den Vereinigten Staaten nicht ausschließlich ernährungsbedingt ist. In anderen Ländern, wie beispielsweise in Argentinien, liegt der Verbrauch von Fetten und tierischen Eiweißen höher als bei uns, und doch ist die Darmkrebsrate dort niedriger. Die Diskrepanz wird normalerweise als »genetisch bedingt« abgetan, oder man behauptet, in den besagten Ländern würden mehr Zwiebeln oder Knoblauch gegessen und des öfteren ein Glas Wein zum Essen getrunken.

Zwiebeln? Wie wär's mit Bewegung? Die Menschen in den betreffenden Ländern haben sich eben noch nicht mit Leib und Seele dem »guten Leben« verschrieben. Sie gehen noch zu Fuß. Sie rechen das Laub zusammen, anstatt es mit einer Maschine auf einen Haufen zu blasen. Man schwingt noch die Axt, anstatt die Kettensäge anzustellen, und schaufelt per Hand, anstatt sich auf einen Kleinbagger zu setzen. Was uns betrifft, so bewegen wir uns viel zuwenig – mit dem Ergebnis, daß unsere bewegungsabhängigen Systeme, von der Verdauung über den Kreislauf und die Atmung bis hin zum Immunsystem, immer öfter versagen.

Science-fiction-
Bewegungs-
muffel

Wenn wir eine bestimmte Körperfunktion nicht mehr anwenden, gleitet sie in eine Art Ruhezustand, den man durchaus mit einem Winterschlaf vergleichen kann. Wir können von Glück reden, daß der ungeübte Muskel nicht in einen Dauerschlaf verfällt, aus dem er nie mehr erwacht. Er wartet vielmehr geduldig, bis er geweckt und an seine eigentliche Bestimmung erinnert wird. Und genau dies bezweckt die Egoscue-Methode. Wir rütteln den Körper wach, um ihn von neuem mit seinen brachliegenden Funktionen vertraut zu machen. Mit einem regelmäßigen Übungsprogramm sagen wir unseren Muskeln: »Nein, nicht so – so!« Der Körper erinnert sich sehr schnell, und die Funktion ist wiederhergestellt.

Glücklicherweise verlieren wir nie das sogenannte »Design-Gefühl«. Was außer Tritt gerät, ist unser Bewegungsgefühl, der kinästhetische Sinn. Unter Kinästhesie verstehen wir, mit einfachen Worten, die Wahrnehmung unserer eigenen Haltung und Bewegung. Wenn ich mich bücke, um mir die Schuhe zuzubinden, aktiviere ich bestimmte Muskeln und Knochen. Da ich das, was ich predige, auch selbst praktiziere, sind bei mir »Design-Gefühl« und kinästhetisches Gefühl deckungsgleich. Die richtigen Nerven bewegen die richtigen Muskeln, die wiederum dafür Sorge tragen, daß die Knochen in der richtigen Reihenfolge an die richtigen Stellen rücken. Bei den meisten Menschen lassen sich jedoch, je nach dem Grad ihrer Fehlfunktionen, erhebliche Unterschiede zwischen Design-Gefühl und kinästhetischem Gefühl feststellen. Bei ihnen sorgen eben nicht die richtigen Muskeln dafür, daß die Knochen an die richtige Stelle rücken. So haben zum Beispiel die Hüftmuskeln ihren Beitrag zum Schuhezubinden und der dafür erforderlichen Bewegung »vergessen«. Und zur Vergeßlichkeit kommt nun auch noch die durch die Untätigkeit hervorgerufene Schwäche hinzu.

Die Schnürsenkel werden trotzdem zugebunden. Der Körper ist ein Meister der Improvisation. Wir gehen in die Hocke, so daß die Hauptlast von den Knien und der Oberschenkelmuskulatur getragen wird. Oder wir setzen uns irgendwohin und legen den Fuß auf das Knie des anderen Beins. Und wenn alle Stricke reißen, liegen sicher irgendwo noch Schlappen herum, in die wir bloß hineinzuschlüpfen brauchen.

Ich wüßte gern, warum unser Körper es von seiner Konstruktion her überhaupt zuläßt, daß sich zwischen Design-Gefühl und kinästhetischem Gefühl Diskrepanzen auftun. Eine Möglichkeit besteht darin, daß er eine gewisse Vorsorge für Phasen vorübergehender Bewegungsunfähigkeit schafft, also zum Beispiel für längere Krankheiten oder langwierige Verletzungen. Indem er eine zeitweilige Schädigung des Design-Gefühls zuläßt, verschafft sich der Körper demnach die zur Überwindung solcher

Die Funktion der Gelenke

Notsituationen erforderliche Flexibilität. Ist die Krise überstanden und die Stabilität wiederhergestellt, werden Design- und kinästhetisches Gefühl wieder gleichgeschaltet.

Typisch für den modernen Menschen ist nun aber, daß die Notsituation zum Dauerzustand wird. Wir tun unserem Design-Gefühl unablässig Gewalt an, an jedem Tag, in jeder Stunde, in jeder Minute. Der Körper kann also nicht mehr so handeln, wie sein Design es ihm vorschreibt; verschiedene Funktionen verfallen in Untätigkeit und werden nie wieder revitalisiert. Die ebenso unvermeidliche wie unerbittliche Folge sind Schmerzen.

KOMPENSIERENDE BEWEGUNG

Zwar bewegen wir uns nicht mehr genug, um bestimmte Funktionen aufrechtzuerhalten, doch immerhin, wir bewegen uns. Aber es ist genau diese Art von Bewegung – kompensierende Bewegung –, die ursächlich für die Schwierigkeiten verantwortlich ist. Muskeln, die nie dafür geschaffen waren, werden auf einmal zum Gehen, Werfen, Bücken und Beugen herangezogen, um nur drei Grundfunktionen zu nennen. Sie sollen die Aufgaben »stillgelegter« dysfunktioneller Muskeln übernehmen. Für unseren Bewegungsapparat ergeben sich daraus Belastungen, mit denen er wegen mangelnder Eignung nicht fertig wird. Er bricht – genauso wie der zur Brechstange zweckentfremdete Schraubenzieher.

Ein funktioneller Muskel verteilt, um ein Beispiel zu nennen, die Stoßwirkung, die sich jedesmal ergibt, wenn die Ferse beim Gehen auf den Boden prallt, gleichmäßig auf die Gelenkpfannen. Bei Dysfunktion und Kompensation – wenn also der falsche Muskel den Knochen in die falsche Stellung zwingt –, ist es um die Gleichmäßigkeit der Stoßdämpfung geschehen. Der Stoß konzentriert sich auf ein oder zwei Punkte in den Gelenkpfannen und beginnt den Knorpel abzunutzen.

Im Jahr 1990 bekam ich annähernd 1500 Patienten mit derartigen Symptomen zu Gesicht. Einer von ihnen war Steve. Er war Läufer und suchte meine Klinik auf, weil er unter Knieschmerzen litt. Wie alle Patienten, die zu mir kommen, ließ er vor der ersten Untersuchung seine Schuhe im Wartezimmer stehen. Wir unterhielten uns über das Laufen und seine Knie. Dann sagte ich: »Ich wette, daß die Hacke Ihres linken Schuhs stärker abgelaufen ist als die des rechten.« Ja, meinte er, seine Schuhe seien ungleichmäßig abgetragen, aber er wisse nicht mehr genau, welcher von beiden stärker beansprucht sei.

»Aber woher kommt das?« fragte er. »Warum ist der eine schneller demoliert als der andere? Ich ziehe meine Runden doch immer mit beiden Füßen.«

Er ging und holte seine Schuhe. Und tatsächlich, der linke Absatz war eindeutig stärker abgetragen als der rechte. Wegen einer dysfunktionellen Hüfte trug Steve den Großteil seines Gewichts mit der linken Körperhälfte. Als ich mir den rechten Schuh genauer ansah, entdeckte ich an der Innenkante eine abgewetzte Stelle. Sie lieferte mir den Beweis, daß die bei jedem Laufschritt auftretende Stoßwirkung nicht den Bereich der Fußwurzel erreichte, von der aus sie im Normalfall über Schien- und Wadenbein zum Knie weitergeleitet wird.

Wir kümmerten uns nicht mehr um Steves Knie. Er machte ein halbes Dutzend Übungen zur Korrektur seiner Hüft-, Schulter- und Kopfstellung. Ungefähr zwei Wochen später lief er wieder. Die Schmerzen waren verschwunden.

DAS AUGE DES BETRACHTERS

Dysfunktion ist ein sichtbares Leiden. Im ersten Kapitel sagte ich bereits, daß uns der Körper eine Botschaft und ein Bild zukommen läßt – man könnte dies vielleicht als eine Art »anatomische Postkarte« bezeichnen. Aber wir interpretieren Text und Bild beharrlich falsch. Eine Ursache dafür liegt darin, daß wir uns an die typischen Merkmale der Dysfunktion dermaßen gewöhnt haben, daß sie uns völlig normal erscheinen.

Die abgewetzte Stelle an Steves Schuh erscheint uns »normal«. Als Sie gestern morgen zur Arbeit fuhren, sahen Sie wahrscheinlich Dutzende von Menschen mit Rundschultern und vornübergeneigten Köpfen hinter den Steuerrädern ihrer Fahrzeuge, ohne sich dabei etwas zu denken – stimmt's? All diese Köpfe und Schultern kamen Ihnen völlig normal vor. In Wirklichkeit waren sie allesamt total dysfunktionell. Eine große Straße voller Menschen auf dem Weg zur Arbeit, wo sie früher oder später mit den Symptomen ihrer Dysfunktionen konfrontiert werden: Kopfschmerzen, Karpaltunnelsyndrom, Kiefergelenkschmerzen usw. – kein Wunder, daß sie sich so miserabel fühlen.

Die meisten Menschen stimmen meinen Ausführungen über Design und Funktion in vollem Umfang zu. Sie sehen sich das Strichmännchen an, registrieren die rechten Winkel in der »Vier-Gelenke-Stellung«, bewundern die S-förmige Kurve der Wirbelsäule und sagen dann: »Aber jeder von uns ist nun einmal ein bißchen anders gebaut, Pete. Daß meine rechte Schulter so hängt, liegt einfach daran, daß ich so zusammengesetzt wurde.« Oder: »Ich sehe genauso aus wie mein Vater.«

Letzteres bedeutet aber nichts anderes, als daß Sie das Umfeld, in dem Ihr Vater lebte, geerbt haben – einschließlich der sich daraus ergebenden Bewegungen und des spezifischen Bewegungsmangels, die für die typische »Familienschulter« verantwortlich zeichnen. Vom Design her sind wir alle gleich – das ist unser Erbe, nicht die runde, dysfunktionelle Schulter.

Ihr Spiegelbild – und nun stellen Sie sich am besten einmal vor den Spiegel – zeigt Ihnen, wie Ihr Körperbau von der anatomischen Design-Konstante abweicht.

Der Spiegel lügt nicht: Sie bekommen, was Sie sehen – Funktion oder Dysfunktion.

NUR EINE KLEINE DREHUNG

Fangen wir unten an und arbeiten uns langsam aufwärts. Vom Design her sollen Ihre Füße nach vorn gerichtet sein. Abbildung 5 (S. 44) zeigt die Design-Konstante der Füße. Beachten Sie auch, daß sich die Füße direkt unter den Knien befinden. Der Fuß begibt sich dorthin, wo Hüfte und Knie ihn hinschicken. Auf der Abbildung können Sie auch die funktionellen rechten Winkel erkennen, die gebildet werden.

Abbildung 6 (S. 45) zeigt nach außen gespreizte Füße wie bei einer Ente. Schauen Sie sich Ihre Füße an: Zeigen sie gerade nach vorn, oder sind sie nach außen gekehrt? Oder ist vielleicht nur einer gerade und der andere nicht? Wenn Ihre Fußstellung der Figur auf Abbildung 6 ähnelt, verletzen Sie die Grundkonstruktion Ihres Körpers.

»So stehe ich aber schon immer, und ich habe noch nie irgendwelche Schmerzen gehabt.«

Vielleicht haben Sie Glück, und es bleibt dabei. Aber einen Golfball werden Sie in dieser Stellung nie korrekt durch die Luft befördern. Und es gibt ein paar Dutzend anderer Sportarten und Hunderte von Routine-aktivitäten im täglichen Leben, die Sie leichter bewältigen würden, wenn Ihr Design-Gefühl und Ihr kinästhetisches Gefühl übereinstimmen würden.

Die Füße der Figur auf Abbildung 6 (S. 45) tun, was man ihnen befohlen hat; Befehlshaber sind die Schenkelmuskeln zwischen Hüfte und Fuß. Sind die Kniescheiben nach vorn ausgerichtet – oder weisen sie nach links und/oder rechts außen? Erinnern Sie sich an die rechten Winkel? Der Körper bemüht sich nach Kräften, sie aufrechtzuerhalten. Wenn Ihre Füße und Knie nicht direkt nach vorn zeigen, muß der Körper beim Gehen auf kompensierende Bewegungen zurückgreifen.

Zwar kommt es auch in diesem Fall zu einer rechtwinkligen Kniegelenksbewegung, doch geht sie einher mit einer gleichzeitigen Drehbewegung von innen nach außen, da sich die geradlinige Fortbewegung nur auf diese Weise bewerkstelligen läßt. Diese lateral-mediale Drehung ist eine kompensierende, Hüft-, Knie- und Fußgelenke belastende Bewegung. Die ursprünglich vorgegebene Abrollbewegung des Fußes – Hacke

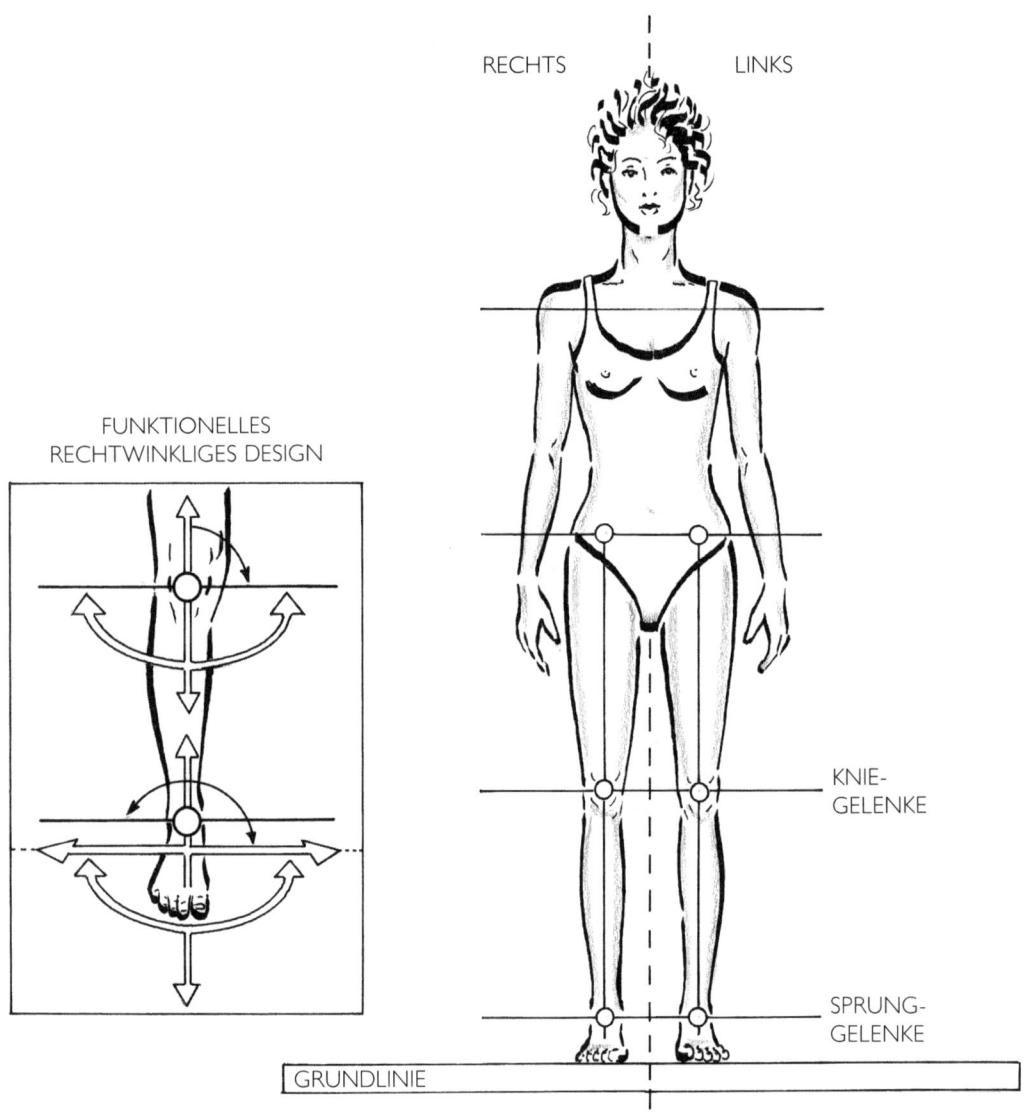

FUNKTIONELLES
RECHTWINKLIGES DESIGN

RECHTS   LINKS

KNIE-
GELENKE

SPRUNG-
GELENKE

GRUNDLINIE

Abbildung 5
DESIGN-KONSTANTE DES FUSSES

Die Funktion der
Gelenke

44

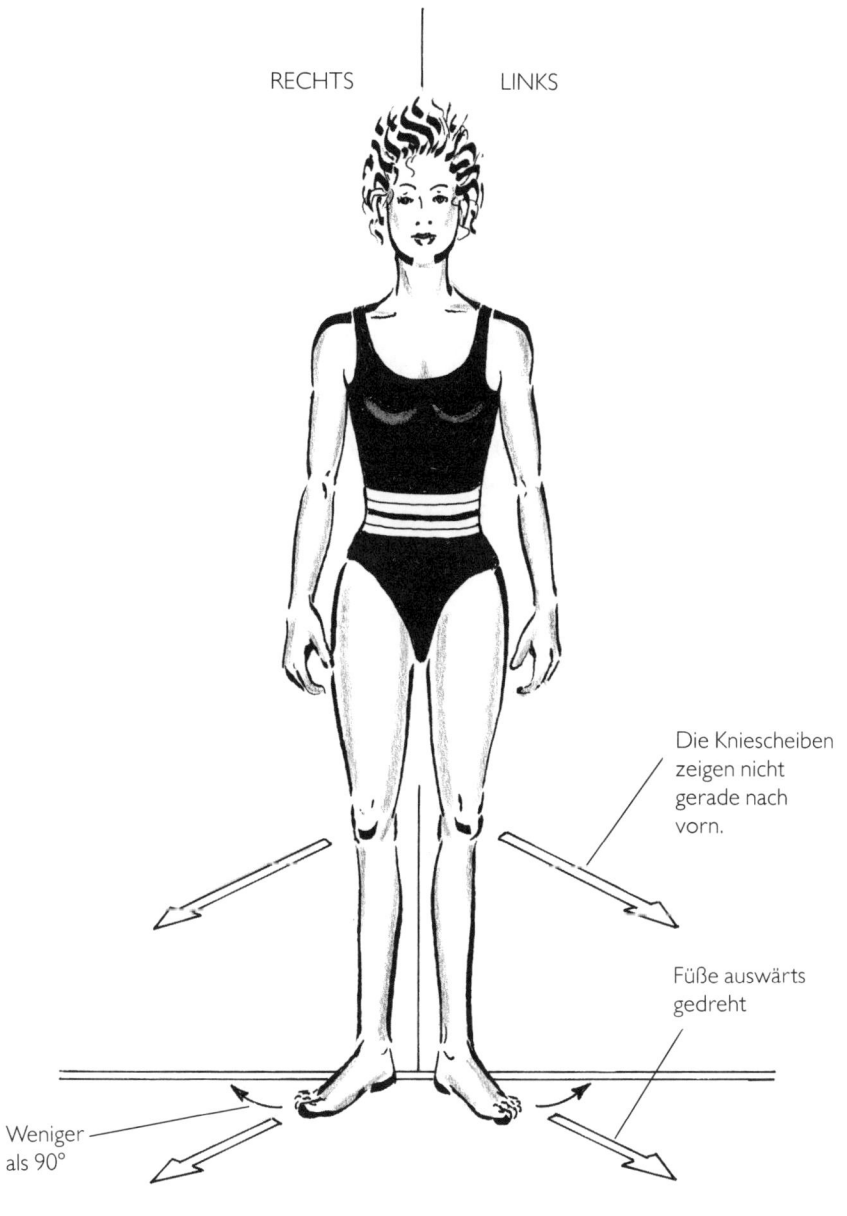

RECHTS   LINKS

Die Kniescheiben
zeigen nicht
gerade nach
vorn.

Füße auswärts
gedreht

Weniger
als 90°

Abbildung 6

– Zehen – Abstoßen – Hacke – Zehen usw. – verändert sich. Hacke und Zehen bilden gemeinsam eine Art Plattform, so daß entweder die Innenoder die Außenseite des Fußes den Boden berührt.

Die Wahrscheinlichkeit, daß es in dieser Situation auch noch zu anderen kompensierenden Bewegungen kommt, ist äußerst hoch. Doch allein schon die besagte Drehbewegung des Knies von innen nach außen, eine Tag für Tag Hunderte, wenn nicht Tausende von Malen wiederholte unnatürliche Zusatzbewegung, ist eine tickende Zeitbombe.

PROGRAMMIERTE BESCHWERDEN

Als nächstes treten Sie einen Schritt vom Spiegel zurück und sehen sich einmal Ihr Becken bzw. Ihre Hüften an. Bei der Figur auf Abbildung 7 ist der Beckenstand normal und entspricht dem ursprünglichen Design des Körpers mit den unerläßlichen rechten Winkeln und korrekter Bifunktionalität. Das Becken ist gleichmäßig ausgerichtet, die Hüftgelenke sitzen senkrecht unter den Schulter- und senkrecht über den Kniegelenken.

Wenn Sie Ihr Gewicht gleichmäßig auf beide Füße verteilen und die rechte Hüfte höhersteht als die linke (oder umgekehrt), dann verletzen Sie eine andere Design-Konstante des Körpers. Auch hier heißt die Strafe kompensierende, den Körper schädigende Bewegung, die über kurz oder lang schmerzhafte Folgen zeitigen wird – falls sie es nicht schon längst getan hat.

Effizientes Gehen, Laufen oder Treppensteigen ist mit einer dysfunktionellen Hüfte nicht möglich, ebensowenig wie Radfahren, Rollschuhlaufen und Skifahren. Noch der geringste Nachteil besteht darin, daß die körperliche Anstrengung und der Energieaufwand höher sind. Wenn mir jemand sagt, daß er nicht gern zu Fuß geht, dann sehe ich mir die Hüfte des Betroffenen an und weiß sofort, wo der Hase im Pfeffer liegt. Die Zahl der Ausreden ist praktisch unbegrenzt – zuviel Arbeit, zuviel Regenwetter, zu rutschiger Boden, zu dunkler und zu gefährlicher Heimweg. In Wirklichkeit nimmt die dysfunktionelle Hüfte jenen Menschen ganz einfach die Lust am Spazierengehen. Und eine Fehlfunktion zieht andere Fehlfunktionen nach sich: Aus »Zu Fuß gehen ... Dazu habe ich gar nicht die Zeit!« wird zunächst: »Nein, ich gehe nicht mehr oft zu Fuß.« Später heißt es: »Zu Fuß gehen kann ich einfach nicht ausstehen.« Und dann schließlich: »Ich kann nicht mehr gehen.«

Der Beckenschiefstand, der Ihnen an Ihrem Spiegelbild vielleicht aufgefallen ist, beeinträchtigt den normalen Gehvorgang, der uns dazu befähigt, uns in gerader Linie vorwärts zu bewegen. Normalerweise bewegen sich Hüfte, Knie, Fußgelenk und Fuß als Einheit; die Anwinkelung der Gelenke verläuft glatt und im rechten Winkel; beide Körperhälf-

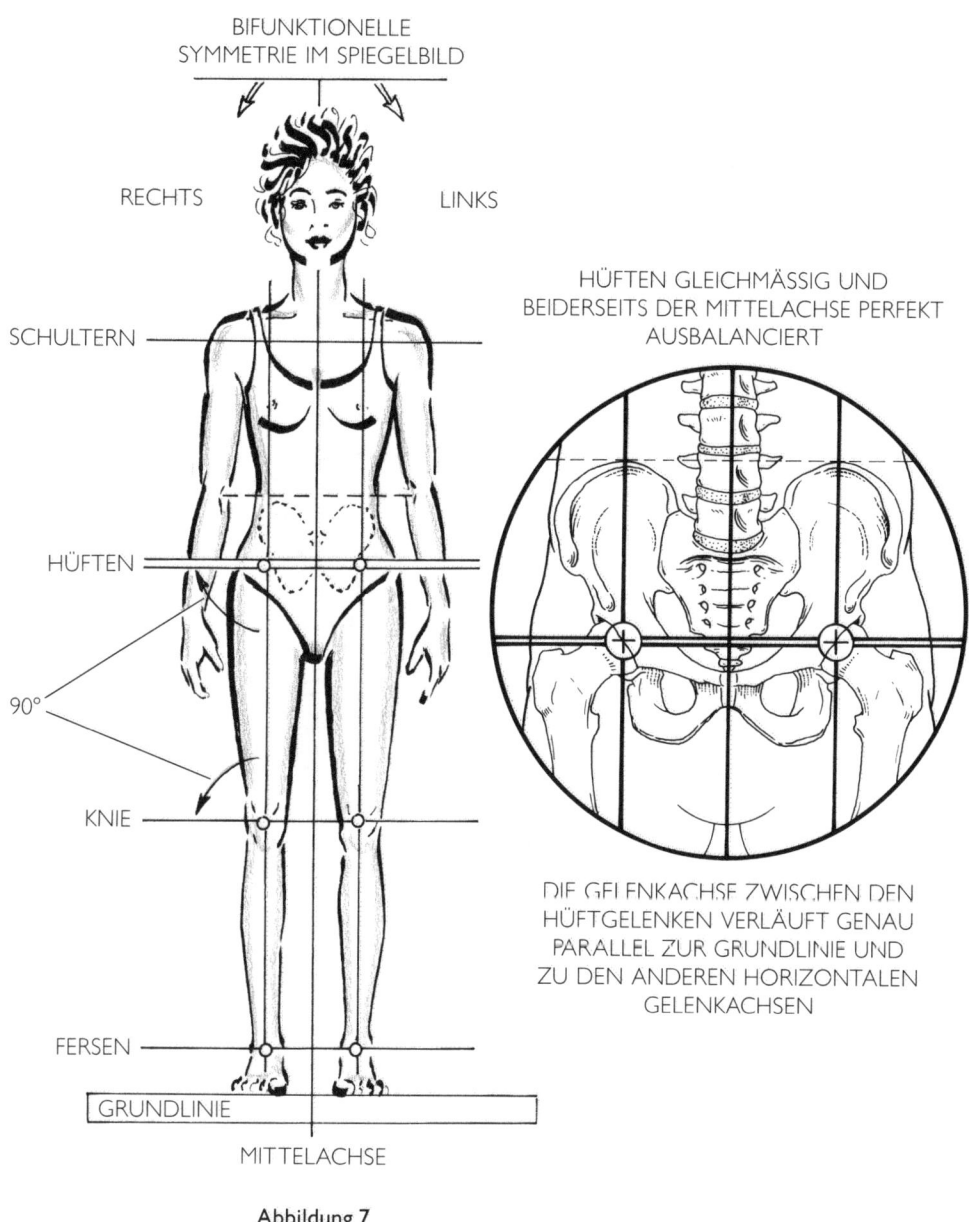

BIFUNKTIONELLE
SYMMETRIE IM SPIEGELBILD

RECHTS   LINKS

HÜFTEN GLEICHMÄSSIG UND
BEIDERSEITS DER MITTELACHSE PERFEKT
AUSBALANCIERT

SCHULTERN

HÜFTEN

90°

KNIE

DIE GELENKACHSE ZWISCHEN DEN
HÜFTGELENKEN VERLÄUFT GENAU
PARALLEL ZUR GRUNDLINIE UND
ZU DEN ANDEREN HORIZONTALEN
GELENKACHSEN

FERSEN

GRUNDLINIE

MITTELACHSE

Abbildung 7

ten agieren genau gleichartig in einer gut koordinierten Bewegungsab-folge. Wenn dagegen eine Hüfte höher steht als die andere (siehe Abb. 8), leidet die Bifunktionalität. Die Muskeln und Knochen auf der »höheren« Seite haben einen weiteren Weg bis zum Boden zurückzulegen. Außer-dem ändert sich die Bewegungsrichtung. Wenn das Bein auf der hochge-

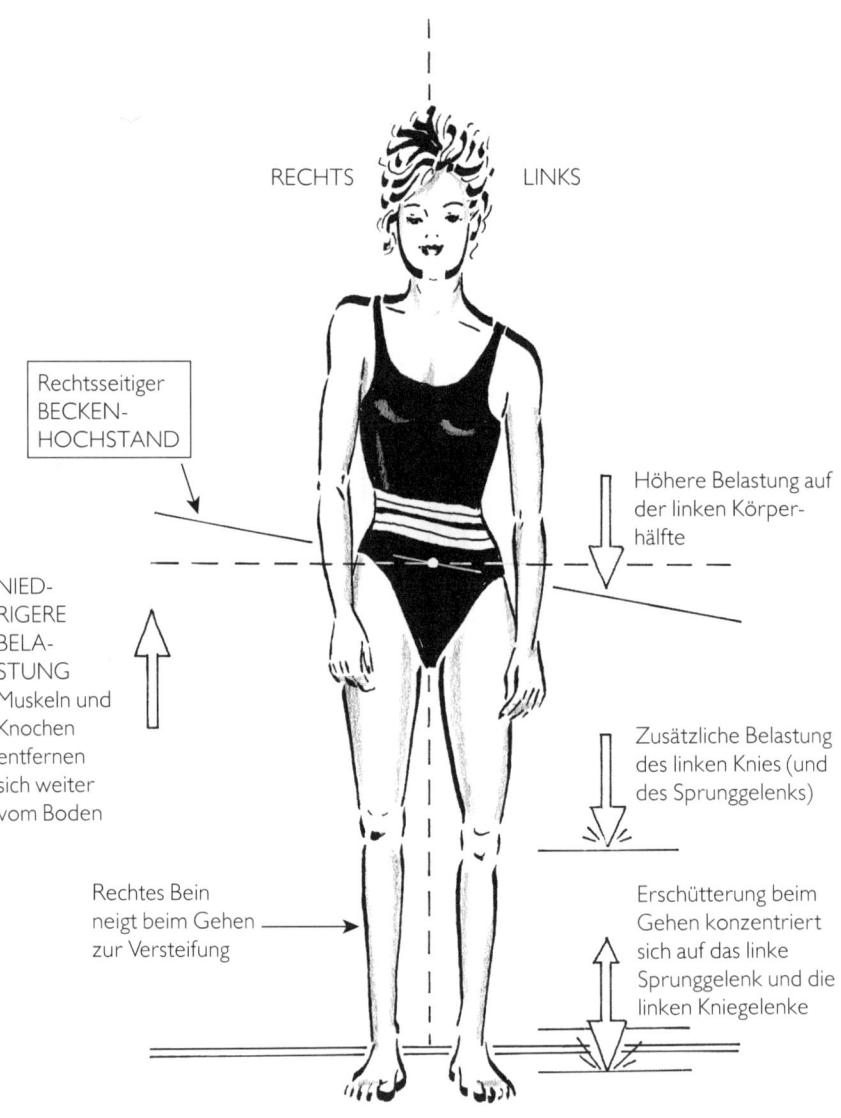

RECHTS   LINKS

Rechtsseitiger
BECKEN-
HOCHSTAND

Höhere Belastung auf
der linken Körper-
hälfte

NIED-
RIGERE
BELA-
STUNG
Muskeln und
Knochen
entfernen
sich weiter
vom Boden

Zusätzliche Belastung
des linken Knies (und
des Sprunggelenks)

Rechtes Bein
neigt beim Gehen
zur Versteifung

Erschütterung beim
Gehen konzentriert
sich auf das linke
Sprunggelenk und die
linken Kniegelenke

Die Funktion der
Gelenke

Abbildung 8

zogenen Hüftseite gleichsam in der Luft hängt, neigt sich der Körper zwangsläufig zur anderen Seite. Das Knie wird einseitig belastet, der Gang der betroffenen Person erinnert zunehmend an ein Watscheln.

In vielen Fällen bedeutet eine verzogene Hüfte, daß das Körpergewicht ungleichmäßig verteilt ist. Der Körper spürt, daß die Hüfte sich nicht so verhält, wie sie sich verhalten sollte, und versucht, dafür einen Ausgleich zu schaffen. Die »tragende« Körperseite übernimmt doppelt soviel Last, wie ihr von ihrer Konstruktion her zuzumuten ist. Gleichzeitig läßt die andere Hüfte wahrscheinlich das nach oben versetzte Bein in einem Bogen schwingen, weil die Beinmuskulatur beim Gehen nicht nach dem vorgegebenen Bewegungsmuster funktioniert. Es kommt zu einer kompensierenden Bewegung im Hüftgelenk, und das Hüftgelenk übernimmt das Gehen, während das Bein im wesentlichen unbeweglich bleibt.

KOMMEN UND GEHEN

Verweilen Sie noch einen Augenblick bei Ihren Hüften. Haben Sie vielleicht den Eindruck, daß eine Hüfte dem Spiegel etwas näher ist als die andere? Auf Abbildung 9 (S. 50) sehen Sie, worauf Sie achten müssen. Das Becken kann nicht nur nach oben oder unten »verrutschen«, sondern sich auch nach links oder rechts verdrehen. Eine andere Möglichkeit zur Beobachtung der Beckenverdrehung besteht darin, sich in entspannter Haltung hinzusetzen. Achten Sie, wenn Sie sich wieder erheben, auf Ihre Füße. Befindet sich der eine Fuß vor dem anderen, so liegt die Vermutung nahe, daß sich eine Hüfte langsam vorschiebt.

Eine Beckenkippung ist manchmal besser erkennbar, wenn man den Körper beidseitig im Profil betrachtet und dann die beiden Ansichten miteinander vergleicht. Am günstigsten wäre es, wenn Sie sich von beiden Seiten fotografieren lassen könnten (um uns die Entwicklungszeiten zu sparen, arbeiten wir in der Klinik mit Polaroidkameras).

Bei der Figur auf Abbildung 10 (S. 51) ist das Becken nach vorn gekippt. Genau umgekehrt stellt sich die Situation auf Abbildung 11 (S. 52) dar. Wenn Sie sich das Becken als ein knapp ein Meter langes, parallel zum Boden verlaufendes Brett vorstellen, dann neigt sich dessen Oberfläche im Fall einer Kippung nach vorn bzw. hinten. Oft verrät sich eine Beckenkippung am Verlauf der Gürtellinie: Von der Seite aus gesehen biegt sich der Gürtel nach vorn oder nach hinten, je nach dem vorliegenden Befund.

Eine Beckenkippung erschwert dem Körper die Einhaltung der erforderlichen rechten Winkel und beeinträchtigt die Bifunktionalität, da Muskeln und Knochen in beiden Körperhälften nicht mehr den gleichen Bewegungsablauf aufweisen.

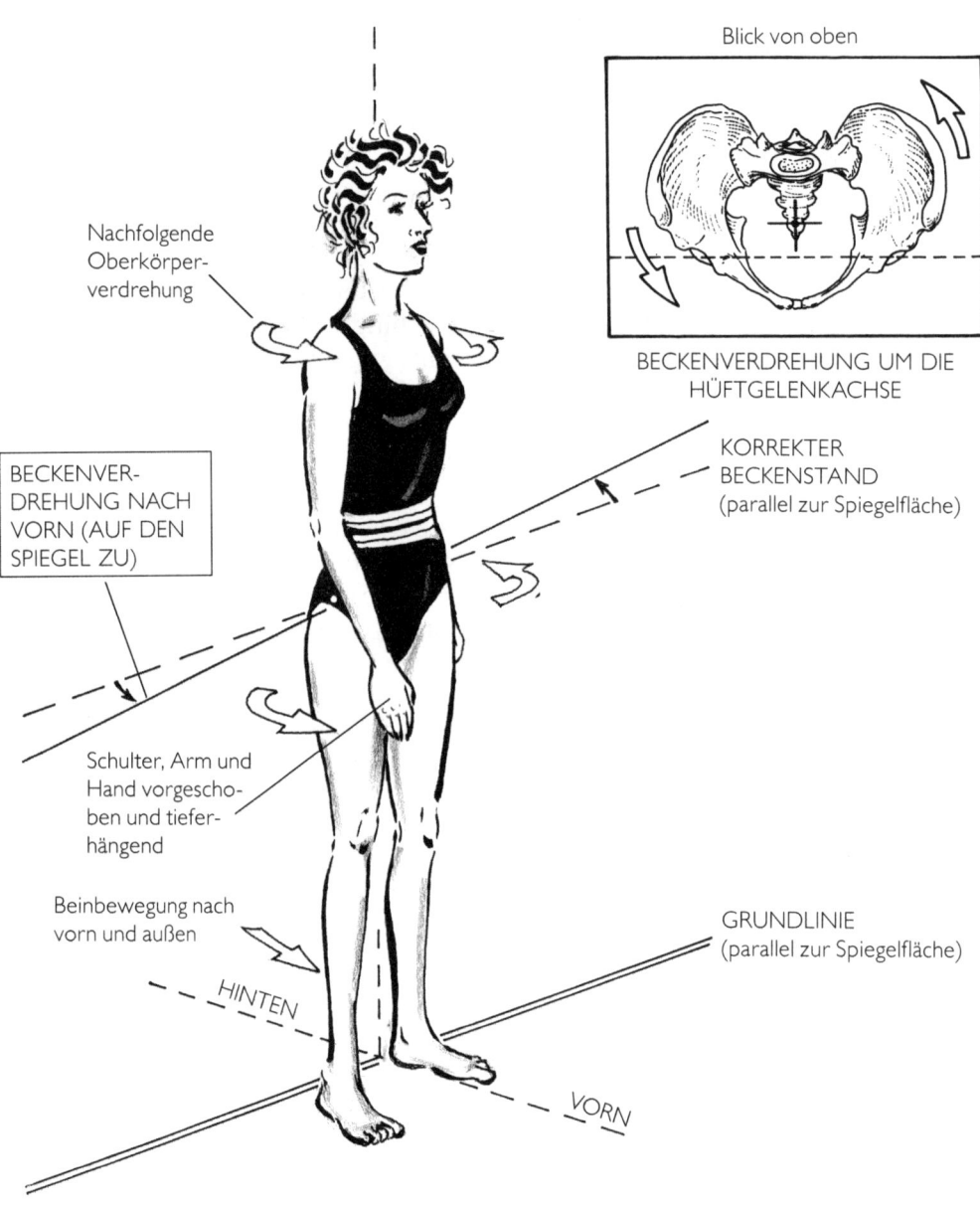

Blick von oben

BECKENVERDREHUNG UM DIE HÜFTGELENKACHSE

Nachfolgende Oberkörperverdrehung

KORREKTER BECKENSTAND (parallel zur Spiegelfläche)

BECKENVERDREHUNG NACH VORN (AUF DEN SPIEGEL ZU)

Schulter, Arm und Hand vorgeschoben und tieferhängend

Beinbewegung nach vorn und außen

GRUNDLINIE (parallel zur Spiegelfläche)

HINTEN

VORN

Die Funktion der Gelenke

Abbildung 9

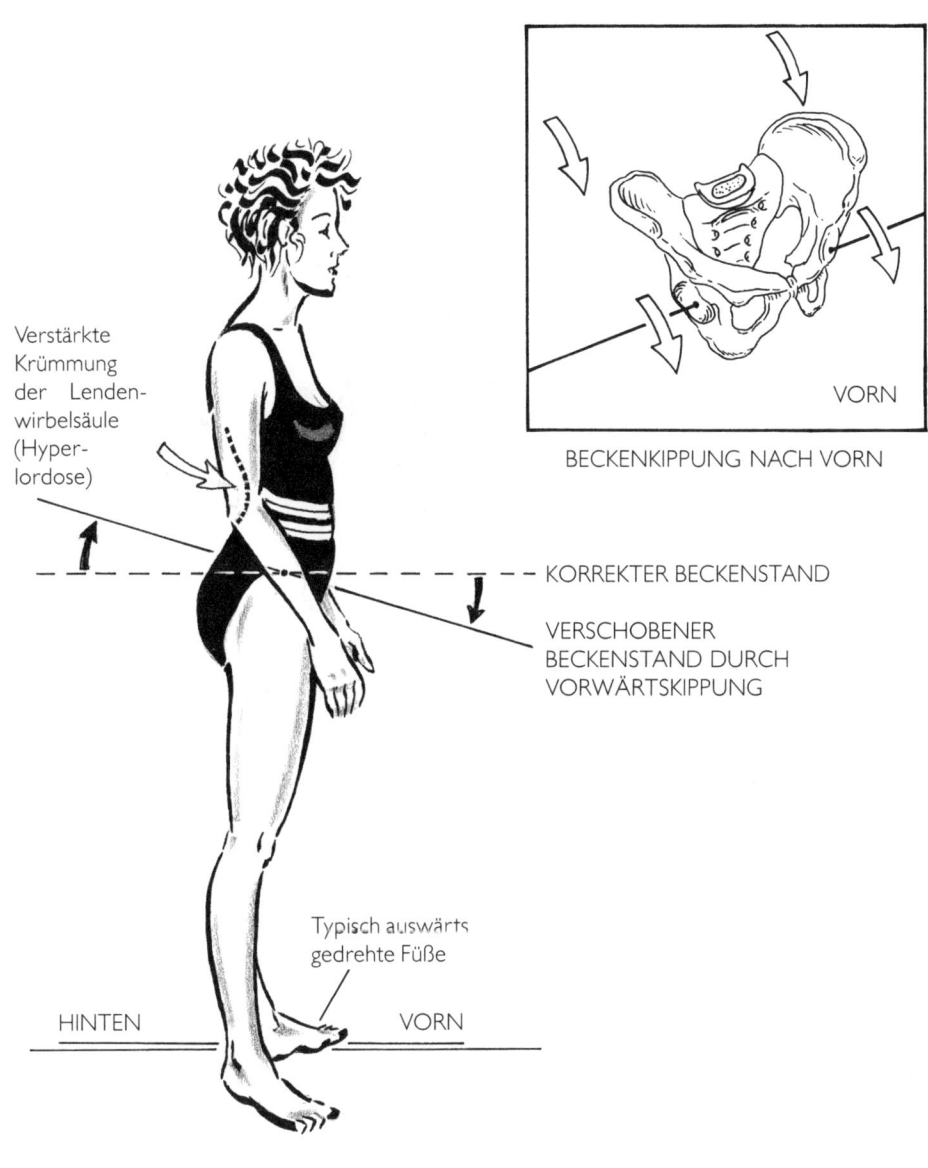

Verstärkte
Krümmung
der Lenden-
wirbelsäule
(Hyper-
lordose)

BECKENKIPPUNG NACH VORN

VORN

KORREKTER BECKENSTAND

VERSCHOBENER
BECKENSTAND DURCH
VORWÄRTSKIPPUNG

Typisch auswärts
gedrehte Füße

HINTEN

VORN

Abbildung 10

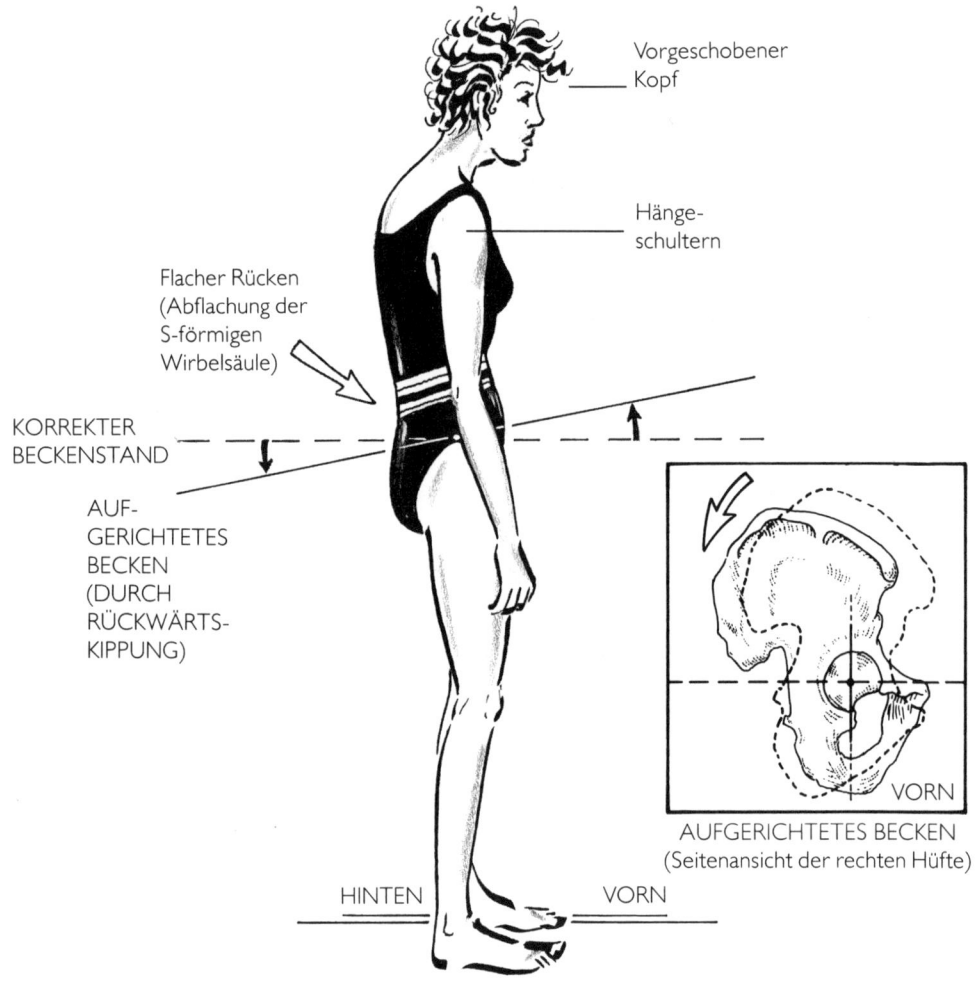

Vorgeschobener
Kopf

Hänge-
schultern

Flacher Rücken
(Abflachung der
S-förmigen
Wirbelsäule)

KORREKTER
BECKENSTAND

AUF-
GERICHTETES
BECKEN
(DURCH
RÜCKWÄRTS-
KIPPUNG)

AUFGERICHTETES BECKEN
(Seitenansicht der rechten Hüfte)

VORN

HINTEN   VORN

Abbildung 11

AUSGEHÄNGT

Bleiben Sie noch einen Moment vor dem Spiegel stehen. Wir müssen uns
noch Ihre Schultern ansehen. Bei der Figur auf Abbildung 7 (S. 47)
befinden sie sich auf gleicher Höhe und senkrecht über den Hüften. Da
die Schultern als Gegengewichte zu den Hüften fungieren und der Körper

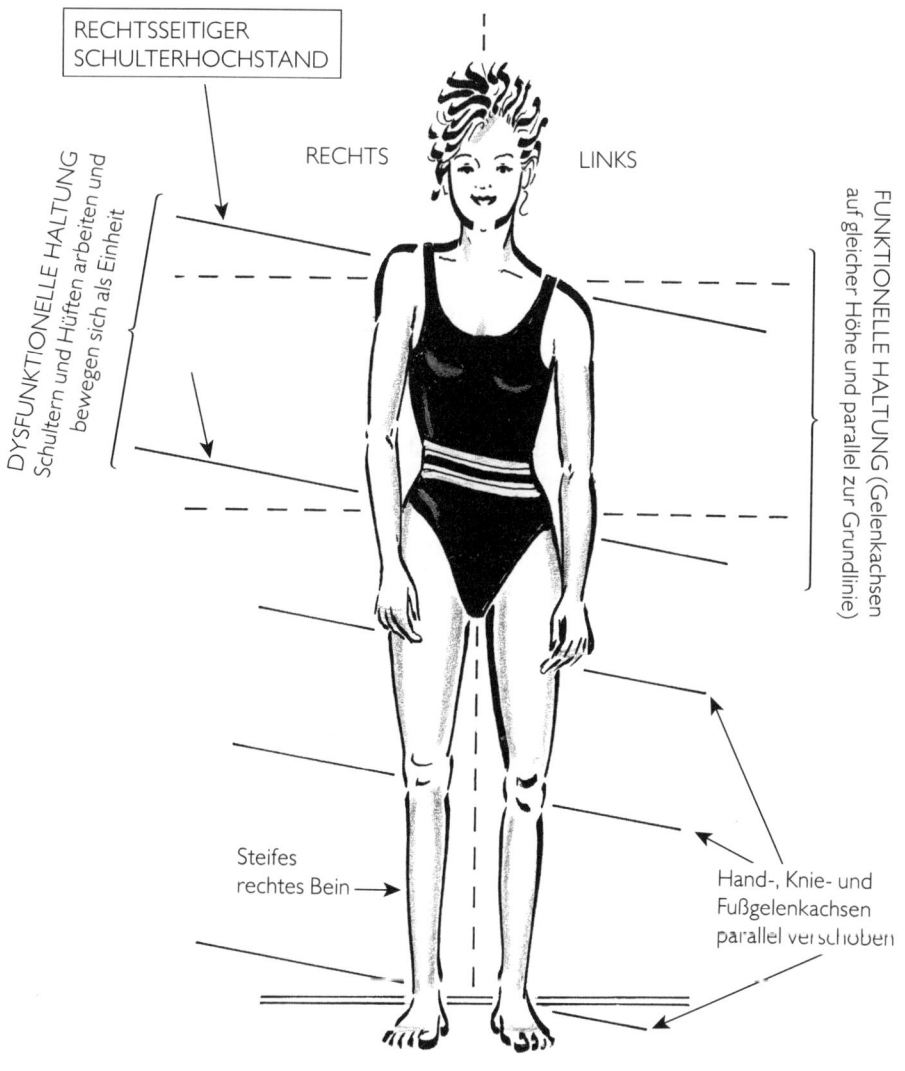

RECHTSSEITIGER SCHULTERHOCHSTAND

RECHTS   LINKS

DYSFUNKTIONELLE HALTUNG Schultern und Hüften arbeiten und bewegen sich als Einheit

FUNKTIONELLE HALTUNG (Gelenkachsen auf gleicher Höhe und parallel zur Grundlinie)

Steifes rechtes Bein →

Hand-, Knie- und Fußgelenkachsen parallel verschoben

Abbildung 12

insgesamt eine Einheit bildet, reagieren die Schultern auf die Hüften. Eine hochstehende rechte Hüfte kann also eine entsprechende Verschiebung bei der rechten Schulter bewirken. Doch da kompensierende Bewegung eine Kettenreaktion verschiedenster Folgeerscheinungen im Körper hervorrufen kann, sind durchaus auch andere Konstellationen möglich, zum Beispiel eine hochstehende rechte Hüfte im Verbund mit einer hängenden rechten oder einer hochgezogenen linken Schulter. Im Grunde kommt es auf diese Einzelheiten nicht an: Solange die Schultern ungleich hoch sind und die Gelenkachse nicht parallel zu den Hüften verläuft, wird das Design des Körpers verletzt.

Unsere Schultern kennen zwei unterschiedliche Bewegungsformen: Sie erfolgen zum einen, ähnlich wie bei der Hüfte, durch ein Kugelgelenk, und zum anderen durch ein Scharniergelenk, welches eine Vor- und Rückwärtsbewegung ermöglicht. Drehbewegungen mit den Armen, zum Beispiel beim Werfen, werden aus dem Kugelgelenk heraus ausgeführt. Die Schulterblätter sind Teil dieses Mechanismus.

Was sagt uns die hochstehende rechte Schulter der Figur auf Abbildung 12 (S. 53)? Da der Körper eine Einheit bildet, beteiligt sich die Schulter an der Aufgabe, das oben erwähnte unbewegliche Bein anzuheben und in Gehposition zu hieven. Was dabei herauskommt, ist der typische Gang von Schauspielern, die in Gruselfilmen den Buckligen spielen. Mit dem größten Teil ihres Gewichts auf der anderen Körperhälfte stoßen sie gleichsam Bein und Hüfte vor. Das Ergebnis ist ein schleppender, schlurfender Gang, der den Eindruck erweckt, als sei die Person halbseitig gelähmt. Abgesehen von der üblichen Übertreibung und theatralischer Effekthascherei kommt das Bild der Realität mitunter erschreckend nahe.

UNGEWÖHNLICH GEWÖHNLICH

Die Seitenansicht unserer Schultern verrät uns auch, ob diese nach vorn gerutscht sind. Ein solcher »Schultervorfall« (vgl. Abb. 13) ist eine sehr häufige Erscheinung. Das Scharniergelenk ermöglicht den Schultern die Bewegung nach vorn. Daß sie dann in dieser Stellung verharren, liegt daran, daß wir unser Gewicht nicht in der funktionellen »Vier-Gelenke-Haltung« tragen, mit Kopf, Schultern, Hüften, Knien und Fußgelenken im richtigen Verhältnis zueinander.

Wenn die Schultern in der vorgeschobenen Position festsitzen, werden die Schulterblätter und der Rest des Schultermechanismus immobilisiert. Probleme mit der Rotatorenmanschette (betroffen sind eine Gruppe von vier Muskeln unweit des Deltamuskels in der Nähe des Schulterblatts) waren früher ziemlich selten. Heute werden die Orthopäden mit der Behandlung defekter Rotatorenmanschetten ganz schön auf Trab gehalten. Was sie behandeln, ist folgendes: Im Normalfall Steifheit in der Schulter oder in der Nähe des Schulterblatts, dumpfe bis stechende Schmerzen, eingeschränkte Beweglichkeit des Arms. Die wahre Ursache des Problems liegt jedoch ganz woanders: Es ist die Rundschulter, von der in der vorgerutschten Position Kugelgelenkbewegungen verlangt

Die Scharniergelenke der Schultern »blockieren« infolge dysfunktioneller Gewichtsverteilung die Schultern in der vorgeschobenen Position.

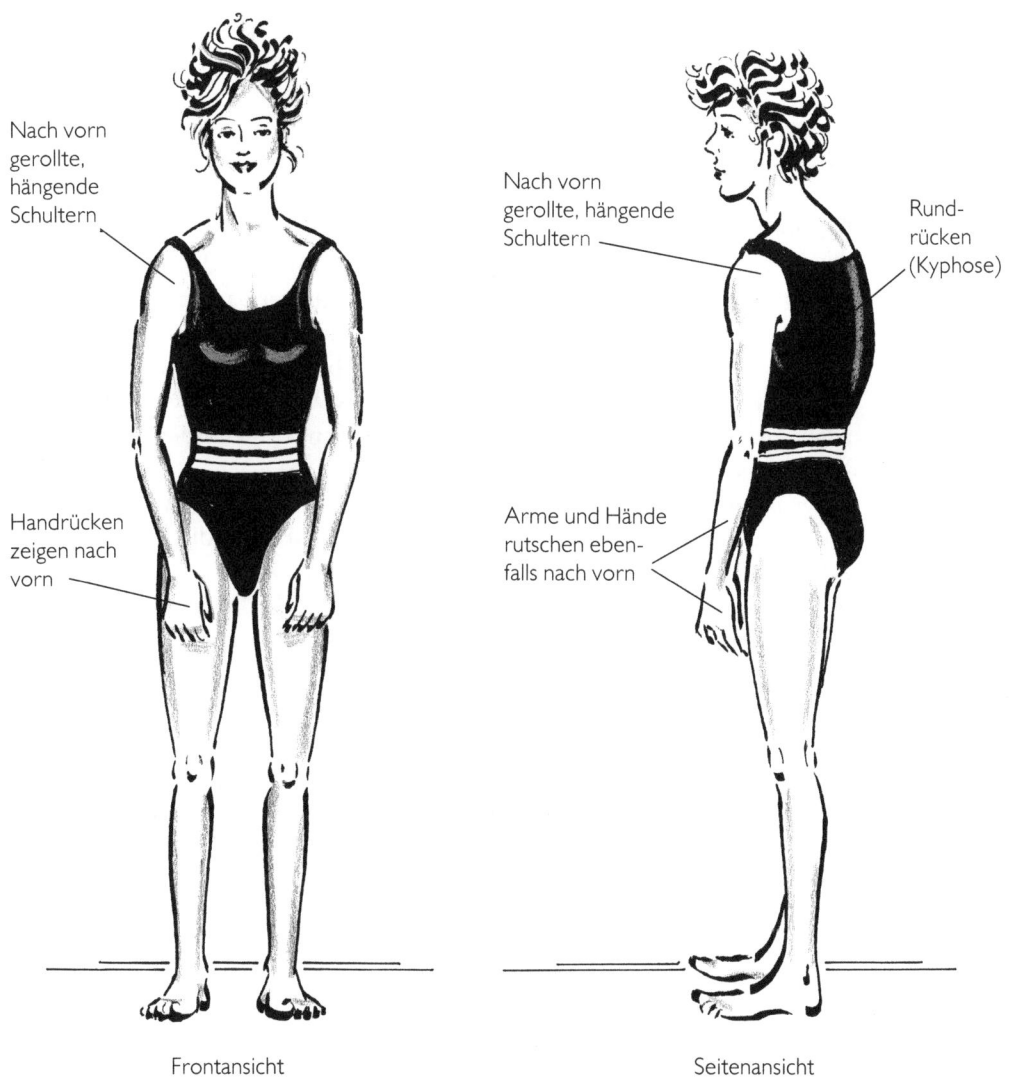

Nach vorn gerollte, hängende Schultern

Handrücken zeigen nach vorn

Nach vorn gerollte, hängende Schultern

Rund-rücken (Kyphose)

Arme und Hände rutschen eben-falls nach vorn

Frontansicht

Seitenansicht

Abbildung 13
NACH VORN GEROLLTE SCHULTERN

werden. In diesem Zustand können die Rotatorenmanschetten bei der Bewegung des Arms nicht mehr mitwirken, da sie nicht mehr imstande sind, den Oberarmmuskelkopf in der ursprünglich vorgesehenen Weise zu drehen. Was nun passiert, läßt sich mit einem Schlüssel vergleichen, der im Schloß abbricht. Wenn die Rotatorenmanschette starker Bean-

Ungewöhnlich gewöhnlich

spruchung ausgesetzt ist – zum Beispiel bei einem Schmetterball im Tennis, beim Golfspiel oder beim Baseball –, dann reißen die Muskeln.

Im typischen Fall macht sich der Chirurg ans Werk und repariert den entstandenen Schaden. Manchmal wird auch der Kopf des Oberarmknochens abgeschliffen, um die »Obstruktion« zu beseitigen.

EINE SCHWERE LAST

Bei der Überprüfung Ihrer Schultern im Spiegelbild dürfte Ihnen auch Ihre Kopfhaltung aufgefallen sein (vgl. Abb. 14). Von dysfunktionellen Schulter- und Rückenmuskeln kann man kaum erwarten, daß sie den Kopf gerade halten. Dies ist nämlich harte Arbeit. Der Kopf ist schwer und muß auf dem oberen Ende der Wirbelsäule im Gleichgewicht gehalten werden. Die Muskeln dürften, selbst wenn sie es wollten, nicht zulassen, daß der Kopf vornüberkippt. Dysfunktionell oder nicht – die Muskeln sind auf jeden Fall stark belastet.

Wenn Sie Ihr Kinn auf die Brust fallen lassen, spüren Sie eine Spannung quer über die obere Partie Ihres Rückens. Das »Echo« dieser Spannung pflanzt sich bis zur Hüfte hinunter fort. Die Oberkörpermuskulatur bemüht sich nach Kräften, Ihnen Ihre aufrechte Haltung zu bewahren, steht dabei jedoch auf verlorenem Posten. Krampfartige Rücken- und Genickschmerzen, Migräne, heftige Schmerzen im Kieferbereich, Benommenheit und Sehstörungen sind Symptome dieses Kampfes.

Der Kopf reagiert sehr empfindlich auf Bewegungen und Haltungsveränderungen. Zur Versorgung des Gehirns müssen kontinuierlich Blut und Sauerstoff nach oben gepumpt werden – ein Vorgang, der nicht reibungslos funktionieren kann, wenn der Oberkörper dysfunktionell ist und unter Dauerstreß steht. Beobachten Sie einmal eine demoralisierte Fußballmannschaft auf der Verliererstraße: überall hängende Schultern und hängende Köpfe. Was war zuerst da – die schlechte Haltung oder die schlechte Leistung? Die Form oder die (Dys)funktion? Und damit wären wir wieder bei der kosmischen Frage, die dieses Kapitel eröffnete. Nur geht es hier nicht um Metaphysisches – es geht um unsere Gesundheit, unsere Fitneß, unser Leben.

Warum tut uns alles weh? Warum verlieren wir unseren sportlichen Ehrgeiz? Warum sind so viele von uns total gestreßt, deprimiert, verärgert, unausgefüllt?

Vielleicht beantwortet das folgende Beispiel einige dieser Fragen: Vor ein paar Jahren kam ein Spitzenspieler der Baseball-Liga in meine Klinik. Er war damals achtundzwanzig Jahre alt, und ich nenne ihn hier einmal Bill, obwohl dies nicht sein richtiger Name ist. Bill litt unter schweren

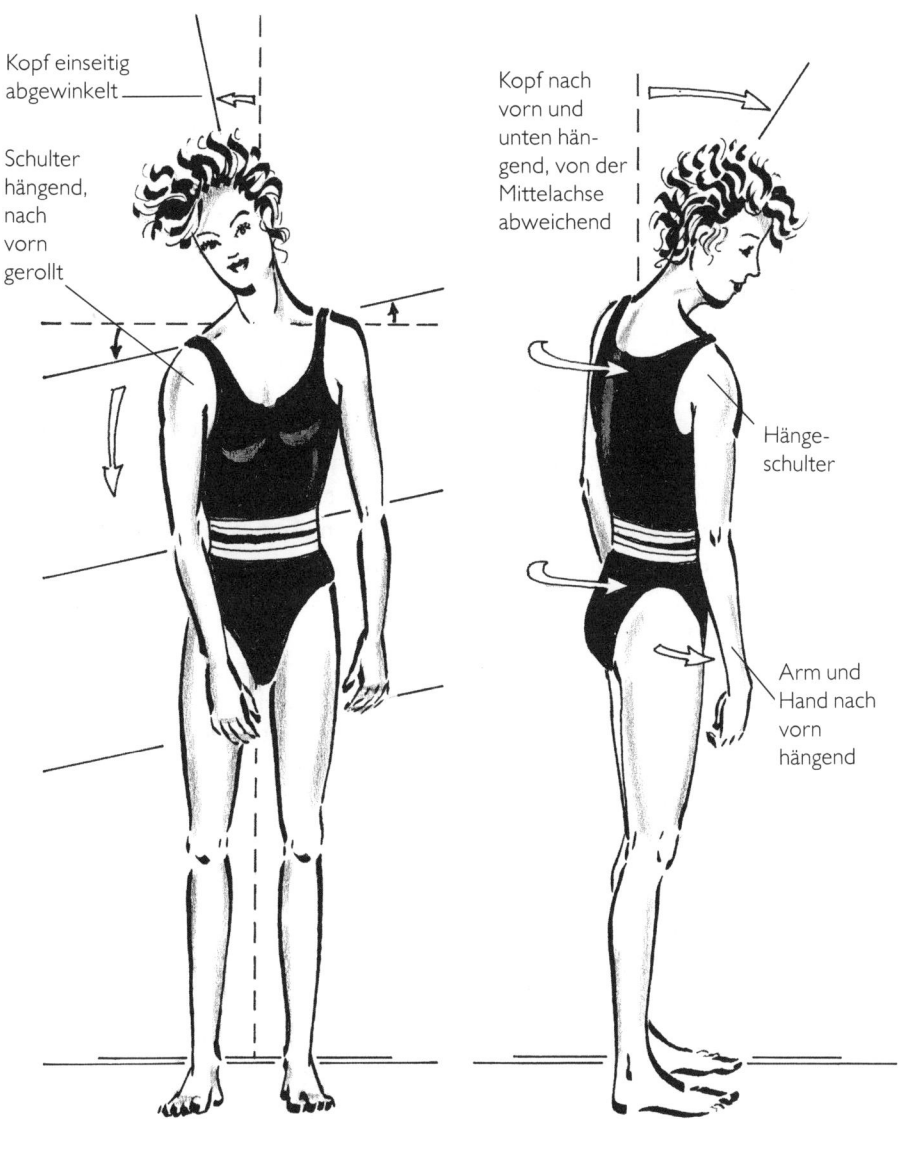

Kopf einseitig
abgewinkelt

Schulter
hängend,
nach
vorn
gerollt

Kopf nach
vorn und
unten hän-
gend, von der
Mittelachse
abweichend

Hänge-
schulter

Arm und
Hand nach
vorn
hängend

Frontansicht

Seitenansicht

Abbildung 14

chronischen Rückenschmerzen. Seine Körperbeherrschung war dahin, und er stand allem Anschein nach kurz vor dem Ende seiner sportlichen Karriere. Zu seinen körperlichen Problemen kam eine tiefe Depression hinzu. Bei seinem ersten Besuch äußerte er Selbstmordabsichten.

Die Strategie, zu der ich mich in seinem Fall entschloß, verspricht vor allem bei ehrgeizigen, wettbewerbsorientierten Menschen Erfolg: Ich versuchte, ihn gegen mich aufzubringen. Ich nannte ihn einen Feigling, obwohl ich genau wußte, daß ein Feigling nie zum Topspieler der Liga hätte avancieren können. Nachdem ich ihn entsprechend »auf Touren« gebracht hatte, begann ich mit der Therapie. Nach einer halben Stunde war Bill schmerzfrei, und als er die Klinik verließ, hatte auch die Depression nachgelassen.

Wie war dies möglich? Mit Hilfe einiger Grundübungen konnte Bill seinen Körper wieder in seine ursprüngliche »Design«-Haltung zurückversetzen. Die vorübergehend stillgelegten Körperfunktionen reagierten sofort, und parallel dazu besserte sich auch Bills psychische Verfassung. Zum erstenmal seit Monaten, wenn nicht sogar Jahren, hatte er das Gefühl, daß es ihm besserging. Die Steigerung seines Wohlbefindens war eine direkte Folge jenes Prozesses, der ihn seiner ursprünglichen, natürlichen Körperhaltung näher brachte. Inzwischen ist er längst wieder aktiv, und alle Selbstmordgedanken sind verflogen.

Ihr Körper bleibt immer mit Ihnen »in Kontakt«. Schmerz ist für ihn eine Methode der Kommunikation. Aber nicht alle wichtigen Botschaften äußern sich in einem schrillen Aufschrei. Manchmal flüstert uns der Körper auch etwas zu. Wir hören ihn und bekommen es mit der Angst zu tun. Denn ganz egal, auf welche Weise er sich bemerkbar macht: Seine Botschaft ist für uns lebenswichtig.

Wenn ich irgendwo etwas über »chronische Erschöpfung« lese, muß ich an Bill und seine Depressionen denken. Neueren Berichten zufolge leiden zwischen zwei und fünf Millionen Amerikaner unter diesem Syndrom, das auch unter der nicht gerade freundlichen Bezeichnung *yuppie flu* (»Yuppie-Grippe«) bekannt ist. Die Symptome sind Fieber, Lymphknotenschwellung, Durchfall, Stimmungsschwankungen und plötzliche Angstzustände.

Was geht da vor?

Ehe wir den voreiligen Schluß ziehen, daß die Menschheit schon wieder von einer neuen Seuche bedroht ist, sollten wir uns noch einmal mit unserem Spiegelbild befassen.

VERANTWORTUNG UND DIE SUCHE NACH BEWEISEN

3

Die meisten Fitneßprogramme und physiotherapeutischen Behandlungsformen stoßen irgendwann auf Schwierigkeiten, weil sie eine ganz wichtige Lebenserfahrung nicht berücksichtigen: Der Mensch tut nur das, wozu er Lust hat. Die Antwort liegt auf der Hand, wenn man die Motive für unser Handeln genauer unter die Lupe nimmt: Wir klettern auf Berge, weil uns der Nervenkitzel gefällt. Wir beteiligen uns an Marathonläufen, weil uns die Herausforderung reizt. Wir arbeiten achtzig Stunden in der Woche, weil uns der Sinn nach Geld, Prestige oder Verantwortung steht.

Lust kann ermüdend, gefährlich und mit Schmerzen verbunden sein, doch bleibt sie allemal Lust. Es bedurfte eines Sigmund Freud, um sie beim Namen zu nennen, obwohl bereits die Gründung der Vereinigten Staaten von Amerika auf dem Lustprinzip beruhte – dem »Streben nach Glück« *(pursuit of happiness)*, wie es in der Unabhängigkeitserklärung heißt. Sie ist unsere Richtschnur in jeder wachen Stunde unseres Lebens.

In diesem Kapitel wollen wir uns mit den Folgen und Implikationen des Lustprinzips beschäftigen. Danach wird, glaube ich, klar sein, warum wir nach zehntausendjährigem Überlebenskampf und »Streben nach Glück« momentan eine Phase der Stagnation erreicht haben.

EIN VOLLER BAUCH

Ein lebenswichtiges Band, das Lust und Bewegung miteinander verknüpft, ist zerrissen. Der urzeitliche Jäger und Sammler, der den ganzen Tag lang einer Wapitiherde nachspürte, war sich wahrscheinlich keines besonderen Lustgefühls bewußt. Er ließ sich nicht zur Mittagspause nieder, betrachtete voller Wohlgefallen die Schwielen auf seinen nackten Füßen und sagte: »Ach, wie schön!« Das Vergnügen kam später, nach erfolgreicher Jagd, wenn er ins Dorf oder Lager zurückkehrte und sich den Bauch mit Wapitifleisch vollstopfte.

Im Morgengrauen des folgenden Tages war er schon wieder unterwegs. Warum? Er aß einfach gern. Bewegung, Überlebenskampf und Lust waren nach dem Kausalitätsprinzip miteinander verbunden.

Vielleicht gingen dieser Erkenntnis schlimme Erfahrungen voraus.

Daheim im Lager herumzusitzen und über die Wapitijagd zu schwadronieren war zweifellos angenehmer, als an einem bitterkalten Tag über die Tundra zu trotten. Wer der Versuchung nachgab, sah sich alsbald mit dem rapiden Rückgang der Lebensmittelvorräte konfrontiert. Die Kürzung der Rationen hatte eine Senkung des Blutzuckerspiegels mit dem entsprechenden Energieverlust zur Folge. Die Kräfte des Jägers schwanden, die Koordination zwischen Auge und Hand verschlechterte sich. Unterernährung, Hunger und Tod ließen nicht lange auf sich warten.

Die Überlebenden lernten aus Erfahrung, daß die mit dem Jagen und Sammeln verbundene Bewegung keine freiwillige Dreingabe, sondern eine Lebensnotwendigkeit war. Alle Annehmlichkeiten ihres Lebens – eine gute Mahlzeit, ein Fest, die Wärme des Feuers – waren unmittelbare Folge von Bewegung. Diese Vorstellung war so selbstverständlich, daß kaum noch jemand bewußt daran dachte. Der reine Instinkt trieb unsere Vorfahren zur Bewegung an. Körperbau und -funktion arbeiteten im Tandem.

BEWEGUNGSMANGEL UND GESELLSCHAFTLICHER STATUS

Gibt es Aktivitäten, die bewegungsintensiver sind als arbeiten und spielen? Frage ich jemanden, welche Begriffe ihm bei dem Wort »Arbeit« einfallen, lautet die Antwort oft »Schaufel« oder »Schweiß«. Die meisten unter uns arbeiten heute freilich im Sitzen. Und bevor sie mit der Arbeit anfangen, sitzen sie im Vorortzug, im Bus oder im Privatwagen. Selbst in unserer »Spielzeit«, also in Freizeit und Urlaub, bewegen wir uns kaum noch. Wir sehen uns Sportübertragungen im Fernsehen an, fahren mit dem Auto aufs Land oder kuscheln uns aufs Sofa und lesen ein spannendes Buch.

Bewegung wird dagegen mehr und mehr mit Plackerei denn mit Vergnügen assoziiert. Die meisten Amerikaner spekulieren auf *white collar jobs*, also Tätigkeiten, bei denen man sich nicht mehr den Kragen (geschweige denn die Hände) schmutzig macht. Wer harte körperliche Arbeit leistet, wird in beruflichen und gesellschaftlichen Statusfragen zunehmend benachteiligt. Unser Erziehungssystem und unsere gesellschaftlichen Einrichtungen haben solche Vorurteile noch bestärkt.

Hinzu kommt, daß unser Jahrhundert das Jahrhundert der arbeitserleichternden Haushaltsgeräte ist. Durch eine Vielzahl von Bewegungen unterschiedlichster Art – wie Hacken und Kneten, Rühren, Wäscheaufhängen, Fensterputzen und Teppichklopfen – hielten unsere Großmütter ihre Oberkörpermuskulatur stets in Form, namentlich die Oberarme und den Schulterbereich. Der Instantgourmet von heute öffnet eine Packung und knipst den Mikrowellenherd an – fertig. In vielen Haushalten wird die einfache Tätigkeit des Aufkehrens durch einen »elektrischen Besen«, den Staubsauger, erledigt. Draußen im Garten wurden Grasschneider, deren Benutzung nicht ohne Bücken und den Einsatz von Händen, Ellbogen und Schultern möglich war, durch benzingetriebene Geräte ersetzt. Alte Heckenscheren mit Holzgriff, die die Rotatorenmanschetten trainierten, sind längst elektrischen Scheren gewichen, und ein Rasenmäher, der allein mit Muskelkraft funktioniert, gilt mittlerweile als Kuriosum. Wer dergleichen gärtnerische Schwerarbeit hinter sich hat, kann sich aufs Sofa legen und braucht sich dank moderner Fernsteuerung nicht einmal mehr zu erheben, wenn er das Fernsehprogramm wechseln will. Was für eine ungeheure Anstrengung ist es, wenn der Knipser einmal nicht funktioniert und wir auf herkömmliche Weise das Programm wechseln müssen!

Der Sinn und Zweck all dieser Gerätschaften besteht – abgesehen davon, daß sie ihre Erfinder und Hersteller bereichern – darin, uns von zeitaufwendigen, »knochenbrechenden« Aufgaben zu befreien. Dagegen ist im Grunde auch gar nichts einzuwenden, schließlich heißt das Spiel »Streben nach Glück«. Nur führte die Befreiung eben zu einer neuen Form der Sklaverei. Wir sind praktisch an unbeseelte Gegenstände gekettet – an Dinge, die sich nicht bewegen. Also bewegen wir uns auch nicht.

DIE ÜBLICHEN SÜNDENBÖCKE

Die Dreierallianz aus Bewegung, Design und Funktion wird von einem sehr einfachen Bindemittel zusammengehalten: Belohnung und Bestrafung. Unser heutiges Problem liegt darin, daß der Verlust des Zusammenspiels von Design und Funktion keine sofort erkennbare Strafe mehr nach sich zieht. Früher war das anders: Wer den Wapiti nicht fing und tötete und seinen Speer nicht richtig werfen konnte, starb – und mit ihm der ganze Clan. Eine schlimmere Strafe gibt es nicht. Der faule oder schlechte Jäger zahlte drauf, der tüchtige überlebte. Heutzutage scheint es solche Strafen nicht mehr zu geben.

Doch der Schein entspricht oft nicht der Wahrheit. Bewegung scheint im heutigen Alltag keine Bedeutung mehr zu haben. Aber die Strafe folgt allemal – wenngleich manchmal auch mit Verzögerung. Sie führt nicht mehr unmittelbar zum Tod, sondern äußert sich in Form von Schmerzen oder Dysfunktionen, die zunächst nicht einmal chronisch *erscheinen*, sondern den Eindruck erwecken, als seien sie nur vorübergehender Natur.

FEHLINTERPRETATIONEN

Das Hauptproblem liegt darin, daß wir die Bedeutung bestimmter Symptome nicht richtig erkennen. Wir heben unsere Arme nicht mehr über Kopfhöhe, weil wir es nicht unbedingt müssen. Unsere Schultern hängen, weil wir nicht mehr gezwungen sind, einen Stein oder einen Speer zielsicher durch die Luft zu schleudern. Wer vom Tiger angefallen oder von einem Rinderdieb aus dem Nachbartal mit der Keule niedergeschlagen wird, begreift die Nachteile dysfunktioneller Schultern sofort. Doch bevor ein Handgelenk zu schmerzen beginnt (Strafe für eine dysfunktionelle Schulter!), können Monate oder gar Jahre vergehen.

Anstatt nun auf die Idee zu kommen, daß der Schmerz mit dem Bewegungsmangel zusammenhängen könnte, halten wir uns an die üblichen Sündenböcke: Arthritis, Tennisarm, Karpaltunnelsyndrom. Die irregeleitete Suche nach Indizien verleitet uns zur Konstruktion von Kausalverbindungen, die mit der Realität nichts mehr zu tun haben. »Mein Rücken tut weh – ich werde mir ein Paar bessere Laufschuhe besorgen.« – »Wenn diese Genickschmerzen nicht bald verschwinden, werde ich nur noch höchstens eine Stunde am Tag lesen.«

Lesen! Damit ist der Gipfel der Fehlinterpretationen wohl erreicht. Wir sind dermaßen dysfunktionell geworden, daß wir unsere Hals- und Rückenmuskulatur schon für überbeansprucht halten, wenn wir nichts weiter tun, als mit einem Buch in der Hand im Sessel sitzen und glauben, indem wir das Lesen – oder meinetwegen auch das Laufen, Gehen oder Skifahren – einstellen, könne uns geholfen werden. Wir schränken unsere Bewegungen ein, weil wir Bewegung als solche für die Ursache unserer Probleme halten.

Eine Fehlfunktion zieht weitere Fehlfunktionen nach sich, darauf läuft es letztlich hinaus. Am Ende sind alle bewegungsabhängigen Systeme des Körpers betroffen und wir klagen über alles: Ich kann nicht mehr schlafen, nicht mehr essen, nicht mehr gehen, nicht mehr atmen...

STUMME PARTNER

Fitneß läßt sich auf unterschiedlichste Weise definieren. Meine Definition lautet: Fitneß ist die anstrengungsfreie positive Kontrolle des täglichen Lebensumfelds. Was haben all diese Trimm-dich-Übungen, was der Lebertran, die Haferflocken, die Diätvorschriften und das Jogging für einen Sinn, wenn wir trotzdem nicht imstande sind, unseren persönlichen Alltag in einer Weise zu gestalten, die den Bedürfnissen von Leib und Seele gerecht wird?

Es ist gar nicht so kompliziert, wie es auf den ersten Blick den Anschein haben mag. Unter *Lebensumfeld* verstehe ich das kleine Fleckchen Raum, das einen jederzeit und in jeder Lebenslage umschließt: das Schlafzimmer, das Büro, der Garten, das Puttergrün im Golfclub. Dieses Umfeld, so bescheiden es auch sein mag, im Griff zu haben, ist der Schlüssel zu unserem Wohlbefinden.

Was ich bei meiner Fitneßdefinition unter »anstrengungsfrei« verstehe, erläutert folgendes Beispiel: Stellen Sie sich einen erfolgreichen Manager vor, der die Zeit, die er täglich auf dem Weg zur Arbeit und zurück verbringt, optimal nutzen will. Er nimmt sich einen Chauffeur und läßt in seinem Wagen ein Autotelefon installieren. Er bewältigt sein Lebensumfeld anstrengungsfrei. Erlebt er indessen einen beruflichen Rückschlag und kann sich keinen Chauffeur und kein Autotelefon mehr leisten, so besteht die Gefahr, daß er die Kontrolle über sein Umfeld verliert. Aber er gibt natürlich nicht kampflos auf. Beim Stau auf der Straße prescht er über die Standspur vor; er liest und fährt gleichzeitig und arbeitet täglich zwei Stunden länger. Er strengt sich an – so sehr, daß er eines Tages mit einem Herzinfarkt zusammenklappt.

Vor der schweren gesundheitlichen Krise wie Herzinfarkt oder lähmenden Rückenschmerzen gibt uns unser Körper allerdings deutliche Warnzeichen. Nach einer ärztlichen Faustregel ist in dem Augenblick, da ein Mensch sich eines inneren Organs bewußt wird – er bekommt zum Beispiel Brust- oder Nierenschmerzen –, mit besagtem Organ etwas nicht in Ordnung. Für Muskeln und Knochen gilt das gleiche, ja sogar für die Dinge des täglichen Gebrauchs, deren reibungsloses Funktionieren wir für selbstverständlich halten. Wenn der Toaster plötzlich zischt und raucht, empfiehlt es sich, den Stecker aus der Dose zu ziehen. Wenn sich also unsere stummen Lebenspartner im Alltag, sei es bei der Arbeit oder während der Freizeitgestaltung, plötzlich bemerkbar machen, dann sind wir gut beraten, auf ihre Signale zu hören. Sie bedeuten: »Du hast die anstrengungsfreie positive Kontrolle über dein tägliches Lebensumfeld verloren.«

Wer seit Jahr und Tag nicht gelaufen ist, schnauft natürlich wie eine alte Dampflok, wenn er aus einem spontanen Impuls heraus um seinen Wohnblock joggt. Anders verhält es sich, wenn man beim Emporsteigen der gewohnten Treppen vor der Haustür plötzlich in Atemnot gerät. Oder wenn nach einer Stunde am Steuer unvermittelt Beinkrämpfe auftreten. Permanente Mattigkeit sowie anhaltende Angst- oder Wutzustände sind ebenfalls Anzeichen dafür, daß etwas nicht stimmt. Wenn ich mich krankmelde, weil ich die Rückenschmerzen, die mich am Schreibtisch regelmäßig überfallen, keinen Tag länger aushalten kann, dann bin ich schon von der Definition des Wortes her nicht mehr »fit« – und wenn ich noch so oft das Fitneßstudio besuche.

Beinkrämpfe und Kurzatmigkeit sind Mittel, deren sich der Körper bedient, um uns Botschaften zukommen zu lassen. Aber wir stellen uns taub, wenn die Stimme unseres Körpers zu uns spricht. Nach meiner Überzeugung liegt dies an dem bereits erwähnten Lustprinzip. Der Körper sagt: »Beweg dich!« Das Lustprinzip erwidert: »Mich bewegen? Sich bewegen tut doch weh ... Kommt nicht in Frage!« Wer Bewegung für überflüssig hält, verzichtet natürlich um so leichter auf sie. Damit gibt er gleichzeitig ein kleines Stückchen Kontrolle über sein Lebensumfeld auf.

Während sich der Typ-A-Manager beim verzweifelten Versuch, die verlorene Kontrolle wieder zurückzugewinnen, praktisch totgeschuftet hat, wird die Verantwortung für körperliche Fitneß und Funktionstüchtigkeit nur allzuoft kampflos aufgegeben. Wir merken nicht einmal, daß sie uns entgleitet. Über einen längeren Zeitpunkt hinweg findet ein gradueller Abnützungsprozeß statt, der sich überdies hinter technischen Hilfsmitteln verbirgt. Wenn es am Arbeitsplatz hoch hergeht, bilden wir uns ein, wir seien unentwegt in Bewegung. »Mensch, bin ich müde heute. Ich glaube, ich nehme ein Schlafmittel, damit ich heute nacht wirklich Ruhe finde.«

Solche und ähnliche Kommentare bekomme ich tagtäglich zu hören. Patienten kommen zu mir in die Klinik und klagen über Schlaflosigkeit. Wenn wir dann untersuchen, was sie tagsüber körperlich geleistet haben, wird klar, warum sie Schlaftabletten brauchen: Ihr Körper ist am Abend einfach noch nicht müde. Warum? Weil die Patienten sich zwischen neun und siebzehn Uhr so gut wie überhaupt nicht bewegen. Spreche ich sie darauf an, so sagen sie: »Ich bin aber geistig extrem gefordert – jeden Tag.« Wahrscheinlich stimmt das ja. Doch mit seiner Weigerung einzuschlafen sagt uns der Körper – und nicht der Geist: »Ich hab' doch heute noch überhaupt nichts getan!«

Auch das Fernsehen trägt zu der Illusion bei, daß wir uns für sehr mobil halten, während wir in Wirklichkeit nur auf der Stelle hocken; daß wir uns einbilden, alles unter Kontrolle zu haben, während in Wirklichkeit davon nicht die Rede sein kann. Das Fernsehen verspricht uns: »Sie sind dabei!« und fordert: »Seien Sie dabei!« – doch wir brauchen nicht einmal vom Sofa aufzustehen. Wir scheinen unmittelbar beteiligt an bestimmten Ereignissen, obwohl wir uns nicht von der Stelle rühren. Einmal mehr kommt es offensichtlich auf Bewegung nicht an.

Wie falsch das ist, dürfte nach meinen bisherigen Ausführungen inzwischen hoffentlich klar sein. Kommen wir zum nächsten Punkt.

»Verantwortung«.

Ungefähr zehntausend Menschen kommen jedes Jahr in meiner Klinik in San Diego in die Sprechstunde. Viele von ihnen leiden unter Schmerzen. Andere suchen uns auf, weil sie Gesundheitsprobleme haben oder mit ihrem körperlichen Leistungsvermögen nicht zufrieden sind. Wieder andere wollen ihre sportlichen Fähigkeiten verbessern. Manche wollen im Beruf oder bei einer bestimmten Freizeitbeschäftigung erfolgreich sein. Während die Motive individuell verschieden sind, gibt es doch in fast allen Fällen einen ähnlichen Ausgangspunkt: In dem Moment, da sie unsere Klinik betreten und auf die Rezeption zugehen, sind sie instinktiv bereit, für ihre Gesundheit Verantwortung zu übernehmen.

Hierin liegt ein entscheidender Faktor. Dennoch bereitet es den meisten Menschen allergrößte Schwierigkeiten, dies zu begreifen und zu beherzigen. Die Gründe dafür wurzeln tief in unserer Verbrauchergesellschaft. Wir sind – ein Phänomen des zwanzigsten Jahrhunderts – von Waren umgeben. Ich will mich jetzt nicht auf einen soziologischen Exkurs einlassen. Nur soviel: Die Konsumentenmentalität, derzufolge so gut wie alles käuflich ist, vorausgesetzt wir bezahlen den entsprechenden Preis, ist mit der Notwendigkeit, für unsere Gesundheit Verantwortung zu übernehmen, nicht vereinbar.

Gesundheit ist keine Ware.

Aber viele von uns denken anders. Ihre Einstellung zur Gesundheitsvorsorge ist geprägt von den Reflexen und Wertvorstellungen des erfahrenen Veteranen zahlreicher Sommerschlußverkaufsschlachten. Wie der Mitbürger mit Schlafstörungen, der sich, anstatt nach dem Essen einen flotten Verdauungsspaziergang anzutreten, in der Apotheke den Schlaf aus der Pille besorgt, verlassen wir uns viel zu leicht und viel zu schnell auf eine Fülle medizinischer Erzeugnisse, die eigentlich nur als »letztes Mittel« Anwendung finden sollten. Es ist uns zur zweiten Natur geworden, daß wir uns mit Hilfe von Medikamenten und Chirurgie freizukaufen versuchen, obwohl der einzige sichere Weg darin besteht, sich zu seiner Verantwortung zu bekennen und einen selbstzerstörerischen Lebensstil zu ändern.

Ich sehe Hunderte von Patienten jedes Jahr, die mit dem Gedanken spielen, sich künstliche Gelenke einpflanzen zu lassen oder solche bereits besitzen. Abgesehen von Unfallopfern, deren Gelenke zerstört wurden – und ich meine tatsächlich *zerstört* und nicht einfach heftig geprellt –, gab es nicht einen einzigen Fall, in dem nicht eine weniger traumatische, alternative Behandlung angebrachter gewesen wäre.

Künstliche Knie-, Hüft- und Schultergelenke repräsentieren eine Medizin, die ständig neue, kostspielige Entwicklungen auf den Markt bringt. Sie besitzt höchste Glaubwürdigkeit und gilt mehr als alle Appelle, die für eine Rückbesinnung auf das natürliche Design unseres Körpers sowie die Wiederherstellung verlorengegangener Funktionen und deren Erhalt durch eine halbe Stunde Training pro Tag plädieren.

BRAUCHT DER KÖRPER EINEN MECHANIKER?

Eine andere fragwürdige Annahme besteht darin, daß wir den Körper »reparieren« können wie ein Auto mit Plattfuß oder defekter Bremse. Der Kraftfahrzeugmechaniker um die Ecke hört es irgendwo rasseln, findet die fehlerhafte Stelle, schraubt ein paar Schrauben ab, fügt ein Ersatzteil ein – und schon können wir wieder losfahren. So einfach und zweckmäßig wirkt diese Methode, daß sie modernen Ärzten als Vorbild diente. Die Schulter tut weh? Nehmen wir halt das defekte Gelenk heraus und bauen ein Ersatzteil ein.

Atemberaubende technische Fortschritte eröffneten uns die Möglichkeit, mit dem menschlichen Körper wie mit einem Toyota Corolla umzugehen. Noch vor hundert Jahren fehlten uns dazu das Material und die Werkzeuge. Heute besitzen wir beides, und normalerweise benutzt der Mensch technische Neuerungen schon aus dem einfachen Grund, weil sie nun einmal dazu da sind, benutzt zu werden. Über die mittelbaren und unmittelbaren Folgen ihrer Anwendung kann man sich dann später den Kopf zerbrechen.

Übereifrig, wie sie jede technische Neuerung akzeptieren, haben die Ärzte den anatomischen Grundkurs vergessen, der Ihren Berufskollegen in früheren Jahren in Fleisch und Blut übergegangen war. Einerseits hatten die Ärzte vor hundert Jahren gar nicht die Möglichkeit, das Design des menschlichen Körpers zu ändern, selbst wenn sie es gewollt hätten; andererseits entsprach es aber auch ihrer inneren Überzeugung, an diesem Design nicht herumzupfuschen. Jeder Landarzt wußte, daß die Grundkonstruktion des Körpers stimmte, das verstand sich quasi wie von selbst. Er sah, wie seine Patienten das Heu einbrachten und Feuerholz spalteten. Kam es zu einem Unfall, so schiente er die verletzten Gliedmaßen und verließ sich ansonsten auf den natürlichen Heilungsprozeß. In den neunziger Jahren des zwanzigsten Jahrhunderts meinen wir natürlich sehr viel klüger zu sein als der Landarzt aus dem neunzehnten. Für so klug halten wir uns, daß wir zum Beispiel davon überzeugt sind, unseren schwachen Korpus nur mit Hilfe von Medikamenten, chirurgischen Eingriffen und Maschinen vor den gefährlichen Attacken des Schreibtischstuhls schützen zu können.

DER PLAN FÜR DEN PRÄSIDENTEN

Im Vietnamkrieg war ich Offizier bei den Marines. Eines Abends verschaffte mir ein Vietkong mit seiner Kalaschnikow einen Freiflug im Sanitätshubschrauber. Der Helikopter landete nach Einbruch der Dunkelheit auf einem Landeplatz in den Bergen und suchte seitwärts unter den Bäumen Deckung. Die Kameraden des toten Vietkong – er starb eine halbe Sekunde, nachdem er abgedrückt hatte – verschafften mir einen rasanten Abgang.

Das war meine erste und letzte Kriegsgeschichte. Ich erzähle sie nur, um Ihnen klarzumachen, daß ich weiß, wie belastend Schmerzen sein können. Ich habe volles Verständnis dafür, wenn jemand sagt, daß die Schmerzen, an denen er leidet, verschwinden sollen, und zwar sofort. Kein Verständnis habe ich dagegen für jemanden, der gar keine Schmerzen hat und sagt: »Okay, wenn Sie's für nötig halten, ersetzen Sie halt das Hüftgelenk.«

Gerald R. Ford ist ein Beispiel dafür. Im Jahr 1990 wurde ich gebeten, den ehemaligen Präsidenten zu beraten, der damals mit dem Gedanken spielte, sich ein künstliches Kniegelenk einsetzen zu lassen.

Ich begab mich also nach Palm Springs in Kalifornien, um Mr. Ford in seinem Privathaus aufzusuchen. Er schwamm, spielte Golf und hielt sich mit Übungen fit. Für einen Mann mit einem »schwachen Knie« führte er demnach ein sehr aktives Leben.

Sie erinnern sich vielleicht an die Szene, wie Präsident Ford beim Verlassen der *Air Force One* auf dem Flughafen von Salzburg die Gangway herunterfiel. Der Komiker Chevy Chase von »Saturday Night Live« machte daraus eine große Nummer. Fords Pressesprecher, der seinem Boß das Image eines täppischen Trottels ersparen wollte, ließ verlauten, der Sturz sei auf ein »Knieproblem« zurückzuführen, das sich der Präsident in Collegetagen als Footballspieler zugezogen habe.

Was sich mir indessen bei meinem Besuch in Palm Springs präsentierte, war eine Hüft-, Knie- und Fußfehlfunktion, die wahrscheinlich schon vorlag, bevor der Jurastudent Gerald Ford an den Universitäten von Michigan und Yale als Footballtrainer aktiv wurde. Der rechte Fuß war nach außen verdreht, die rechte Hüfte nach oben gerutscht. Der Knieknorpel, durch beidseitiges Ziehen und Zerren jahrelang überlastet, war zum großen Teil abgenutzt. Die Footballverletzung erwies sich als frühes Symptom der Dysfunktion. Die gestreßten Winkel des Kniegelenks waren bei Stürzen und Attacken gewichtiger Gegenspieler überdehnt worden.

Bei der Behandlung Mr. Fords war ein häufiger Fehler gemacht worden: Von zwei einander überschneidenden Kausalverbindungen wurde eine nicht erkannt.

Man ging von vornherein davon aus, daß Fords sportliche Betätigung für den Knieschaden verantwortlich war – ein durchaus plausibler Schluß angesichts der allgemein anerkannten Tatsache, daß Football ein harter, gefährlicher Sport ist und sich Unfälle fast zwangsläufig einstellen müssen, wenn man stürmische junge Männer stundenlang aufeinander losrennen läßt. Aber warum erwischte es ausgerechnet den jungen

Mr. Ford, wenn drei, vier oder fünf ebenso große und ebenso draufgängerische Mannschaftskameraden (auf die genaue Zahl kommt es hier nicht an) die ganze Saison oder sogar mehrere Spielzeiten hintereinander unversehrt überstanden? Hatten Sie einfach nur mehr Glück?

Nein. Anders als seine Mannschaftskameraden war Ford von Anfang an ein Verletzungskandidat. Ein in seiner Art einzigartiges persönliches Lebensumfeld (die Ursache) schränkte den Spielraum seiner Bewegungen ein und beschwor Dysfunktionen (die Folge) herauf. Jahre später kam es dann zur zweiten Kausalverbindung – auf dem Spielfeld.

Auf einer Tragbahre schleppten die Sanitäter den jungen Jerry Ford vom Feld. Die Ärzte setzten zusammen, was gebrochen war. Sie »reparierten« ihn, ohne die Dysfunktion zu berücksichtigen. Indem diese beim Gehen und Skifahren eine gleichmäßige Druckverteilung im Bereich des Kniegelenks verhinderte, forderte sie schließlich ihren Tribut in Form eines kontinuierlichen Knorpelverschleißes.

Nächste Station Salzburg.

So peinlich der Vorfall für den Präsidenten auch gewesen sein mag – Schmerzen hatte er keine. Selbst als ich ihn fünfzehn Jahre später untersuchte, beschwerte er sich im wesentlichen nur über ein Schwächegefühl in den Knien, ein Gefühl, das ihn vor allem dann überkam, wenn er beim Golfspielen den Ball aus einem Sandfang schlagen wollte.

Die Schwäche in den Knien war ein Symptom des Knorpelverlusts – und dieser wiederum ein Symptom jener Hüftgelenksfehlfunktion, derer sich Mr. Ford erst bewußt wurde, als ich ihn darauf hinwies.

Erlauben Sie mir, bevor wir fortfahren, ein paar allgemeine Bemerkungen über den Knorpel. Was ich darüber sagen möchte, ist weder besonders kompliziert noch geheimnisvoll. Es gibt drei Knorpeltypen: den hyalinen Knorpel, den Faserknorpel und den elastischen Knorpel. Im wesentlichen handelt es sich um ein Bindegewebe, das in seiner Konsistenz an die zähen, knorpelig-sehnigen Stellen in einem ansonsten zarten Lendensteak erinnert.

In den frühen Entwicklungsstadien des Fetus besteht das Skelett überwiegend aus Knorpel. Mit zunehmendem Wachstum wird der Knorpel durch eine harte Matrix aus mineralisierter Grundsubstanz, Kollagenfasern und eingebetteten Zellen ersetzt. An den Knochenenden bleiben kleine Reste des ursprünglichen Knorpels erhalten, der sogenannte hyaline Knorpel. Er dient an Stellen, wo Knochen auf Knochen trifft, als Stoßdämpfer. Elastischer Knorpel findet sich in der Nase, in den Ohren und in der Luftröhre und sorgt, wie der Name schon andeutet, für die Elastizität dieser Organe. Die Bandscheiben zwischen den Wirbeln bestehen aus Faserknorpel.

Untersuchungen haben gezeigt, daß hyaliner Knorpel bei Aufwärmübungen um zwölf bis dreizehn Prozent anschwillt und dadurch die

Belastbarkeit der Gelenke stärkt. Intensives körperliches Training (vor allem Laufen) vergrößert die Knorpelzellen und regt deren Stoffwechsel an. Auch die Kollagenfasern in den Bandscheiben werden größer, wenn der Rücken anhaltender Belastung ausgesetzt ist.

Ich empfahl Mr. Ford eine Reihe von Übungen, deren Ziel es war, die Beweglichkeit und verlorene Funktionen wiederherzustellen, und er hielt sich brav an meine Anweisungen. Bei meinem nächsten Besuch einige Wochen später fragte ich ihn, ob ihm die Übungen inzwischen leichterfielen. »Ja«, meinte er, »aber ...«

»Aber was?« wollte ich wissen.

»Die Knie werden nicht besser«, erwiderte er.

Gerald Ford hatte mir zu verstehen gegeben, daß die Übungen ihm inzwischen leichterfielen als am Anfang – ein eindeutiges Zeichen dafür, daß die Knie stärker wurden und wieder funktioneller arbeiteten. Und eben dies erklärte ich ihm nun.

Mr. Ford hörte mir aufmerksam zu und nickte hin und wieder, verständnisvoll, als ich ihm die anatomischen Prinzipien auseinandersetzte, um die es hier ging. Doch als ich fertig war, sagte er, nun sei er im Bilde, doch da der Operationstermin bereits feststehe, wolle er keinen Rückzieher machen und sich auf jeden Fall ein neues Kniegelenk einsetzen lassen.

Ich fragte ihn noch einmal, ob er Schmerzen habe.

»Nein«, gab er zurück, »die Knie tun nicht weh.«

Ich war wie vor den Kopf gestoßen und total frustriert. Da stand vor mir ein Mann, der bereit war, für seine Gesundheit Verantwortung zu übernehmen. Er absolvierte täglich anstandslos sein Fitneßprogramm. Er machte echte Fortschritte. Und doch war er entschlossen, sein altes Knie wegzuwerfen und sich ein neues zu kaufen.

Irgend jemand hatte Gerald Ford eingeredet, der Knorpel in seinen Knien sei »aufgebraucht«. Ich erwiderte, daß von einer feststehenden, nach dem Verschleiß nicht mehr ersetzbaren Knorpelmenge im Körper nicht die Rede sein könne.

»Wenn Sie ihm die Chance geben, wird Ihr Körper den abgetragenen Knorpel wieder ersetzen«, fuhr ich fort. Uns wachsen Haare und Fingernägel; ein geschädigtes Herz kann spontan eine blockierte Arterie umgehen, tagtäglich werden Millionen neuer Zellen produziert.

Die Annahme, daß ein abgenutzter Knorpel nicht ersetzt werden kann, gründet sich einzig und allein darauf, daß die für die Abnutzung verantwortliche Dysfunktion nicht abgestellt wird. In diesen Fällen regeneriert sich der Knorpel nicht, weil der Verschleiß schneller voranschreitet als der Neuaufbau.

Anfang 1992 ließ sich Gerald Ford auch das zweite Kniegelenk ersetzen. Beide Knie arbeiten nun mit der alten Dysfunktion. Zum besseren Verständnis dessen, was in den Knien des ehemaligen US-Präsidenten vorgeht, ballen Sie eine Hand zur Faust und schlagen sich damit in die offene Fläche der anderen. Konkave und konvexe Oberflächen treffen aufeinander, ähnlich wie bei einem Golfball, der auf die Abschlagstelle plaziert wird. Drücken Sie die Faust zunächst gleichmäßig in die Handfläche. Dann drehen Sie die Knöchel der zur Faust geballten Hand nach unten: Sofort spüren Sie anstelle des gleichmäßig über die Fläche verteilten Drucks eine eng begrenzte Druckstelle.

Mit dem Faustschlag in die offene Hand, der Drehbewegung und der Verlagerung des Drucks auf die Knöchel haben Sie nachvollzogen, was mit Gerald Fords dysfunktionellen Knien geschieht. Ford ist mittlerweile in den Siebzigern. Jeder Arzt, der einem Mann dieses Alters künstliche Gelenke einsetzt, kann sich ausrechnen, daß seine Geräte trotz des Druckpunkts aller Wahrscheinlichkeit nach eine höhere Lebenserwartung haben als der Körper, dem sie eingepflanzt werden (außerdem haben sie keinen Knorpel, der abgetragen werden kann). Doch wie verhält es sich mit dem Kugelgelenk weiter oben an der Hüfte? Der begeisterte Golfspieler Gerald Ford wird die neuen Knie durch alle Gangarten gehen lassen, und wenn er den Ball aus den Sandfängen drischt, befällt ihn kein Schwächegefühl mehr.

Doch Vorsicht!

Daß die neuen Kniegelenke »wie geschmiert« funktionieren und Bewegungen möglich machen, die mit den »schlechten« Knien unmöglich waren, ist eine Sache. Die Hüftgelenke haben davon leider gar nichts; vielmehr werden sie nun mit Hilfe der modernsten Kniegelenke, die die Technik zu bieten hat, besonders übel malträtiert.

Wenn Gerald Ford einst Rückenschmerzen bekommt, wird er sie aufs Alter schieben. Unterdessen wird er seinen Golfkameraden vorschwärmen, daß es die beste Idee seines Lebens gewesen sei, sich neue Kniegelenke einsetzen zu lassen.

SELBSTDIAGNOSE 4

Was wir bis jetzt getan haben, entspricht in etwa den ersten Vorbereitungen für eine längere Reise. Zuerst mußten wir entscheiden, wohin uns die Reise führen soll und was wir am Zielort wollen. Diese Phase haben wir jetzt hinter uns. Die nächste besteht darin, die Karte hervorzuholen.

Der Ausgangspunkt heißt »Diagnose«. Ich unterteile das Begriffspaar Funktion/Dysfunktion in vier Kategorien oder Konditionen (Zustände). Die Konditionen I, II und III sind Gruppen dysfunktioneller Symptome. Sie sind leicht erkennbar: Am Ende dieses Kapitels werden Sie feststellen, daß Sie praktisch jeden Menschen, der Ihnen begegnet, im Geiste diagnostizieren.

Die vierte Kategorie ist eigentlich keine Kondition, da der Begriff strenggenommen nur Dysfunktionen impliziert. Ich nenne sie daher »D-Lux«. Das »D« bedeutet »Design«. Selten – sehr selten – werden Sie einen leibhaftigen D-Lux entdecken, einen Mann oder eine Frau, dessen oder deren rechte Winkel und Gelenkachsen einfach stimmen – einen perfekt gebauten Menschen mit beispielhafter Körperhaltung. Mein Ziel ist es, alle Leser dieses Buches in die D-Lux-Kategorie zu bringen.

Im zweiten Kapitel bat ich Sie, vor dem Spiegel Aufstellung zu nehmen und sich das Bild, das sich Ihnen bot, aufmerksam zu betrachten. Wenn sich Ihnen ein Körper mit den korrekten rechten Winkeln präsentierte, wenn der Kopf nicht nach vorn hing, sondern gerade und gleichmäßig zwischen den Schultern saß, wenn die Schultern ebenfalls gerade waren und sich in senkrechter Linie über den Hüften befanden, wenn die Hüften mit den Knien ein Rechteck bildeten, die Knie nach vorn zeigten und senkrecht über den Füßen standen, und wenn zu guter Letzt die Füße exakt nach vorn gerichtet waren – wenn das, was Sie im Spiegel sahen, genau diesem Bild entsprach, dann stellen Sie sich am besten gleich noch einmal davor.

Vielleicht sind Sie tatsächlich ein Vertreter der privilegierten D-Lux-Minderheit, ein Mensch mit rundum funktionellem Körperbau. Ich hoffe es für Sie. Wahrscheinlicher ist allerdings, daß Ihre Augen Sie getrogen haben – was nur allzuleicht passieren kann, weil wir uns bereits so sehr an den Anblick von Dysfunktionen gewöhnt haben. Stellen Sie sich vor, ich hätte eine Anzahl paralleler Linien auf Ihren Spiegel gezeichnet. Oder vielleicht ist es sogar ganz hilfreich, wenn Sie sich mit Hilfe von Abdeckband und Wasserwaage selbst ein solches Schema aufkleben: vier waagerechte Linien von links nach rechts durch Schulter-, Hüft-, Knie- und Fußgelenke, zwei senkrechte Verbindungslinien jeweils durch Schulter, Hüfte, Knie und Fuß. Das Ergebnis ist ein Gitter wie auf Abbildung 1 (siehe S. 21). In den Gelenken, wo sich Senkrechte und Waagerechte schneiden, bilden sich rechte Winkel.

Damit Sie sich das System der rechten Winkel besser vorstellen können, verändern Sie nun die Linie Ihres Hosenbunds. Ziehen Sie die rechte Seite über die Hüfte hoch, und lassen Sie die linke Seite unter die Hüfte rutschen. Es entsteht eine schräge Linie, die nicht mehr parallel zu Ihren Schultern verläuft.

Nun richten Sie es so ein, daß der Hosenbund von Hüfte zu Hüfte verläuft. Wenn Ihr Bauch vorspringt, beschreibt der Hosenbund einen Bogen, aber die Enden befinden sich nach wie vor auf gleicher Höhe – vorausgesetzt, Ihr Körperbau ist funktionell.

Vergleichen Sie nun die Hüft- mit der Schulterlinie. Funktionelle Hüften und Schultern sind parallel. Stimmt das bei Ihnen? Oder laufen die Linien aufeinander zu bzw. entfernen sich voneinander, wie auf den Abbildungen 8 und 12 (siehe S. 48 u. 53).

Versuchen Sie nicht krampfhaft, Ihre Linien an das Schema anzupassen. Stellen Sie sich vielmehr locker und entspannt vor den Spiegel, und lassen Sie Ihren Körper seine ganz natürliche Haltung einnehmen. Einer der Gründe dafür, daß Hunderte von Büchern über Rückenschmerzen im Endeffekt nichts bringen, liegt darin, daß sie Ihnen eine kerzengerade Haltung empfehlen oder Ihnen raten, beim Rasieren und Zähneputzen vor dem Waschbecken die Knie leicht anzuwinkeln. Ein dysfunktioneller Körper sorgt automatisch für eine dysfunktionelle Haltung, egal, was für Instruktionen wir ihm erteilen.

Gut. Stimmen die Parallelen noch? Wenn ja – bravo! Sie sind D-Lux. Ich will mich, was Ihren Körper betrifft, nicht als Rechthaber aufspielen, und es wäre, von Ihnen aus gesehen, falsch, meine »Expertenmeinung« über Ihr eigenes Urteil zu stellen. Ich bin nicht der Experte – Sie sind es! Ich könnte so lange auf Sie einreden, daß Sie schließlich genau das sehen, was ich Sie sehen lassen will. Nur hieße das in letzter Konsequenz, daß Sie in Wirklichkeit überhaupt nichts sehen.

Erlauben Sie mir trotzdem noch einen weiteren Ratschlag. Das Auge läßt sich leicht narren. Immer wieder kommt es vor, daß einer meiner Patienten einfach nicht imstande ist, seine Dysfunktion zu erkennen. Linda ist der exemplarische Fall. Sie sah, daß ihre Füße und Zehen nach außen gebogen waren (eine Auswärtsdrehung führt dazu, daß das Bekken vorkippt, eine Einwärtsdrehung bewirkt das Gegenteil). Daß Becken und Schulter schräg standen, erkannte sie nicht.

Wir befanden uns in meinem Sprechzimmer. Linda saß vor meinem Schreibtisch auf einem Stuhl mit niedriger Rückenlehne.

»Mein Stuhl ist Ihnen unbequem, nicht wahr?«

»Nein, ganz und gar nicht. Er ist in Ordnung.«

»Warum sind Sie dann so zappelig und sitzen nicht still?« Sie zuckte mit den Schultern. »Ich bin wahrscheinlich ein von Natur aus zappeliger Mensch.«

»Bei diesen Stühlen handelt es sich um Spezialanfertigungen, die mir einiges über meine Patienten sagen können. Bevor ich Ihnen jetzt eine weitere Frage stelle, werde ich Ihre voraussichtliche Antwort auf einen Zettel schreiben.« Ich tat es. Dann sagte ich: »Gut. Wie ist gegenwärtig Ihr Körpergewicht verteilt? Lastet es auf der rechten oder auf der linken Gesäßhälfte?«

Linda dachte nach, rück einmal mehr auf dem Stuhl herum und sagte schließlich: »Auf der linken.«

Ich lächelte und reichte ihr meinen Notizblock, auf dem nur ein Wort stand: »Links.«

Ich erklärte Linda, daß sie ihre dysfunktionelle rechte Hüfte zwar nicht sehen, aber fühlen könnte. Die Gewichtsverlagerung auf die linke Seite war für die Fehlfunktion symptomatisch. Das Körpergewicht sollte gleichmäßig auf beide Körperhälften verteilt werden. Die rechte Hüfte konnte die ihr zustehende Last nicht tragen, weil sie sich verschoben hatte. Linda litt an heftigen Schmerzen im Bereich der unteren Lendenwirbel.

Wenn Sie also keine Symptome der Konditionen I, II und III erkennen können, prüfen Sie, ob Sie sie vielleicht fühlen. Ein Test ist die Gewichtsverteilung. Eine andere Möglichkeit: Haben Sie das Gefühl, daß eine Schulter oder Hüfte angespannter (oder weniger angespannt) ist als die andere? Wenn Sie den Wagen rückwärts aus der Garage fahren, schauen Sie dann über die linke oder die rechte Schulter? Was fällt Ihnen leichter? Wenn alles in Ordnung ist, dürfen Sie keinen Unterschied spüren. Spüren Sie einen, so liegt eine Dysfunktion vor.

Selbst wenn Sie sich nun optisch und gefühlsmäßig genau überprüft haben und Ihre rechten Winkel trotzdem ohne Fehl und Tadel sind, legen Sie dieses Buch noch nicht aus der Hand. Dieses Kapitel vermittelt Ihnen ein diagnostisches Handwerkszeug, das auch Ihren Verwandten, Freunden und Mitarbeitern von Nutzen sein kann. Den Abschnitt, der sich auf die D-Lux-Kategorie bezieht, finden Sie am Kapitelende; er enthält noch einige Ergänzungen. Die Übungen, die dazu dienen, diesen Optimalzustand zu erhalten, sind in Kapitel 5 beschrieben. Denn wenn Sie wirklich einen »D-Lux-Körper« haben, so liegt die Herausforderung für Sie darin, sich ihn trotz der heute allgegenwärtigen sitzenden Lebensweise zu bewahren.

Ein letztes Wort an alle Leser, die akute Schmerzen haben: Von machohaftem Verhalten gegenüber Schmerzen halte ich gar nichts. Schmerzen dürfen nicht ignoriert werden. Bevor Sie jetzt weiterlesen, sehen Sie sich den Abschnitt über Schmerzlinderung in Kapitel 5 an (siehe S. 101 f.). Aber lassen Sie sich nicht ablenken, sondern blättern Sie danach wieder zurück und lesen das Kapitel über die Selbstdiagnose zu Ende. Ich habe es schon einmal gesagt, und ich wiederhole es jetzt erneut: Ihr Problem sind nicht die Schmerzen – die Schmerzen sind vielmehr ein Symptom Ihres Problems.

Kondition I

Die Abbildungen 15, 16 und 17 wurden nach Unterlagen aus meiner Klinik gezeichnet und stellen Menschen mit Haltungsschäden im Hüft- und Schulterbereich dar. Es handelt sich dabei keineswegs um besonders ungewöhnliche oder seltene Dysfunktionen.

Zunächst suche ich Anzeichen für Kondition 1: Die Hüften sind nach vorn geneigt, die Füße auswärts gedreht (Abb. 15).

Auch hier hilft Ihnen wieder Ihr Hosenbund weiter. Stellen Sie sich einen Mann mit überhängendem Bierbauch vor. Von der Seite betrachtet erinnert dieser an einen vorstehenden Sims, der langsam unter seinem eigenen Gewicht zusammenbricht. Die äußere Kante sackt in einem 10- bis 15-Grad-Winkel nach vorn und unten. Verläuft Ihr Hosenbund in der gleichen Richtung, so ist dies ein Zeichen dafür, daß sich Ihr Becken nach vorn neigt. Der Bierbauch reflektiert nicht nur den großen Durst, sondern entwickelt sich zum Teil auch deshalb, weil bei dysfunktionellen Männern generell die Tendenz zu einer Vorwärtskippung des Beckens besteht. Der Bauch mag vom Bier kommen, der charakteristische Neigungswinkel stammt jedoch vom Becken. Aus Gründen, auf die ich noch zurückkommen werde, fällt uns ein aufgerichtetes (nach hinten gekipptes) Becken bei Frauen eher auf als bei Männern.

Wenn Sie sich seitwärts vor den Spiegel stellen (Abb. 16, S. 76), wird die Beckenneigung wahrscheinlich noch deutlicher. Zum besseren Verständnis der Beckenkippung halten Sie die Hände mit den Flächen nach unten vor Ihren Bauch. Die Ellbogen bilden jeweils einen 90-Grad-Winkel. Verschränken Sie nun die Finger ineinander, als wollten Sie Ihre Knöchel knacken lassen, und drehen Sie die Hände leicht nach vorn, so daß sich die Handflächen dem Bauch bzw. der Brust nähern. Die Handrücken bilden jetzt, ähnlich wie das Becken, eine Art Sims; dieser »Beckensims« neigt sich vornüber, was zur Folge hat, daß der Bauch zwangsläufig nach vorn und unten sackt. Stellen Sie sich einen Dessertwagen im Restaurant vor, der sich selbständig gemacht hat und auf eine Treppe zurollt: Kuchen, Teilchen und Mousse au chocolat geraten ins Rutschen und kippen über die vordere Kante.

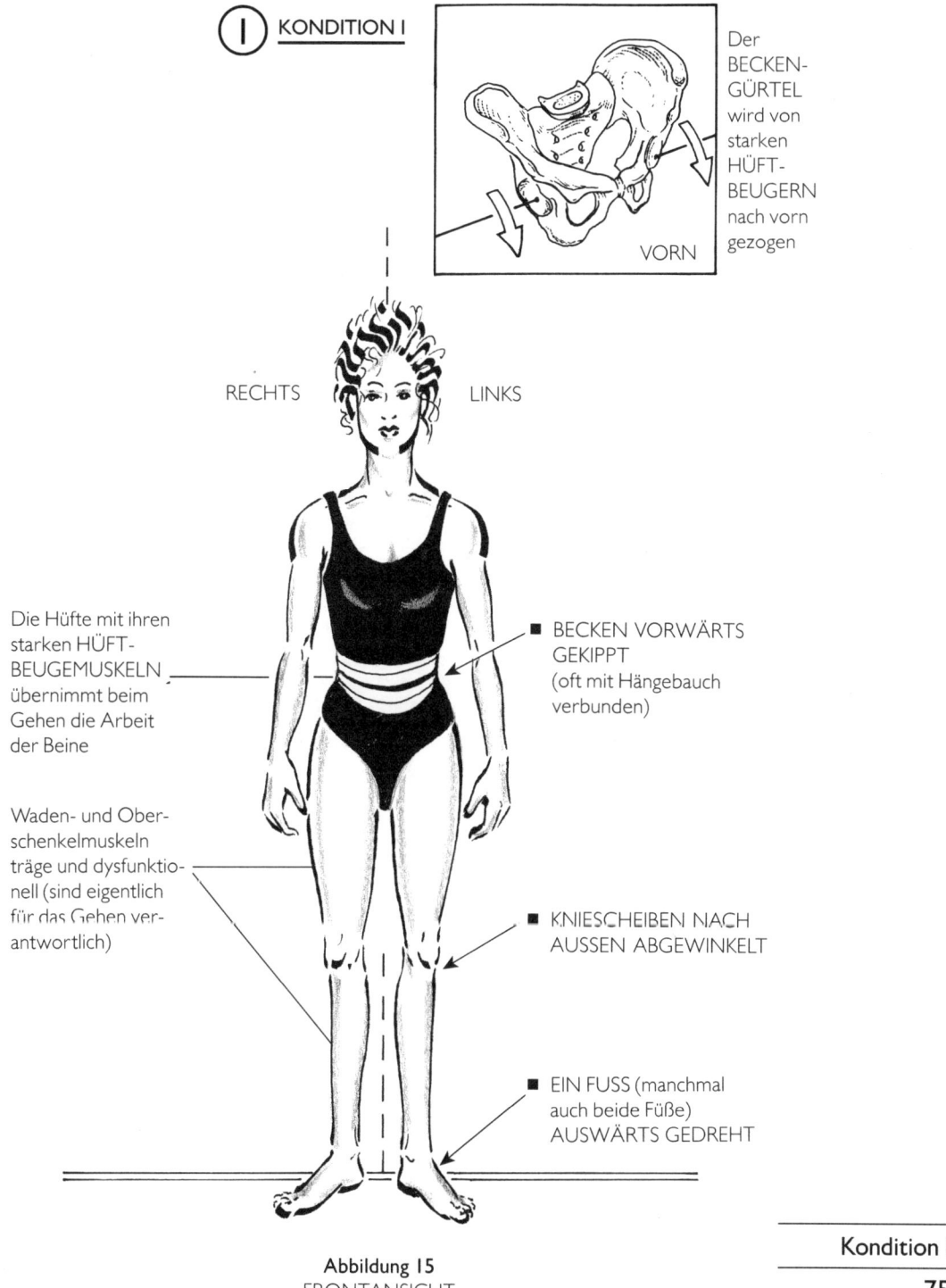

① KONDITION I

Der
BECKEN-
GÜRTEL
wird von
starken
HÜFT-
BEUGERN
nach vorn
gezogen

VORN

RECHTS   LINKS

Die Hüfte mit ihren
starken HÜFT-
BEUGEMUSKELN
übernimmt beim
Gehen die Arbeit
der Beine

Waden- und Ober-
schenkelmuskeln
träge und dysfunktio-
nell (sind eigentlich
für das Gehen ver-
antwortlich)

■ BECKEN VORWÄRTS
GEKIPPT
(oft mit Hängebauch
verbunden)

■ KNIESCHEIBEN NACH
AUSSEN ABGEWINKELT

■ EIN FUSS (manchmal
auch beide Füße)
AUSWÄRTS GEDREHT

Abbildung 15
FRONTANSICHT

Kondition I

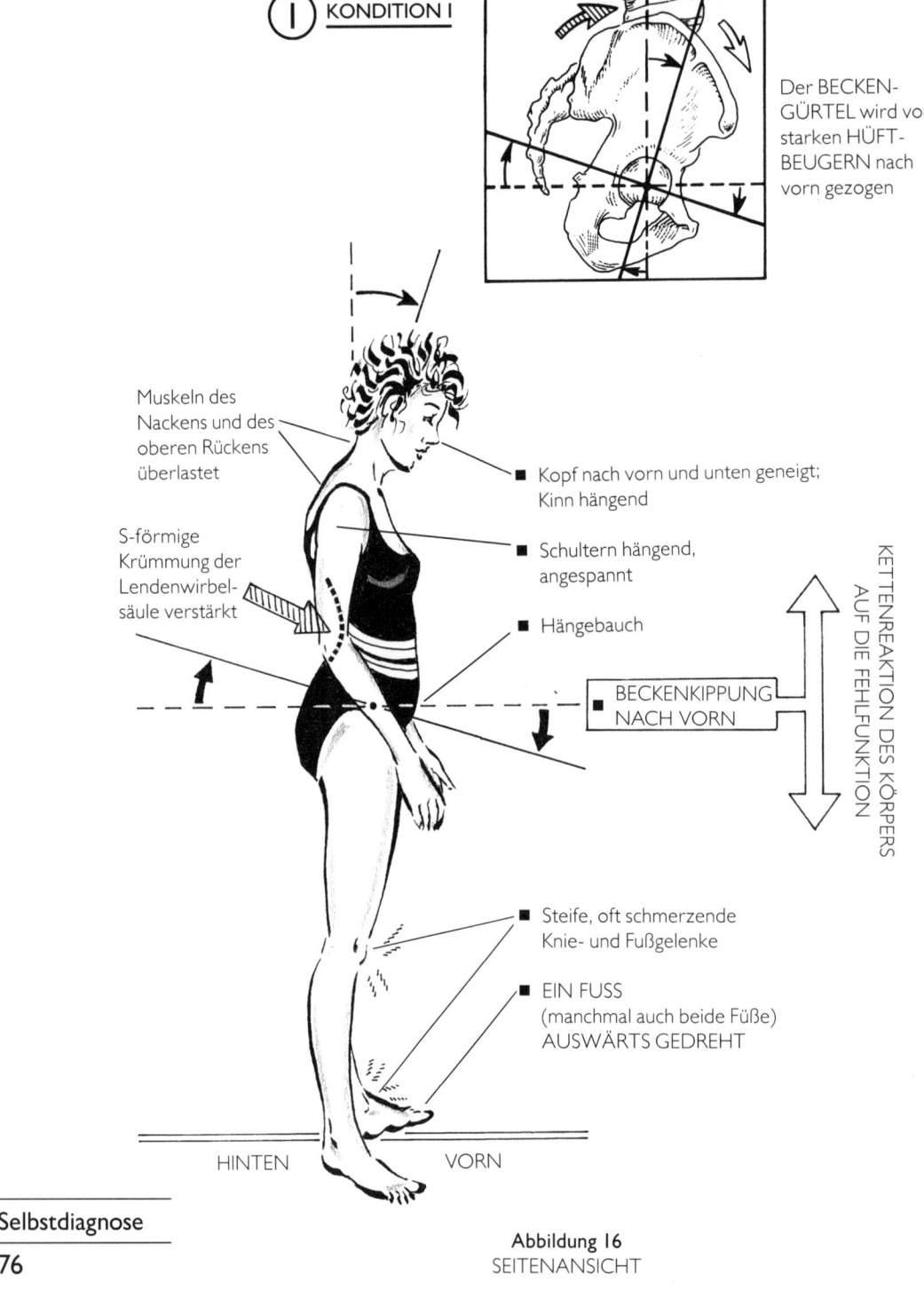

① KONDITION I

Der BECKEN-GÜRTEL wird von starken HÜFT-BEUGERN nach vorn gezogen

Muskeln des Nackens und des oberen Rückens überlastet

S-förmige Krümmung der Lendenwirbelsäule verstärkt

■ Kopf nach vorn und unten geneigt; Kinn hängend

■ Schultern hängend, angespannt

■ Hängebauch

■ BECKENKIPPUNG NACH VORN

KETTENREAKTION DES KÖRPERS AUF DIE FEHLFUNKTION

■ Steife, oft schmerzende Knie- und Fußgelenke

■ EIN FUSS (manchmal auch beide Füße) AUSWÄRTS GEDREHT

HINTEN   VORN

Selbstdiagnose

76

Abbildung 16
SEITENANSICHT

Oft steckt ein Beckenschiefstand hinter jenen leichten Rückenschmerzen im Lendenwirbelbereich, die viele von uns, wenn Sie die Dreißig oder Vierzig überschritten haben, schon fast als Selbstverständlichkeit hinnehmen. Indem sie die Rückgratkrümmung vergrößert, verhält sich diese Fehlfunktion wie ein haarfeiner Riß in einem Damm. Die Konstruktion wird in ihrer Gesamtheit geschwächt, und mit der Zeit verbreitert sich der Riß. Die konstante Überdehnung des Rückgrats zieht und zerrt an den Bandscheiben. Der Begriff »Lumbago« ist Ihnen wahrscheinlich geläufig. Es handelt sich um die Folge einer durch einen Bandscheibenvorfall hervorgerufenen Einklemmung einer Nervenwurzel des Rückenmarks.

Nach meinem Dafürhalten sollte man eine Beckenkippung behandeln, bevor sich daraus ein schlimmerer Schaden entwickelt.

AUSWÄRTSDREHUNG (EVERSION)

Den schwierigen Teil der Diagnose von Kondition I haben Sie bereits gemeistert. Auswärtsgedrehte Füße sind leicht zu entdecken. Stellen Sie sich ganz normal hin. Bewegen Sie Ihre Füße hin und her, vor und zurück, wo immer sie hinwollen. Streben die Füße bei geschlossenen Hacken V-förmig auseinander, so haben Sie es mit einer Auswärtsdrehung (Eversion) zu tun.

Der Zustand läßt sich mit einem Auto vergleichen, das zwei platte Reifen hat. Die großen Oberschenkelmuskeln haben ihre Arbeit eingestellt. Auswärtsgedrehte Füße bedeuten, daß Sie mit Ihren Hüften gehen. Die Füße weisen nach außen, weil die Oberschenkelmuskeln untätig geworden sind und die Gehfunktion auf die Hüftbeuger übertragen haben. Auf einem Videofilm in Zeitlupe können wir den Bewegungsablauf verfolgen: Wenn Fuß und Bein funktionell sind, berührt die Ferse zuerst den Boden, und der Rest des Fußes bewegt sich in gerader Linie vorwärts, bis der Ballen den Boden berührt (das Fußgewölbe fungiert als Stütze). Auf diese Weise entsteht eine Fläche, die einen kräftigen Abstoß ermöglicht, wobei die Zehen für das Gleichgewicht und den erforderlichen Zug sorgen. Unterdessen heben sich Unterschenkel, Knie und Oberschenkel und bewegen sich, von den Waden- und Oberschenkelmuskeln angetrieben, ebenfalls in gerader Linie voran.

Sind Fuß und Bein dysfunktionell, so würde der Film folgenden Bewegungsablauf zeigen: Wenn die Ferse den Boden berührt, rollt der Fuß nicht in gerader Linie nach vorn ab, sondern schert seitwärts aus. Um den Geher dennoch auf dem geraden Weg zu halten, bemüht sich das Knie, den Fuß wieder in die natürliche, dem ursprünglichen Bauplan des Körpers gemäße Haltung zu zwingen – mit dem Resultat, daß das normalerweise von den Fußballen zu tragende Gewicht irgendwo auf die äußeren und inneren Fußkanten übertragen wird. Unser Geher macht also im Grund eine Art Schlittschuhschritt. Gleichzeitig werden Unterschenkel, Knie und Oberschenkel in der Hüfte angehoben und nach vorn geschwungen. Alle Oberschenkelmuskeln mit Ausnahme jener, die bei der Anwinklung des Kniegelenks tätig werden, reisen gleichsam als blinde Passagiere mit. Die Last tragen allein die Hüftbeuger.

Auswärtsgedrehte Füße sind eine weitverbreitete Erscheinung, und es ist keineswegs so, daß die Eversion der Füße in Relation zur Hüfte jeweils den gleichen Winkel aufweisen muß. Oft kommt es vor, daß ein Fuß gerade nach vorn ausgerichtet ist, während der andere um fünfzehn oder dreißig Grad abgewinkelt ist. Dies bedeutet, daß eine Körperhälfte – Bein, Hüfte, Schulter – nicht am Gehvorgang beteiligt ist. Der gerade Fuß befindet sich auf der arbeitenden bzw. »tragenden« Körperseite. Ungleichmäßig abgelaufene Absätze sind ein Indiz für auswärts- oder – in seltenen Fällen – einwärtsgedrehte Füße. Die möglichen Folgen sind mannigfach: wunde, rasch ermüdende Füße, Gleichgewichtsprobleme, Unterschenkel- und Knieschmerzen, Krämpfe in den Füßen... Ich höre jetzt besser auf. Da die Liste nahezu alle Arten von Fußbeschwerden enthält, ist sie sehr lang. Und das soll sich ohne Operationen und orthopädische Schuhe beheben lassen? Wetten, daß...? Lesen Sie nur weiter.

Wichtig bei der Diagnose ist eines: Es gibt viele verschiedene Faktoren und viele verschiedene Faktorenkombinationen. Für den Anfang genügt es, wenn Sie sich auf ein paar Schlüsselsymptome konzentrieren und die anderen erst einmal ignorieren.

KOPF HOCH!

Drittes Symptom von Kondition I, das einem selbst ohne fremde Hilfe weniger deutlich ins Auge fällt, ist eine falsche Kopfhaltung. Das imaginäre Gitter auf Ihrem Spiegel erinnert an eine Leiter. Jetzt müssen wir jedoch noch eine andere vertikale Linie einzeichnen, und zwar genau in der Mitte zwischen den anderen beiden. Sie beginnt in Höhe des Beckens und führt senkrecht durch den Hals in den Schädel. Diese Linie entspricht dem Rückgrat. Sie ist S-förmig gekrümmt, bildet aber an der Kreuzungsstelle mit den Schultern einen weiteren rechten Winkel.

Einen nach vorn und leicht abwärts gezogenen Kopf erkennt man, wenn man einen Menschen im Profil betrachtet. Blickt man jedoch von der Seite auf sein eigenes Spiegelbild, so verändert sich die Kopfstellung. Daß das Kinn nach unten gerichtet ist und daß ein auf den Kopf gelegtes Buch hinunterrutschen würde, erkennt man aus diesem Blickwinkel nur schlecht. Folgendes geschieht: Durch die Beckenkippung wird das Rückgrat im Lendenbereich, einer der drei »Regionen« der Wirbelsäule (Hals-, Brust- und Lendenwirbelsäule), gebogen. Starke Muskeln im Lendenbereich, die Hüftbeuger, haben das Becken nach vorn und unten gezogen. Da jeder Wirbel einen natürlichen Beugungsspielraum von vier Grad besitzt, wirkt sich eine Veränderung am Fundament über die gesamte Länge bis hinauf ins Dachstübchen aus: Der Kopf rückt vor und wird von der Schwerkraft hinuntergezogen. Nackenmuskeln und die Halswirbelsäule bemühen sich dagegen, ihn an Ort und Stelle zu halten – eine Tätigkeit, die nicht zu ihrem natürlichen Aufgabenbereich zählt. Schließlich sinkt das Kinn nach unten, weil die Muskeln durch die zusätzliche Last überfordert sind.

Vor Jahren fiel mir auf, daß einige Patienten, mit denen ich an der Korrektur ihrer Kopfstellung arbeitete, an Nebenhöhlenproblemen und Heuschnupfenattacken (oder das, was sie dafür hielten) litten. Im Laufe der Behandlung geschah es, daß das dauernde Schnauben und Schneuzen plötzlich schlagartig aufhörte. Dadurch, daß der Kopf wieder zu seiner normalen Haltung zurückfand, gelangten auch die Nebenhöhlen wieder in ihre ursprüngliche Position, so daß der Schleim problemlos abfließen konnte. Die Annahme, daß auch andere »Systeme« des Kopfes, einschließlich der Grundversorgung des Gehirns mit Sauerstoff, in ähnlicher Weise betroffen sind, ist nur logisch.

Eine andere Form der Becken(und Schulter)fehlstellung wird als Oberkörperrotation bezeichnet. Ich werde darauf im nächsten Abschnitt dieses Kapitels (S. 82), der sich mit Kondition II befaßt, näher eingehen. (Sie sollten diesen Abschnitt unbedingt lesen, auch wenn Sie an sich bereits Merkmale von Kondition I beobachtet haben). Eine Rotation kann zusammen mit Kondition-I-Symptomen auftreten, und wenn dies der Fall ist, müssen wir die Rotation zuerst behandeln. Sollten Sie an sich Indizien für eine Oberkörperrotation feststellen (eine Hüfte und/oder Schulter scheint dem Spiegel näher zu sein als ihr Pendant), so halten Sie sich zunächst an die Übungen für Kondition II in Kapitel 5 (S. 151 f.). Wenn die Symptome von Kondition II verschwunden sind (was je nach der Schwere des Problems ungefähr einen Monat dauern dürfte), wenden Sie sich Kondition I zu. Die Übungen zur Beseitigung von Kondition II sollten drei bis vier Wochen lang jeden Tag konsequent durchgeführt werden. Sobald der Spiegel Ihnen zeigt, daß Hüfte bzw. Schulter wieder an Ort und Stelle sind, fahren Sie mit den Übungen für Kondition I fort.

Da wir gerade über mögliche Faktorenkombinationen sprechen, sollte ich noch erwähnen, daß bei gemeinsamem Auftreten von Symptomen der Konditionen I und III die Übungen zur Beseitigung letzterer den Vorrang haben. Wundern Sie sich jedoch nicht, wenn ein paar Monate vergehen, ehe die Symptome abklingen. Kondition III ist ein zäher Kunde.

QUERVERBINDUNGEN

Denken Sie während der Selbstdiagnose stets daran, daß der Körper eine Einheit und außerdem bifunktionell ist. Die Vorwärtskippung des Beckens ist ein gutes Beispiel. Wenn sich das Becken in einer Reaktion auf die kräftigen Hüftbeuger nach vorn neigt, werden die Muskeln des Lendenbereichs belastet. Daraus resultiert das angespannte Gefühl in der Steißregion. Je länger Sie sich mit Hilfe der Hüftbeuger vorwärtsbewegen, desto intensiver ziehen diese an den Lendenmuskeln. Rückenauf, rückenab kommt es zu einer Kettenreaktion. Es gibt nur eine Möglichkeit, um hier eine Ent-Spannung zu erreichen: Da wir die Hüften nicht bewußt entlasten können, lassen wir Kopf und Schultern hängen. Sie haben das alles schon einmal gesehen oder selbst getan: Der müde Cowboy schwenkt seine Hüften von einer Seite zur anderen, hebt seine Schultern und läßt sie nach vorn fallen, während der Kopf auf die Brust sinkt.

Mit diesem Manöver lockern wir die Verspannung im unteren Lendenbereich. Aber wir müssen dafür bezahlen: Kopf und Schultern werden in eine dysfunktionelle Haltung gezwungen, um dysfunktionellen Hüften und dysfunktionellen Oberschenkelmuskeln das Leben zu erleichtern. Eine Fehlfunktion hat drei weitere hervorgebracht. Und das ist noch nicht einmal alles.

Auch bei den Knien und den Fußgelenken wächst die Anfälligkeit für Verspannungen, Steifheit, Entzündungen und Unfallverletzungen. Da der auswärtsgedrehte Fuß nicht die normale Vorwärts-Rückwärts-Bewegung vollführt, hängt er mehr oder weniger untätig herum und wartet nur darauf, irgend etwas aufzuschnappen. Der »Schlittschuhschritt« belastet den Fuß, das Fußgelenk und das Knie. Gleitet er aus, oder stolpert er, so besteht die Gefahr, daß die schlaffen Oberschenkelmuskeln nicht mehr stark genug sind, um sofort in Aktion zu treten und das abhanden gekommene Gleichgewicht zurückzugewinnen. Bei einem Sturz sind Knie und Fußgelenke, bei denen die Parallelen und rechten Winkel nicht mehr stimmen, besonders verletzungsanfällig. Die von der dysfunktionellen Hüfte hervorgerufene seitliche Belastung und Seitwärtsdrehung wird durch den Aufprall noch zusätzlich verstärkt.

DIE MUSKELN DANKEN AB

In meiner Klinik wird mir an diesem Punkt der Diskussion meist die Frage gestellt: »Warum reißen die Hüftbeuger Körperfunktionen an sich, die ihnen gar nicht zustehen?« Die Antwort besteht aus zwei Teilen: Zum einen bilden die Hüftbeuger die kräftigste Muskelgruppe des Körpers. Wenn ihnen auch noch das Gehen überlassen wird, entsteht ein Monstrum. Die besagten Muskeln reagieren wie alle Muskeln: Sie blühen auf, wenn sie gefordert werden. Anders jedoch als die Oberschenkelmuskulatur, die zur Aufrechterhaltung ihrer Kraft und Funktionsfähigkeit auf den Gehvorgang angewiesen ist, werden die Hüftbeuger wegen ihrer Beteiligung am Beugen und Strecken des Oberkörpers sogar noch beim sitzenden Menschen trainiert. Wir haben es also mit dem Phänomen zu tun, daß die Muskeln der unteren Extremitäten verkümmern, während die Hüftbeuger immer stärker werden.

Der zweite Teil der Antwort betrifft unsere Lebensgewohnheiten. Erfordert Ihr Lebens- und Arbeitsstil mehr Ober- als Unterkörperbewegung, so geht die Tendenz dahin, daß sich die Oberschenkelmuskeln zurückbilden. Wer Tag für Tag am Schreibtisch sitzt, verordnet seinen Oberschenkelmuskeln einen permanenten Zwangsurlaub, wohingegen die Hüftbeuger und der Oberkörper in Bewegung bleiben, ob Sie nun Schreibmaschine schreiben, nach dem Telefonhörer greifen oder eine Tasse Kaffee zum Mund führen. Wenn Sie sich dann um fünf Uhr nachmittags erheben, um den Heimweg anzutreten, übernehmen die Hüftbeuger das Regiment, während die noch immer trägen Oberschenkelmuskeln gewissermaßen nur per Anhalter mitfahren. Eine solche Entwicklung geht freilich nicht von einem Tag auf den anderen vonstatten. Die Abdankung der Oberschenkelmuskeln und die Übernahme ihrer Funktionen durch die Hüftbeuger ist ein Prozeß, der sich über einen längeren Zeitraum hinweg vollzieht.

ANSPRÜCHE

Warum ist die Egoscue-Methode so erfolgreich? Die Ursache dafür liegt in der ihr zugrundeliegenden Erkenntnis, daß verlorene Funktionen durch den systematischen Aufbau neuer Anforderungen wiederhergestellt werden können. Gemeint sind nicht bloß alte oder ehemalige Anforderungen, sondern solche, die ganz speziell auf die dysfunktionellen Muskelgruppen zugeschnitten sind. Oberschenkelmuskeln zum Beispiel, die den ganzen Tag beschäftigungslos unter der Schreibtischplatte oder neben einer Werkbank verharren, werden nicht – oder nur minimal – beansprucht, so daß sie ihre Funktionen nicht erhalten können. Die Hüftbeuger übernehmen mit der Zeit auch jene marginalen Gehvorgänge, die sich auch beim sitzenden Lebensstil nicht ganz abschaffen lassen: das Aussteigen aus dem Wagen, den mittäglichen Gang in die Kantine. Ihre Arbeits- und Lebensgewohnheiten kann ich nicht ändern, aber ich werde Ihnen, beginnend in Kapitel 6, zeigen, wie Sie unabhängig von Ihrem Arbeits- und Lebensstil die Oberschenkelmuskulatur und andere dysfunktionelle Muskeln und Gelenke neu belasten können.

Kondition II

Der Weg, den ich Ihnen aufzeichne, hat nur ein Ziel – Funktion –, aber es gibt auch alternative Routen. Kondition II muß nicht jeden betreffen. Wir kommen daher nicht umhin, noch einmal vor dem Spiegel Aufstellung zu nehmen.

Stellen Sie sich bequem hin, mit Armen und Schultern in normaler Position. Ist die linke Schulter höher als die rechte (oder umgekehrt)? Oder haben Sie den Eindruck, daß sich die Schultern zwar auf gleicher Höhe befinden, die eine jedoch dem Spiegel näher ist als die andere? Oder hängt eventuell eine Hand tiefer als die andere? Betrachten Sie die Hände im Spiegelbild genau: Sehen Sie von der einen den Handrücken und von der anderen den Daumen?

Überprüfen Sie auch Ihren Kopf. Sie sollten jetzt einen schnurgeraden Strich ziehen können, der senkrecht durch Stirn, Nase und Kinn, durch Oberkörper und Becken bis hinab auf den Boden verläuft und den Körper in zwei gleich große Hälften teilt. Wenn der Strich dagegen schon am Kopf von der geraden Linie abweicht, so daß seine Verlängerung links oder rechts am Nabel vorbeiführt, so bedeutet dies, daß die Kopfhaltung einseitig verzogen ist.

Bei Kondition II wollen wir wissen, ob eine Oberkörperrotation vorliegt. Sie verletzt das »Vier-Gelenke-Design« des Körpers, da sie den Schultern und Hüften die Möglichkeit gibt, sich aus dem Grundschema der vertikalen und parallelen Linien auszuklinken. Verräterisch sind in diesem Fall vor allem Schulter und Hand (siehe Abb. 17). Zum besseren Verständnis rollen Sie Ihre Schultern so weit nach vorn wie möglich, bis sie deutlich nach unten sacken: Merken Sie, wie sich Ihre Handrücken bei dieser Bewegung nach vorn drehen? Bei einer funktionellen »Vier-Gelenke-Stellung« sind die Handflächen den Körperseiten zugewendet. Von vorn sieht man demnach die Daumen und die Zeigefingerprofile. Bei den Patienten in meiner Klinik sehe ich dagegen oft Daumen und Zeigefinger der einen sowie sämtliche Knöchel und Finger der anderen Hand.

Zu den Reaktionen des Körpers auf diverse Umwelteinflüsse gehört unter anderem, daß die Augen sich über den kinästhetischen Mechanismus hinwegsetzen, der bei normaler Funktion für eine aufrechte Kopfhaltung und gerade Schultern sorgt. Die Augen haben jedoch den Auftrag, einen ebenen Horizont zu schaffen, ganz egal, was sich unter ihnen abspielt. Wenn das bedeutet, daß Schultern und Kopf nach vorn sacken müssen – sei's drum. Der kinästhetische Sinn ist verglichen mit den optischen Sinnen zweitrangig.

Folgendem Szenario begegnet man recht häufig: Die rechte Hüfte klinkt sich aus. Die daraus entstehende Situation läßt sich mit einem Schiff vergleichen, das auf der Steuerbordseite gegen einen Felsen läuft.

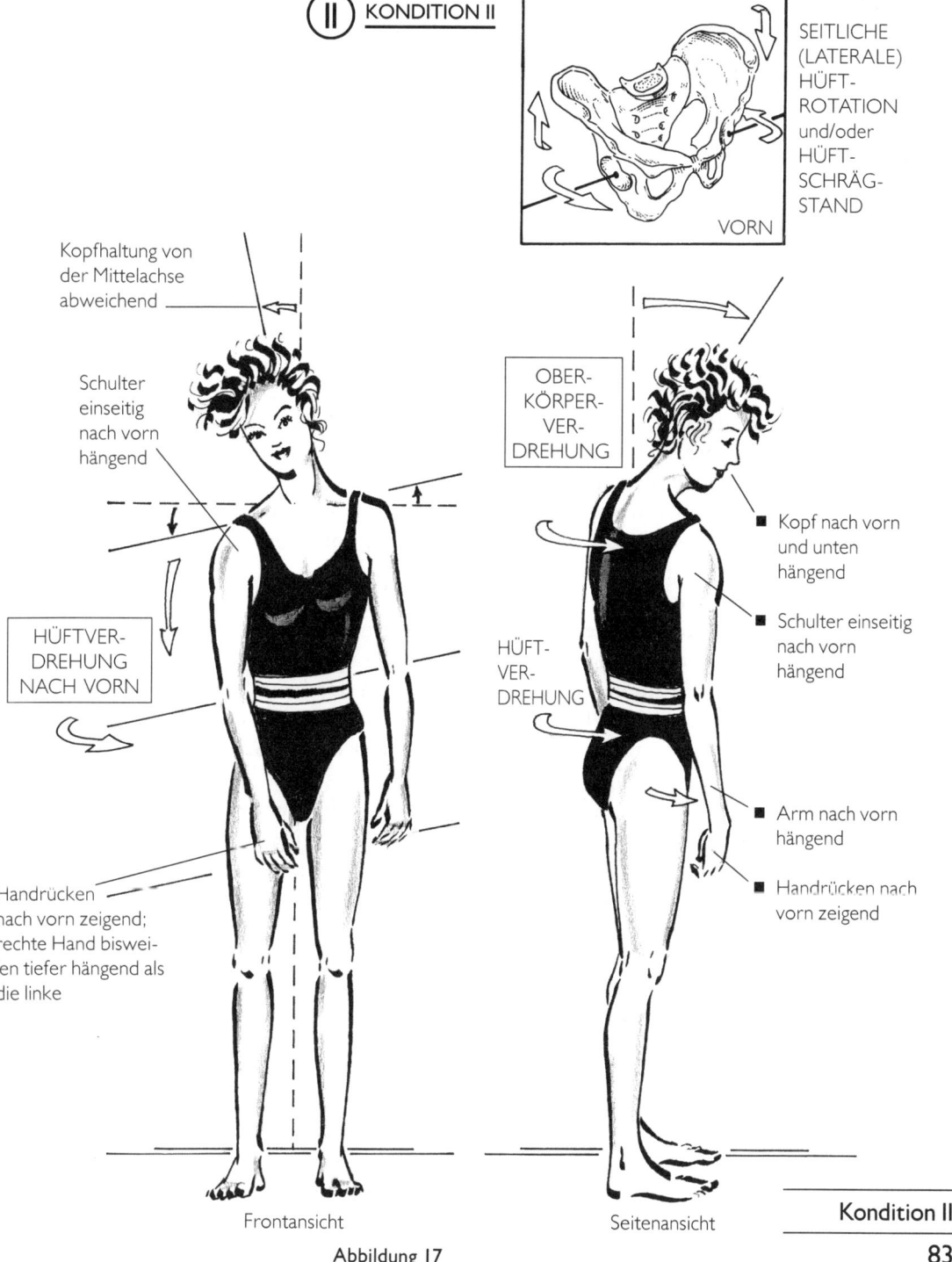

KONDITION II

SEITLICHE (LATERALE) HÜFT-ROTATION und/oder HÜFT-SCHRÄG-STAND

VORN

Kopfhaltung von der Mittelachse abweichend

Schulter einseitig nach vorn hängend

OBER-KÖRPER-VER-DREHUNG

HÜFTVER-DREHUNG NACH VORN

HÜFT-VER-DREHUNG

Handrücken nach vorn zeigend; rechte Hand bisweilen tiefer hängend als die linke

- Kopf nach vorn und unten hängend
- Schulter einseitig nach vorn hängend
- Arm nach vorn hängend
- Handrücken nach vorn zeigend

Frontansicht

Seitenansicht

Kondition II

Abbildung 17

83

Wasser stürzt durch das Leck in die Laderäume, das Schiff bekommt Schlagseite nach rechts und geht allmählich unter. Ohne seine rechte Hüfte bekommt auch der Körper Schlagseite nach rechts; kinästhetisch gesehen, wird der Kopf nach rechts gezogen. Um jedoch einen ebenen Horizont zu behalten und nach wie vor für einen geraden Kurs sorgen zu können, befehlen die Augen den Muskeln, die Schulter nach vorn rollen zu lassen. Die Schulter folgt den Instruktionen, dreht sich nach vorn und unten und zieht den Kopf mit sich.

Ein anderes Szenario: Sie tragen Ihr Gewicht mit der linken Körperhälfte; die Oberschenkelmuskeln auf der rechten Seite sind untätig. In diesem Fall besteht die Tendenz, daß die linke Hüfte als Gegengewicht fungiert und seitwärts nach rechts rotiert. Stellen Sie sich Ihren Rumpf in funktioneller Haltung vor wie das Zifferblatt einer Uhr. Die linke Hüfte zeigt auf die 9, die rechte auf die 3. Die laterale Rotation bringt die linke Hüfte von 9 auf 10 und die rechte von 3 auf 4, was zur Folge hat, daß der Körper während des Gehens nach rechts ausbrechen möchte. Unsere Navigationssysteme sind jedoch darauf programmiert, uns in gerader Linie vorwärts zu bewegen. Der Oberkörper dreht sich folglich gegen den Uhrzeigersinn, das heißt, die Schulter rollt vor, um Kopf und Körper wieder auf Kurs zu bringen.

Ein drittes Beispiel zur Erläuterung der Rotation bietet der rechtshändige Tennisspieler, dessen rechte Hüfte nicht mehr trägt. Beim Schlagen findet daher keine Gewichtsübertragung mehr statt; der Spieler steht vielmehr immer auf dem vorderen Fuß. Da beim Schlagen des Balls die falschen Muskeln zum Einsatz kommen, führt die Biomechanik der Bewegung auf der rechten Seite zu einer runden Schulter. Sie wird rund, weil sie ständig falsch genutzt wird.

Unabhängig von ihren jeweiligen Ursachen, erweckt eine Oberkörperrotation optisch immer den Eindruck, daß eine Schulter niedriger steht als die andere und etwas nach vorn gerutscht ist; der Gang wirkt leicht seitwärts gedreht, die Schulter ragt etwas vor (vgl. Abb. 18). Stellen Sie sich einen Korkenzieher vor, der in den Korken einer Weinflasche gedreht wird. Nach einer Viertelumdrehung steht eine Seite des Handgriffs dem Weinkellner näher als die andere.

Es gibt eine einfache und sehr schnelle Methode zur Feststellung einer lateralen Hüftverdrehung: Stehen Sie rasch auf, und prüfen Sie die Stellung Ihrer Füße, *bevor* Sie die Chance haben, sie in irgendeiner Weise »zurechtzustellen«. Steht ein Fuß nun vor dem anderen, so liegt eine Hüftverdrehung vor. Steht der linke Fuß vor dem rechten, so bedeutet dies, daß die rechte Hüfte aus der 3-Uhr-Stellung herausgerutscht ist und sich auf die 4 zubewegt. Folglich ist die rechte Schulter wahrscheinlich nach vorn und unten gerückt, um die Haltungsveränderung auszugleichen.

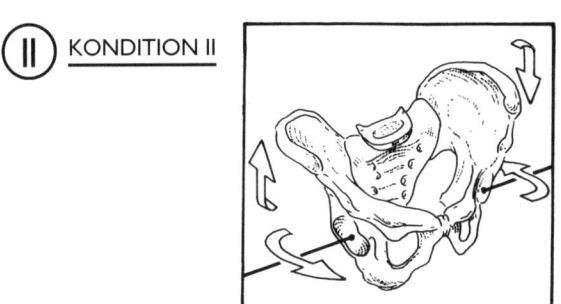

SEITLICHE (LATERALE)
HÜFTROTATION und/oder
HÜFTSCHRÄGSTAND

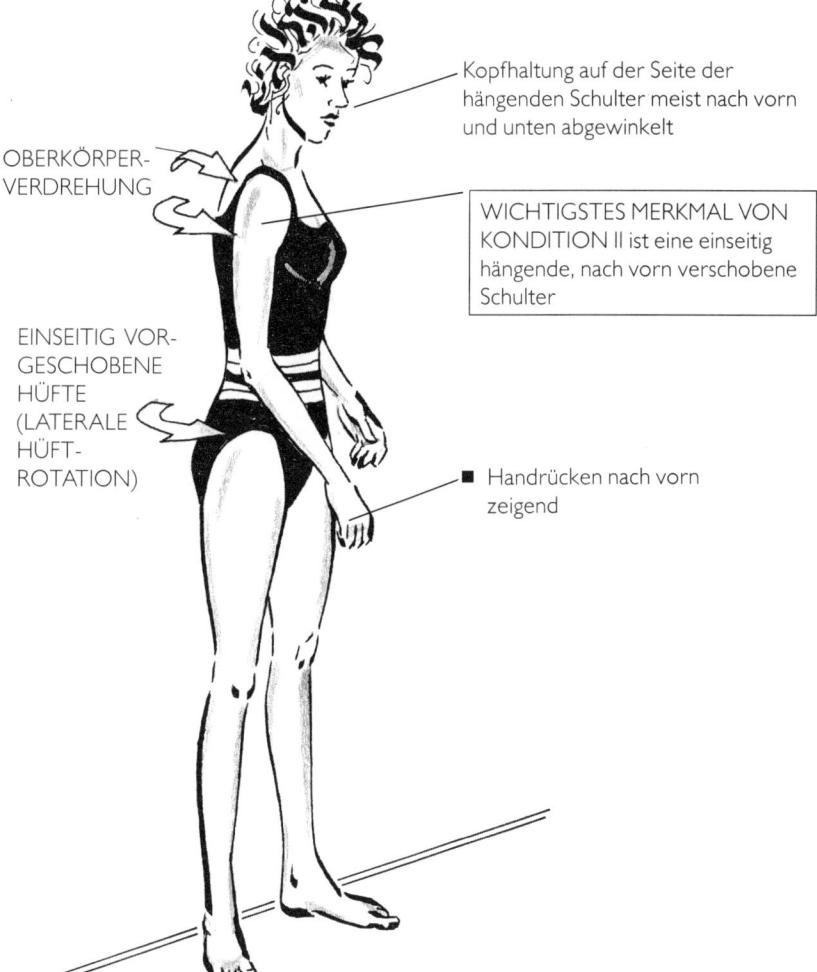

Kopfhaltung auf der Seite der hängenden Schulter meist nach vorn und unten abgewinkelt

OBERKÖRPER-VERDREHUNG

WICHTIGSTES MERKMAL VON KONDITION II ist eine einseitig hängende, nach vorn verschobene Schulter

EINSEITIG VOR-GESCHOBENE HÜFTE (LATERALE HÜFT-ROTATION)

- Handrücken nach vorn zeigend

Abbildung 18
DREIVIERTELANSICHT

Besagte Symptome haben verschiedene Erscheinungsformen. Zum einen ist das Gehen und Laufen mit einem solchen Haltungsfehler alles andere als ein Vergnügen. Oft begegnen mir Patienten, denen man erzählt hat, der Knorpel in den betroffenen Gelenken sei »abgenutzt«. Ich zeige ihnen Fotos von ihren verdrehten Hüften und Schultern und frage sie dann: »Was, glauben Sie, passiert, wenn Sie diese Verdrehung wieder loswerden? Wenn die Dauerbelastung des Gelenks gestoppt wird, hört vielleicht auch das permanente Scheuern und Kratzen am Knorpel auf.« Die Fotografien sind überzeugend – genauso, wie auch Ihr Spiegel beträchtliche Überzeugungsarbeit leisten kann. Normalerweise brauche ich gar nicht viel mehr zu sagen. Hinzufügen sollte ich allerdings, daß Knorpel sich auch bei Erwachsenen noch regenerieren, vorausgesetzt, der Körper der betreffenden Person ist funktionell. Andernfalls verläuft die Zerstörung der Knorpel ebenso schnell wie ihr Aufbau (oder gar noch schneller).

EINE SOLIDE INVESTITION

Ich möchte hervorheben, daß Kondition II oft gleichsam huckepack auf Kondition I und/oder III daherkommt. Dadurch wird sowohl die Diagnose wie die Behandlung erschwert, denn es könnte Sie zu der Schlußfolgerung verleiten, Sie hätten zwei verschiedene Therapien gleichzeitig durchzuführen.

Eines nach dem anderen. Nach der Eindämmung symptomatischer Schmerzen (siehe meine Ausführungen zur Schmerzbekämpfung in Kapitel 5, S. 101 f.), besteht der erste Schritt darin, die Oberkörperrotation zu eliminieren, da sie andernfalls den Maßnahmen zur Beseitigung von Kondition I und III sowie der Erhaltung des D-Lux-Zustands zuwiderlaufen wird. Drei oder vier Wochen Konzentration auf die Oberkörperrotation sollten ausreichen, um danach mit dem Programm für Kondition I (bzw. III oder D-Lux, falls Sie ansonsten funktionell sind) fortzufahren. Der Zeitplan ist allerdings auch von der Schwere der Dysfunktion abhängig. Überprüfen Sie sich regelmäßig vor dem Spiegel, um festzustellen, ob die Rotation zurückgeht. Benutzen Sie Ihre Augen! Die Fehlfunktion ist deutlich erkennbar. Und vergessen Sie alte Ausreden à la: »So hat der liebe Gott mich nun einmal erschaffen.«

Lassen Sie sich Zeit. Ihr Körper brauchte viele Jahre, um von seinem ursprünglichen Bauplan abzuweichen. Die paar Wochen oder Monate, die es dauert, ihn wieder in einen funktionellen Zustand zurückzuversetzen, sind eine lohnende Investition.

Kondition III

Den schlimmsten der drei dysfunktionellen Zustände habe ich mir bis zum Schluß aufgehoben. Es gab einmal eine Zeit, in der Kondition III eine relativ seltene Erscheinung war. Inzwischen hat sich das geändert, und die Situation ist in der Tat ziemlich düster.

Um zu verstehen, was ich meine, sehen Sie sich Abbildung 19 (S. 88) an. Bei Kondition III sind die Hüften aufgerichtet. Der obere Rand des Beckengürtels ist *nach hinten* gekippt, als hätte jemand die Hüften mit furchtbarer Gewalt zurück- und nach unten gerissen. Stellen Sie sich das Becken als Parabolantenne vor. Die konkave Schüssel steht senkrecht und ist auf einen weit entfernten Punkt am Horizont ausgerichtet. Die Dysfunktion zieht die Beckenschüssel zurück und nach unten, so daß sie angewinkelt in den Himmel zeigt.

Ein Hauptkennzeichen dieser Beckenkippung ist die Abflachung der S-förmigen Rückgratkrümmung. Die anderen Merkmale von Kondition III sind runde, hängende Schultern und ein vorspringender Kopf. Zum Schluß ist es schon fast ein Wunder, daß nicht der gesamte Körper in sich zusammenbricht. Wahrscheinlich erkennen Sie das, was ich hier beschreibe, wieder: Es ist die Haltung der Verzweiflung und Niedergeschlagenheit, der Depression, des Geschlagenseins. Wir kennen sie von Fotos von Kriegsgefangenen, Obdachlosen, Drogensüchtigen und Verurteilten in der Todeszelle. Das eigentlich Schockierende für mich ist jedoch, daß mir auch draußen auf der Straße, in den Einkaufszentren, Schulen und Büros dieses Landes immer häufiger Menschen mit dieser Körperhaltung begegnen.

Versuchen Sie einmal folgendes: Stellen Sie sich hin, und lassen Sie Ihre Schultern hängen. Lassen Sie sie, so weit es geht, vor- und nach unten fallen. Spannen Sie Ihre Lenden- und Gesäßmuskeln an, und schieben Sie auf diese Weise Ihre Hüften nach vorn und unten. Die Krümmung der Wirbelsäule verflacht. Lassen Sie nun auch noch den Kopf hängen.

Was ist das für ein Gefühl? Die meisten Menschen sagen, daß sie sich in einer solchen Haltung machtlos und äußerst verletzlich vorkommen, und sie treffen damit den Nagel auf den Kopf. Ein Mensch, dessen Körper Kondition III aufweist, kann sich in der Tat machtlos und verletzlich fühlen. Sein Körper ist derart dysfunktionell geworden, daß seine Struktur und seine Systeme buchstäblich am Rande des Zusammenbruchs stehen. Es ist alles andere als ungewöhnlich, wenn sich eine Person in Kondition III körperlich und seelisch miserabel fühlt. Der oder die Betroffene macht wahlweise das Alter, Pech, Mangel an Gelegenheiten, die Eltern, den Chef, einen ungeliebten Job, die schreienden Kinder oder was auch immer für seinen (ihren) Zustand verantwortlich.

Und hier noch einige Symptome: Rücken-, Schulter- und Nackenschmerzen; Gleichgewichtsstörungen; wunde Füße und Fußgelenke;

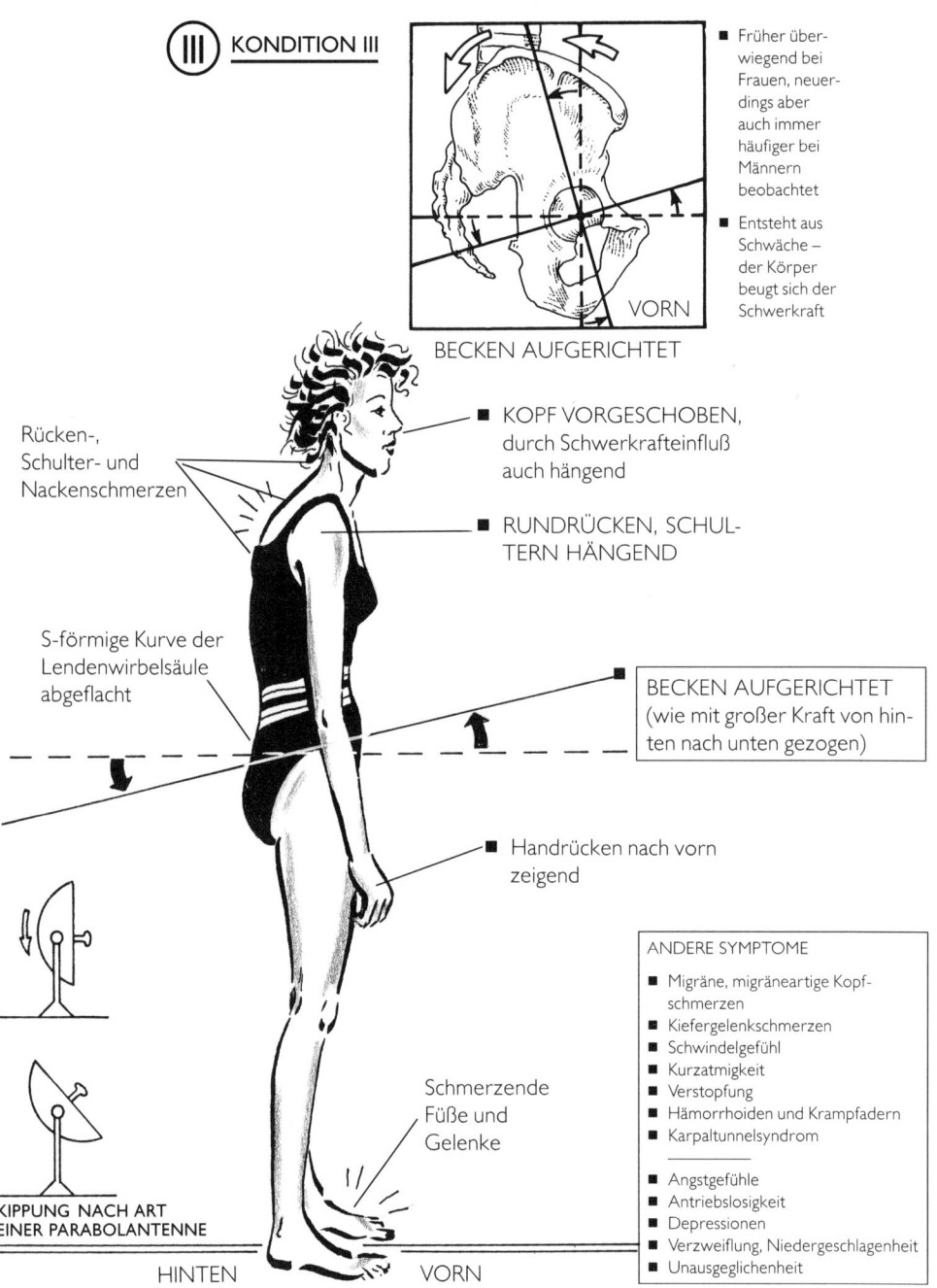

(III) KONDITION III

■ Früher überwiegend bei Frauen, neuerdings aber auch immer häufiger bei Männern beobachtet

■ Entsteht aus Schwäche – der Körper beugt sich der Schwerkraft

VORN

BECKEN AUFGERICHTET

Rücken-, Schulter- und Nackenschmerzen

■ KOPF VORGESCHOBEN, durch Schwerkrafteinfluß auch hängend

■ RUNDRÜCKEN, SCHULTERN HÄNGEND

S-förmige Kurve der Lendenwirbelsäule abgeflacht

BECKEN AUFGERICHTET (wie mit großer Kraft von hinten nach unten gezogen)

■ Handrücken nach vorn zeigend

KIPPUNG NACH ART EINER PARABOLANTENNE

Schmerzende Füße und Gelenke

ANDERE SYMPTOME

■ Migräne, migräneartige Kopfschmerzen
■ Kiefergelenkschmerzen
■ Schwindelgefühl
■ Kurzatmigkeit
■ Verstopfung
■ Hämorrhoiden und Krampfadern
■ Karpaltunnelsyndrom

■ Angstgefühle
■ Antriebslosigkeit
■ Depressionen
■ Verzweiflung, Niedergeschlagenheit
■ Unausgeglichenheit

HINTEN   VORN

Selbstdiagnose

Abbildung 19
SEITENANSICHT

Hämorrhoiden und Krampfadern; Kurzatmigkeit, Kraftlosigkeit, Karpaltunnel, Migräne, Kopfschmerzen, Kiefergelenksschmerzen, plötzliche Angstzustände, Benommenheit, Verstopfung und so weiter und so fort...

GLEICHHEIT DER GESCHLECHTER UND GENERATIONEN

Männern mit den Symptomen von Kondition III begegnete man früher ziemlich selten. Sportliche Aktivitäten und schwere körperliche Arbeiten, bei denen vor allem der Oberkörper beansprucht wurde, waren allgemein den Männern vorbehalten. Denken Sie nur an die fast selbstverständliche Annahme, daß Männer schwere Gegenstände über ihren Kopf heben können, Frauen hingegen nicht. Der nette Mann auf dem Mittelsitz im Flugzeug wuchtet die schwere Reisetasche ins Gepäckfach und erntet damit tiefe Dankesbezeugungen von der Managerin neben ihm, die ihn beim Joggen (oder im Büro) problemlos überrunden würde. Verstehen Sie, worauf ich hinaus will?

Dysfunktionen entstehen immer dann, wenn wir dazu ermuntert oder gar dafür belohnt werden, unseren vom Körperbau her möglichen Bewegungsspielraum nicht voll zu nutzen. Es besteht nicht der geringste physiologische Anlaß, eine voll funktionelle Frau daran zu hindern, ihre Reisetasche selbst ins Gepäckfach zu heben. Sie kann das ebensogut wie jeder Mann.

Natürlich spielen hier die Höflichkeit und die Frauenemanzipation mit hinein, aber es kommt noch ein anderer Faktor hinzu: Kondition-III-Symptome, herkömmlicherweise eher mit dem »schwachen Geschlecht« verbunden, treten mit zunehmender Häufigkeit auch bei Männern auf. Im gleichen Maß, da die moderne Technik unser Lebensumfeld verändert und die körperliche Bewegung als solche ihre ursprüngliche, lebensnotwendige Bedeutung verliert, geraten immer mehr Männer, wie zuvor schon die Frauen, in einen Kondition-III-Zustand. War die funktionelle Ungleichheit der Frauen früher das Ergebnis kultureller Vorurteile, so führt der moderne Bewegungsmangel zu einer perversen Form der Gleichberechtigung: Männer und Frauen werden beide dysfunktionell. Die Frauenemanzipation kam zu spät, um den Frauen dieses Schicksal zu ersparen. Als es soweit war, lebten wir bereits in einer Umwelt, die Bewegungsmangel nicht mehr ostentativ bestrafte. Dysfunktion ist heute ein »Unisexphänomen«. Seien Sie als Frau also nicht überrascht, wenn der Herr im mittleren Sitz nicht mehr unaufgefordert Ihre Reisetasche ins Fach wuchtet: Es ist möglich, daß er als Lohn für die gute Tat mit einem jähen Schmerz im Rücken oder in der Schulter rechnen muß – und sich dieser Folgen durchaus bewußt ist.

Dysfunktionen der Kategorie III belasten auch schon die jüngere Generation schwer. Sieht man einmal von einigen wenigen Kindern ab, die durch angeborene Krankheiten behindert waren, so existerte Kondition III vor Beginn der achtziger Jahre an unseren High-Schools gar nicht. Junge Menschen hatten bis zu ihrem zwanzigsten Lebensjahr genug Bewegung, um ihre funktionelle Entwicklung zu vollenden. Anfang bis Mitte der achtziger Jahre nahm die Zahl der Kinder mit Haltungsschäden der Kondition III langsam zu, obwohl es immer noch eine verhältnismäßig seltene Erscheinung war. Gegen Ende des Jahrzehnts kamen dann immer mehr Teenager und noch jüngere Patienten in meine Praxis.

HERKULES

Anders als der Hüftschrägstand in Kondition I, der dadurch hervorgerufen wird, daß starke Hüftbeugermuskeln die Aufgaben der Oberschenkelmuskulatur übernehmen, entsteht die für Kondition III typische Fehlhaltung aus Schwäche. Da sich viele Funktionen nie voll entwickelt haben, befinden sich alle Körperstrukturen und -systeme in einer Art zeitlupenhaftem freiem Fall. Die Schwerkraft versucht, alles vornüber und nach unten zu ziehen.

Doch der Körper fügt sich nicht kampflos in sein Schicksal. Das zentrale Nervensystem sendet hektisch Signale an die wenigen noch reaktionsfähigen Muskeln aus und instruiert sie, alles in ihrer Macht Stehende zu tun, um zu verhindern, daß der Körper vornüberkippt und die Embryonalstellung einnimmt. Die Schmerzen, die sich bei Kondition III einstellen, ob sie nun die Füße betreffen oder das Kiefergelenk, oder eine von vielen, vielen anderen möglichen Körperpartien, sind Ausdruck der herkuleischen Anstrengungen, die dabei geleistet werden. Doch auch Herkules höchstpersönlich hätte die Schlacht gegen Kondition III verloren. Niemand hat Kiefermuskeln oder Fußbeuger und -strecker, die langfristig imstande wären, einen dysfunktionellen Körper daran zu hindern, wie ein Schweizer Armeemesser zusammenzuklappen.

Sehen Sie sich noch einmal Abbildung 19 an. Der Kopf der Figur in Kondition III ragt über die Zehenspitzen hinaus. Im Nacken gibt es einen Muskel namens Platysma, der die Lippen herunterzieht und den Nacken spannt. Wenn er den Kopf dauernd nach vorn und unten zieht, ist der Platysma allein schon durch seine Position ständig angespannt. Und dann übertragen Sie ihm auch noch die zusätzliche Aufgabe, beim Aufrechthalten des Kopfes behilflich zu sein – kein Wunder, daß der betroffene Mensch unter einem steifen Genick und Krämpfen leidet, oder? Und was hat es mit der permanenten Leidensmiene auf sich? Daß der Haltungsschaden einem das Lächeln verleidet und die Lippen zittern läßt, kann kaum überraschen, wenn man sich vergegenwärtigt, daß der Platysma nun einmal die Aufgabe hat, die Lippen herunterzuziehen.

Ähnlich verhält es sich mit den Fußmuskeln, die von ihrem Design her die Aufgabe haben, Gewicht zu tragen, es im Gleichgewicht zu halten und den Körper von der Stelle zu bewegen. Da wir unsere Zehen nicht wie Finger benutzen, gibt es im Fuß keine Muskeln, die dem großen oder kleinen Zeh eine gegenüberstehende Position wie dem Daumen ermöglichen. Wir können die Füße auch nicht wie Handflächen und Finger zu einer Schale formen. Indem sie die spezialisierte Fußmuskulatur zu einer mit der Oberkörperrotation zusammenhängenden Rettungsaktion zwingt, schafft Kondition III die besten Voraussetzungen für die sich nun mit großer Wahrscheinlichkeit einstellenden Krämpfe, Schwellungen und Ermüdungserscheinungen in den Füßen, die freilich noch harmlos sind, verglichen mit den Schmerzen, die bei den meisten Kondition-III-Personen im Lendenbereich, in den Schultern und im Nacken auftreten.

Kondition III verfügt über eine Reihe von kompensierenden Tricks, die Dysfunktionen verbergen können. Wenn Sie im Spiegelbild feststellen, daß Ihr Becken etwas vorgerückt ist, so könnte Sie dies zu dem Schluß verleiten, mit Ihren Hüften sei alles in Ordnung. Um zu verhindern, daß der Körper vornüberkippt, bewegen sich die Hüften jedoch vor, um den Schwerpunkt zu stabilisieren. Führen Sie nun die Hand auf den Rücken, und ertasten Sie den unteren Teil der Wirbelsäule. Spüren Sie dort keine Krümmung, so ist das Becken in klassischer Kondition-III-Stellung aufgerichtet, also nach hinten gekippt. Mannequins drücken auf diese Weise ihre Hüften vor, um dysfunktionelle Schultern und Hüften auszugleichen – und wir bilden uns ein, das sähe sexy aus!

Man kann sich auch mit dem Rücken an eine Wand stellen oder sich rücklings auf den Boden legen. Liegt dann der Rücken unmittelbar der Oberfläche an oder auf, so ist dies ein Zeichen für eine dysfunktionelle Hüfte im Sinne von Kondition III.

VERANTWORTUNG

Gehen Sie zurück zum Spiegel. Erkennen Sie, vor allem im Profil, charakteristische Merkmale der Kondition III, so ist es an der Zeit, etwas dagegen zu unternehmen. Sehen Sie sich auch Ihre Kinder, Ihren Partner oder Ihre Partnerin und andere Familienmitglieder an. So schlimm sie auch sein mag – Kondition III läßt sich korrigieren, und zwar bei allen Jahrgängen beiderlei Geschlechts. Es dauert allerdings länger als bei den Konditionen I und II, denn wir müssen nicht nur ehemalige Funktionen wiederherstellen, sondern auch für den Aufbau neuer Kräfte sorgen. In fortgeschrittenem Zustand nimmt Kondition III dem Betroffenen die

Selbstachtung, wodurch sich zusätzliche Motivationsprobleme ergeben. Hat der Korrekturvorgang aber erst einmal eingesetzt, so schafft er eine Fülle positiver Verstärkungen. Allein schon die Tatsache, daß man die Phase des Nichtstuns überwunden hat, wirkt sich günstig aus. Sie ist stets der erste Schritt zur Kräftigung und Gesundung und zeigt an, daß man sich seiner Verantwortung stellt.

SCHWERARBEIT FÜR SCHWANGERE

Kondition III betrifft, wie gesagt, beide Geschlechter gleichermaßen. Dennoch möchte ich mich zum Schluß noch einmal ganz speziell an die betroffenen Frauen wenden. Bei der Geburt eines Kindes verhindert die Kippstellung des Beckens, daß der Unterkörper seine natürliche Gebärhaltung einnimmt, zu der unter anderem eine graduelle Weitung des Beckens nach vorn und unten gehört.

Das Baby senkt sich folglich nicht, weshalb eine Schwangere in Kondition III im biomechanischen Sinn strenggenommen nie geburtsbereit ist. Bei ihrer funktionellen Schwester drehen sich die Hüften in den letzten Monaten vor der Niederkunft in die entsprechende Position.

Bei der Frau in Kondition I ergibt sich, wie ich hinzufügen sollte, genau das gegenteilige Problem. Bei ihr ist das Becken infolge der Dysfunktion bereits vor der Empfängnis nach vorn gekippt. Der Körper interpretiert diese Haltung falsch und setzt den Zeitpunkt der Geburt an, lange bevor das Kind geburtsreif ist. Zur Vermeidung von Früh- oder Fehlgeburten rate ich Patientinnen mit Kinderwunsch daher dringend, rechtzeitig vor der Schwangerschaft dafür zu sorgen, daß ihr Becken seine funktionelle Position zurückerlangt.

Bei der Frau in Kondition III besteht das Risiko einer Frühgeburt nicht. Dafür wird sich bei ihr die Geburt in die Länge ziehen. Je nach dem Grad ihrer Beckenfehlstellung muß sie damit rechnen, viele Stunden im Kreißsaal zu verbringen und unter starken Wehen zu leiden.

Die wachsende Zahl der Kaiserschnitte spiegelt nach meiner Überzeugung die zunehmende Verbreitung dieser Dysfunktion wider. Die Geburtshelfer erkennen an der Stellung des Beckens, daß es Schwierigkeiten geben wird, und empfehlen den Kaiserschnitt (die Ärzte gehen von der Annahme aus, daß gegen die Fehlstellung nichts zu machen ist). Da ich herausgefunden habe, daß man sehr wohl etwas dagegen unternehmen kann, bin ich in meiner Klinik sehr hartnäckig, was Beckenfehlstellungen bei Frauen im gebärfähigen Alter betrifft. Würde das Becken mit Hilfe der Egoscue-Methode rechtzeitig wieder in seine normale Stellung zurückversetzt, ließe sich wahrscheinlich in vielen Fällen der chirurgische Eingriff bei der Geburt vermeiden.

D-Lux

D-Lux heißt die Endstation auf der Karte, die ich für Sie gezeichnet habe (Abb. 20, S. 94). Das Ziel, das wir anstreben, ist kurioserweise unser Ausgangspunkt. D-Lux ist eine Heimkehr. Wenn die Energie, der Auftrieb und die Lust, die Sie dabei empfinden, eine Art *déjà-vu*-Gefühl in Ihnen hervorrufen, genießen Sie es – als Kind waren sie schließlich schon einmal da (es kann allerdings sein, daß Ihren Kindern dieses Glück versagt geblieben ist).

Vergewissern Sie sich, daß Sie auch tatsächlich dort sind, wo Sie zu sein glauben. Der Spiegel lügt nicht. Verlaufen die waagerechten und senkrechten Achsen, die Schulter-, Hüft-, Knie- und Fußgelenke miteinander verbinden, tatsächlich parallel? Stimmen die Winkel an den Gelenken? Sitzt der Kopf gerade, und zeigen die Füße nach vorn?

Wenn dem so ist – herzlich willkommen daheim!

LEISE WARNUNGEN

Der D-Lux-Zustand entspricht einer Meßlatte, an der Sie ablesen können, ob Ihr Körperbau dem ursprünglichen Design entspricht, das wir von unseren Jäger-und-Sammler-Vorfahren geerbt haben. Am Anfang aller Fehlfunktionen und Schmerzen stehen die Abweichungen von jenem Design. In Kapitel 5 finden Sie eine Reihe von Übungen, die es ihnen ermöglichen, auch weiterhin dem D-Lux-Club anzugehören.

Aber warum soll man sich überhaupt Gedanken machen, wenn der Körper funktionell ist und alle Achsen und Winkel stimmen? Die Versuchung, die Dinge schleifen zu lassen, ist groß und mir durchaus vertraut. Warum sollte man etwas reparieren, das gar nicht kaputt ist?

Doch Veränderungen in unserer Lebensweise und unserem Lebensumfeld vollziehen sich schleichend und fallen uns oftmals gar nicht auf. Das alte Sprichwort »Ein Gramm Vorsorge ist soviel wert wie ein Pfund Heilung« hat bei aller Klischeehaftigkeit durchaus seinen Sinn.

Wir sind nun einmal keine Spielautomaten, bei denen jedesmal, wenn wir uns nicht an die Regeln der Mechanik halten, ein Summer ertönt und ein Warnlicht aufblinkt. Die ersten Warnungen, die uns unser Körper zukommen läßt, sind subtilerer Natur, und wir haben gelernt, sie mit Hilfe von Aspirin, Kniebandagen und ähnlichen Dingen zu ignorieren. Andere, deutlichere Botschaften werden übertönt durch Sprüche wie: »Kein Wunder, daß du dich nach drei Stunden in einem engen Flugzeugsitz stocksteif fühlst!« oder: »Meine Knöchel schwellen beim Fliegen immer so unangenehm an. Das liegt an der Höhe...« Ursache für die Beschwerden ist in beiden Fällen der totale Bewegungsmangel, nicht die

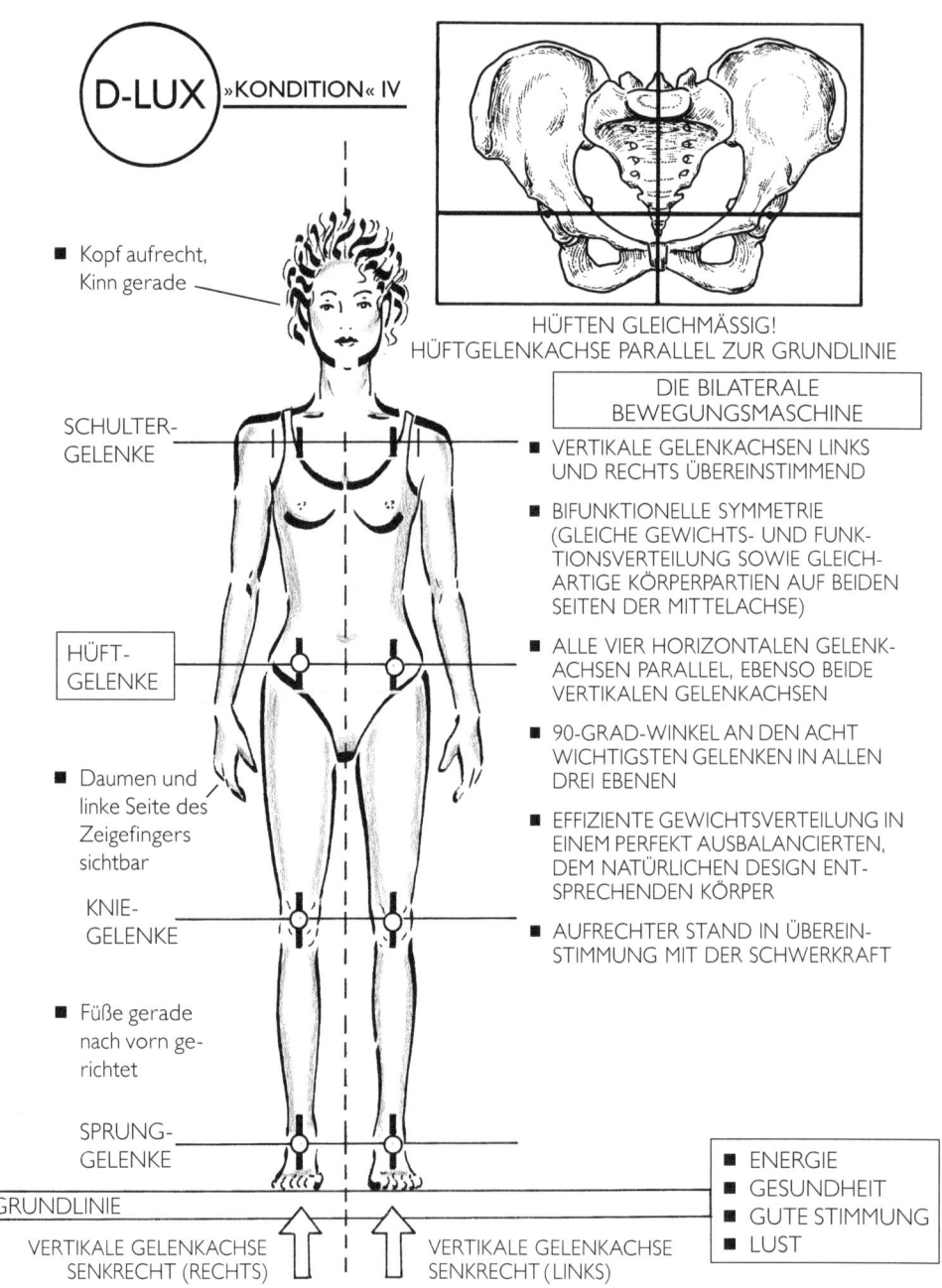

D-LUX »KONDITION« IV

HÜFTEN GLEICHMÄSSIG!
HÜFTGELENKACHSE PARALLEL ZUR GRUNDLINIE

- Kopf aufrecht, Kinn gerade

SCHULTER-GELENKE

HÜFT-GELENKE

- Daumen und linke Seite des Zeigefingers sichtbar

KNIE-GELENKE

- Füße gerade nach vorn gerichtet

SPRUNG-GELENKE

GRUNDLINIE

VERTIKALE GELENKACHSE SENKRECHT (RECHTS)

VERTIKALE GELENKACHSE SENKRECHT (LINKS)

DIE BILATERALE BEWEGUNGSMASCHINE

- VERTIKALE GELENKACHSEN LINKS UND RECHTS ÜBEREINSTIMMEND

- BIFUNKTIONELLE SYMMETRIE (GLEICHE GEWICHTS- UND FUNKTIONSVERTEILUNG SOWIE GLEICHARTIGE KÖRPERPARTIEN AUF BEIDEN SEITEN DER MITTELACHSE)

- ALLE VIER HORIZONTALEN GELENKACHSEN PARALLEL, EBENSO BEIDE VERTIKALEN GELENKACHSEN

- 90-GRAD-WINKEL AN DEN ACHT WICHTIGSTEN GELENKEN IN ALLEN DREI EBENEN

- EFFIZIENTE GEWICHTSVERTEILUNG IN EINEM PERFEKT AUSBALANCIERTEN, DEM NATÜRLICHEN DESIGN ENTSPRECHENDEN KÖRPER

- AUFRECHTER STAND IN ÜBEREINSTIMMUNG MIT DER SCHWERKRAFT

- ENERGIE
- GESUNDHEIT
- GUTE STIMMUNG
- LUST

Selbstdiagnose

Abbildung 20
FUNKTIONELLE HALTUNG

verkrampfte Sitzhaltung oder die Flughöhe (ein Hauptgrund für die Schwellung – sowie für den bekannten Jet-lag – ist im übrigen auch Wasserentzug). Daß der Körper uns dies mitteilt, überhören wir in all dem Lärm. Um endlich doch unsere Aufmerksamkeit zu erregen, brüllt er uns schließlich an, und dies geschieht in Form akuter Schmerzen. Worauf wir in Panik geraten und schleunigst Zuflucht suchen bei jemandem, der uns verspricht, die Schmerzen zu vertreiben.

Der D-Lux-Zustand, egal ob er durch die Egoscue-Methode erreicht wurde oder aber einem nach wie vor bewegungsintensiven, die ursprünglichen Funktionen erhaltenden Lebensumfeld zu verdanken ist, verstärkt die Stimme des Körpers. Trotz zahlreicher Nebengeräusche verstehen wir, was er uns sagt. Und wenn sich eines Tages doch Schmerzen einstellen sollten, dann wissen wir genau, daß uns eine wichtige Mitteilung gemacht wird, die nicht ignoriert werden darf. Die höhere Lautstärke kann sogar bedeuten, daß es an der Zeit ist, einen Arzt aufzusuchen. Der Körper weiß, wann er krank ist oder anderweitig in Schwierigkeiten steckt.

WIEDERHERSTELLUNG UND ERHALTUNG VON FUNKTION UND FLEXIBILITÄT

5

Die Merkmale der Konditionen I, II, III und D-Lux sind uns jetzt vertraut. Kümmern wir uns nun noch um ein paar Einzelheiten der Vorgehensweise und wenden uns dann den jeweiligen »Übungsmenüs« zu.

In meiner Klinik schöpfen wir Woche für Woche aus einem Repertoir von buchstäblich Hunderten von Übungen. Einige davon habe ich selbst erfunden, andere sind dem Yoga entlehnt, bei wieder anderen handelt es sich um modernisierte Versionen von Übungen aus dem Turnunterricht für Schulanfänger. Auch setzen wir bekannte Trainingsprogramme ein, wenngleich zum Teil in abgewandelter Form.

Würde ich versuchen, jede einzelne dieser Übungen hier aufzulisten, so fiele ich genau in die Falle, vor der ich zu Beginn dieses Buches gewarnt habe: Auf einmal würde alles kompliziert und unübersichtlich. Die Fülle würde uns schlichtweg erschlagen. In der Klinik kann ich mit genau abgestimmten Behandlungsmethoden arbeiten. Ich erlebe die individuelle Reaktion der Patienten und kann das Programm dementsprechend modifizieren. Wenn die Umstände es erfordern, kann ich improvisieren – beispielsweise um einen verletzten Profisportler möglichst schnell wieder fit zu bekommen. Ein Buch erfordert dagegen einen konservativeren Ansatz.

Die Egoscue-Methode funktioniert, auch wenn ich Sie nie persönlich kennengelernt habe. Sie funktioniert aufgrund der vier Kategorien, die ich Ihnen schilderte. Denken Sie einen Augenblick darüber nach: vier Konditionen, nicht vierhundert oder vier Millionen! Und *jeder* Mensch läßt sich einer dieser Konditionen zuordnen. Diagnose und Behandlung arten von daher nicht zu einer unendlich mühevollen Suche nach immer schwerer faßbaren Symptomen aus.

Dank der vier Kategorien führen die im folgenden beschriebenen Übungen ohne langes Federlesen zum Kern der Sache. Sie werden merken, daß keine dieser Übungen übermäßig anstrengend ist; es handelt sich schließlich auch nicht um ein Bodybuilding-Programm. Allerdings sind einige Bewegungen schwieriger als andere. Viel hängt von der genauen Art Ihrer persönlichen Fehlfunktionen ab. Auch werden Sie oft erleben, daß Ihnen ein und dieselbe Übung mit der einen Körperhälfte schwerer fällt als mit der anderen – was wiederum wertvolle Rückschlüsse auf die Vorgänge in Ihrem Rücken, Ihren Hüften und Schultern oder wo auch immer zuläßt.

Ein einstündiges tägliches Übungsprogramm *(Workout)* sollte ausreichen. Es wird nicht lange dauern, bis sie die Auswirkungen sehen und spüren. Jane, die vergangenes Jahr aus Washington, D.C., mit Becken- und Schulterrotation zu uns in die Klinik kam, war bereits nach zwei Übungseinheiten so weit, daß ihr Rundrücken flach dem Boden auflag.

DER GEWICHTSTEST

Was passiert nun, wenn gar nichts passiert? Angenommen, Sie machen fleißig Ihre Übungen und es stellt sich kein erkennbarer Erfolg ein. Was dann? Sollte sich tatsächlich keinerlei Besserung zeigen, so wären Sie der lebende Beweis dafür, daß sich die Egoscue-Methode per Buch nicht vermitteln läßt. Ich glaube allerdings nicht, daß dem so ist – sonst hätte ich nicht Hunderte von Stunden damit zugebracht, das vorliegende Buch zu schreiben.

Mein Rat: Halten Sie einen Moment inne, und überdenken Sie die Lage. Fragen Sie sich, ob Sie vielleicht zu ungeduldig sind. Sie können das folgendermaßen testen: Stellen Sie sich barfuß auf eine harte Oberfläche. Schließen Sie die Augen, atmen Sie über das Zwerchfell, und entspannen Sie sich. Wo in Ihren Füßen spüren Sie das Gewicht: in den Fersen, auf der Innen- oder Außenkante, oder in den Ballen? Geben Sie die Gewichtsverteilung in beiden Füßen an. Ist Ihr Körper funktionell – D-Lux –, so merken Sie sofort, daß das Gewicht in beiden Füßen auf den Ballen ruht. Lastet das Gewicht anderswo und – womit zu rechnen ist – bei beiden Füßen an verschiedenen Stellen, so ist Ihr Körper dysfunktionell.

Gut. Machen Sie nun Ihre Übungen, und wiederholen Sie danach den Gewichtstest. Wenn Sie eine Veränderung feststellen, so ist dies ein Anzeichen dafür, daß eine Verlagerung in Richtung auf die funktionelle Gewichtsverteilung stattgefunden hat. Sie machen also Fortschritte. Die Übungen sind richtig und schlagen an. Weiter so.

Keinerlei Veränderung? In diesem Fall halte ich es für möglich, daß Ihre Dysfunktionen auf die Behandlung nicht ansprechen. Sie haben vielleicht keine Schmerzen, und das ist trügerisch. Hätten Sie Schmerzen, so würden wir uns voll und ganz auf die drei Grundübungen zur Schmerzbekämpfung konzentrieren (Statische Rückensenkung, Leistendehnung in Rückenlage und Luftsitz I; sie werden nach einer ausführlichen Diskussion darüber, was Schmerz eigentlich ist, im zweiten Teil dieses Kapitels beschrieben). Vor Beginn der eigentlichen Behandlung müssen wir die Schmerzen loswerden – und dafür sorgen die besagten Übungen. Bei Schmerzfreiheit kann indessen der Eindruck entstehen, die

Dysfunktionen seien alle soweit unter Kontrolle, daß wir zum nächsten Schritt übergehen können. Wenn Sie das Gefühl haben, keinerlei Fortschritte zu machen, sind Sie in Wirklichkeit vielleicht noch gar nicht soweit.

Im Zweifelsfall lesen Sie sich noch einmal das Diagnose-Kapitel durch. Möglicherweise haben Sie die Fehlfunktionen nicht richtig erkannt. Vielleicht haben Sie die Oberkörperrotation bei Kondition II übersehen. Bitten Sie ein Familienmitglied oder einen Freund um einen kritischen Blick – eine zweite Meinung ist immer hilfreich. Vor allem aber trauen Sie Ihrem Gefühl. Der Körper sagt Ihnen schon, was ihm fehlt. Die vier Merkmalskategorien bilden in ihrer Gesamtheit eine Sprache, eine einfache, beredte Sprache, die wir ohne weiteres verstehen können.

SÜNDENBÖCKE

Die Übungen schaffen es nicht allein. Wichtig ist, daß Sie Verantwortung für Ihre Gesundheit übernehmen. Wenn Sie nicht imstande sind, die für die Übungen erforderliche Zeit freizuschlagen, dann schieben Sie den Mißerfolg nicht auf die Übungen. Sagen Sie nicht, die Übungen taugen nichts, wenn Sie die vorgeschriebene Reihenfolge nicht eingehalten haben.

Wie können Sie, wenn ich derartige Forderungen an Sie stelle, Verantwortung übernehmen? Ist das nicht ein krasser Widerspruch?

Erlauben Sie mir, daß ich mich zur Beantwortung dieser Frage auf das Beispiel der richtigen Reihenfolge der Übungen konzentriere. In über zwei Jahrzehnten intensiver Beschäftigung mit dem menschlichen Bewegungsapparat habe ich die Beschränkungen jener allgemeinen oder universalen Übungen kennengelernt, die angeblich allen größeren und kleineren Muskelgruppen einer bestimmten Körperregion in gleichem Maß zugute kommen. In einem durchweg funktionellen Körper verläuft alles wunschgemäß: Die richtigen Muskeln führen die Knochen an die richtigen Positionen. Sobald eine Fehlfunktion vorliegt, gilt dies nicht mehr. Die vorgeschriebene Reihenfolge greift spezielle Muskelgruppen heraus und aktiviert sie oder gibt ihnen zu verstehen, daß sie sich ausklinken sollen. Wird eine Funktion von, sagen wir, drei Muskelgruppen getragen, so müssen alle drei in der richtigen Reihenfolge informiert werden. Geschieht dies nicht, bricht Chaos aus.

Wenn Sie zu mir sagen: »Also, Pete, ich stelle mich jetzt meiner Verantwortung. Aus meinem Übungsprogramm habe ich nur die Statische Rückensenkung, die Jogger-Dehnübung und den Vierfüßlerstand mit gestreckten Beinen ausgewählt. Danach geht es mir immer gleich besser«, dann lautet meine Antwort: Machen Sie ruhig so weiter. Wahrscheinlich fühlen Sie sich tatsächlich besser. Doch selbst wenn die Schmerzsymptome unterdrückt werden – das Problem als solches bleibt bestehen. Fragen Sie sich, warum Sie auf die anderen Übungen verzichten und warum Sie sich nicht an die richtige Reihenfolge halten. Liegt es vielleicht daran, daß die anderen keine so unmittelbare Besserung hervorrufen? Oder ist Ihnen einfach lästig, das gesamte Programm zu absolvieren?

In meiner Klinik achte ich stets auf Zeichen, die darauf hindeuten, daß der Patient versucht, Verantwortung von sich auf mich oder aber auf das Übungsprogramm abzuwälzen. Und da dieses Buch gewissermaßen meine Klinik vertritt, möchte ich unter keinen Umständen, daß Sie sich der falschen Vorstellung hingeben, es sei die Egoscue-Methode, die Ihren Rücken, Ihre Knie oder Ihre Schultern wieder in Ordnung bringt.

Nichts da. *Sie selbst* heilen sich.

IHR REISEPLAN

Den Vergleich mit einer Straßenkarte hatten wir bereits. Halten wir uns daran, wenn ich jetzt die Übungen näher erläutere und für jede einzelne von ihnen ein Ziel und eine Reiseroute angebe. Was wir erreichen wollen, ist unser Ziel; die spezifischen Instruktionen, die uns sagen, wie wir dort hingelangen können, entsprechen der Reiseroute. Die Abfolge der Übungen ist auf den Seiten 151 f. aufgeführt. Ich habe bei der Beschreibung jeder einzelnen Übung angegeben, auf welche der vier Kategorien (Konditionen) sie sich bezieht und an welcher Stelle im Programm sie eingesetzt wird (Beispiel: Kondition II, Übung 4). Schreiben Sie Ihr Programm auf ein Blatt Papier, und markieren Sie die Seiten, auf denen die betreffenden Übungen beschrieben sind, mit kleinen, ablösbaren Klebeetiketten. Nach ein paar Tagen kennen Sie die Übungen und ihre Reihenfolge auswendig und brauchen nicht mehr nachzuschlagen.

Sollten Sie unter einer Kombination aus mehreren verschiedenen Symptomen leiden, so ist dies kein Grund zur Verzweiflung. Vielen Menschen ergeht es so. Kondition I ist die am weitesten verbreitete Kategorie, doch wenn Sie zusätzlich auch Symptome der Kondition II aufweisen, so sollten Sie sich zunächst, wie im vorigen Kapitel bereits erwähnt, um die Beseitigung der letzteren kümmern. Die Muskeln eines Menschen in Kondition II sind oft verspannt. Die vorgesehenen Übungen lockern sie und sorgen auf diese Weise für jene Flexibilität, die für die Übungen zur Beseitigung der Probleme von Kondition I und III erforderlich ist.

Nach erfolgreicher Erkennung und Behandlung der Symptome von Kondition II kommt Kondition III an die Reihe. Wenn Ihnen entspre-

Wiederher-
stellung und
Erhaltung von
Funktion und
Flexibilität

100

chende Merkmale an Ihrem Körper auffallen, betrachten Sie sich als Kondition-III-Person, und halten Sie sich an die entsprechenden Programmvorgaben. Sind auch diese Symptome beseitigt, kümmern Sie sich um Kondition I.

Ich möchte Sie dringend davor warnen, nach Lust und Laune mal diese und mal jene Übung aus anderen Programmen auszuwählen oder vielleicht sogar sämtliche Übungen einer nicht für Sie bestimmten Sequenz durchzuführen. Wenn manche Übungen in Ihrem Menü fehlen, so liegt das daran, daß diese nach meinen Erfahrungen bei den Fehlfunktionen, an denen Sie leiden, wirkungslos sind. Und schließlich noch eines: Vor der D-Lux-Kondition habe ich ein unmißverständliches Schild aufgepflanzt, auf dem in großen Lettern *Betreten verboten!* steht. Wenn Sie Merkmale der Konditionen I, II oder III aufweisen und trotzdem, ehe Sie Ihre Funktionalität wiedergewonnen haben, über den Zaun vor dem D-Lux-Gelände klettern, folgt die Strafe auf dem Fuße – und zwar in Form von *Schmerzen.* Ihr eigener Körper wird das Urteil über Sie sprechen.

WEITERE INFORMATIONEN ÜBER DEN SCHMERZ

An dieser Stelle müssen wir uns noch einmal ganz speziell mit dem Symptom Schmerz und seiner Bedeutung bei der Diagnose sowie der Wiederherstellung verlorengegangener Funktionen auseinandersetzen.

Wenn Fußgelenk, Knie, Hüfte, Schulter oder Rücken weh tun, so *muß* zunächst dieses Symptom bekämpft werden, unabhängig von der diagnostizierten Kondition. Was die Diagnose als solche betrifft, so sind Schmerzen insofern hilfreich, als sie uns unmißverständlich auf ein vorliegendes Problem aufmerksam machen. Lassen Sie sich aber nicht zu dem Irrglauben verleiten, das Problem ließe sich unmittelbar am Ort des Geschehens – also dort, wo der Schmerz spürbar ist – lösen. Bei der Behandlung kommt es primär darauf an, das Feuer zu löschen. Danach gilt es, die defekten Sicherungen auszuwechseln, die den Kurzschluß und damit den Brand ausgelöst haben.

Wer Schmerzen im Bewegungsapparat verspürt, sollte sich zunächst auf die folgenden drei Übungen konzentrieren: Statische Rückensenkung, Leistendehnung in Rückenlage und Luftsitz I. Sind die Schmerzen beseitigt, beginnen Sie mit der jeweils ersten Übung des für Sie zuständigen Programms, wobei Sie allerdings die Zahl der Wiederholungen nicht bis zur Schmerzgrenze ausweiten sollten. Achten Sie auf die Stimme Ihres Körpers; er wird Ihnen sagen, wann es soweit ist. Kehren die Schmerzen dennoch zurück, ignorieren Sie sie nicht. Unterbrechen Sie vielmehr das Programm, und beschränken Sie sich statt dessen wieder auf die drei oben erwähnten Übungen zur Schmerzbekämpfung. Kann sein, daß Sie sich eine Zeitlang damit begnügen müssen, aber das macht ja nichts. Jede Minute, die Sie mit Hüften, Rücken und Schultern in der geschilderten Stellung verharren, ist gewonnene Zeit. Eines Tages ernten Sie die Früchte: Ihr Zustand bessert sich, und Sie können sich wieder schmerzfrei bewegen.

Die drei Übungen eignen sich auch zum entspannenden Abschluß des täglichen Übungsprogramms.

Sind die Schmerzen so heftig, daß sogar die Selbstdiagnose vor dem Spiegel zur Qual wird, beginnen Sie unverzüglich mit den drei Übungen zur Schmerzbekämpfung, und verschieben Sie die Selbstdiagnose auf einen späteren Zeitpunkt. Vor allem die Statische Rückensenkung wird Ihnen Erleichterung verschaffen – vorausgesetzt, Sie geben ihr genug Zeit, ihre volle Wirkung zu entfalten.

Äußerst wichtig ist folgendes: Schmerzen und Fehlfunktionen lassen sich nur überwinden, wenn Sie selbst Verantwortung übernehmen. Die Übungen allein, ohne Ihre ganz persönliche Unterstützung, schaffen es nicht. »Also, ich lag dann fünf Minuten in der Statischen Rückensenkung, und trotzdem tut mir mein Rücken noch weh…« Solche Sprüche sind mir verhaßt. Man muß den Hüften und dem Rücken genug Zeit geben, damit sie sich senken und flach auf dem Boden liegen können. Dafür sorgt schon die Schwerkraft – allerdings kann es, je nach Schwere der Dysfunktion, bis zu zwei Stunden dauern und manchmal sogar noch länger. Die Frage, ob sich dieser Zeitaufwand lohnt, kann ich Ihnen nicht beantworten. Nur Sie selbst können das.

Bedauerlicherweise gibt es immer wieder Leute, die lieber sagen: »Nein danke, geben Sie mir lieber ein Valium.« Die Entscheidung muß von jedem einzelnen selbst getroffen werden. Ich kann Ihnen aus Erfahrung nur eines sagen: Sobald die Funktion zurückkehrt, lassen sich auch die Schmerzen leichter und schneller unterdrücken. Was heute zwei Stunden dauert, geschieht morgen vielleicht schon in neunzig Minuten, und nach ein paar Wochen reicht möglicherweise eine Viertelstunde. Vielleicht gibt es Rückschläge, doch selbst dann führt der Weg zurück zu Funktionalität und Fitneß – vorausgesetzt, Sie streben dieses Ziel entschlossen an.

DIE SIEBEN GEBOTE

Bevor ich Ihnen die einzelnen Übungen der Egoscue-Methode vorstelle, hier noch ein paar wichtige Grundregeln, die Sie unbedingt befolgen sollten:

○ Denken Sie immer an die »Vier-Gelenke-Haltung«! Die vertikalen Gelenkachsen zwischen Schulter-, Hüft-, Knie- und Sprunggelenken sollten genau senkrecht verlaufen, die Füße geradeaus zeigen, der Kopf nicht vornüberhängen.
○ Machen Sie regelmäßig Gebrauch von der Bauch- oder Zwerchfellatmung, und setzen Sie dabei Ihre Bauchmuskulatur ein. Mit flachen, kurzen Atemzügen ist Ihnen nicht gedient. Sorgen Sie dafür, daß die Lungen den Brustkorb voll ausfüllen.
○ Ziehen Sie, wenn in meinen Anweisungen nicht ausdrücklich das Gegenteil steht, die Schuhe aus. Trainieren Sie die Fußmuskeln regelmäßig.
○ Vergessen Sie nie, daß der Körper eine bilaterale Konstruktion ist. Eine Übung, die eine Körperhälfte trainiert, *muß* danach gegengleich, also auch mit der anderen Körperhälfte, durchgeführt werden. Programmkürzungen sind nicht erlaubt!
○ Aktivieren Sie Ihre Muskeln, geben Sie ihnen etwas zu tun! Bringen Sie sie dazu, daß sie mit Ihnen sprechen!
○ Starke Nerven- oder Muskelschmerzen dürfen weder provoziert noch ignoriert werden.
○ Halten Sie sich *streng an die vorgegebene Reihenfolge!* Jede Übung bereitet den Körper auf die nächste vor. Keine willkürliche Auswahl!

Wenn Sie dies alles verarbeitet haben, ist gewissermaßen Ihr Fahrschein abgestempelt. Die wichtigste Reise Ihres Lebens kann beginnen.

BAUCHMUSKELTRAINING
KONDITION I, ÜBUNG 5
KONDITION II, ÜBUNG 8
D-LUX, ÜBUNG 6

Ziel: Die Übungen kräftigen die Bauchmuskeln. Die traditionellen Situps erreichen dieses Ziel nicht, weil bei einem Winkel von etwa sechs Grad die kräftigen Hüftbeuger einspringen. Die Situp-Freaks im Fitneßstudio trainieren sich also enorme Hüftbeuger an, obwohl ihr eigentliches Ziel das Schlankwerden ist. Vielleicht ist Ihnen nach einer Reihe von Situps schon einmal aufgefallen, daß beim Verlassen der Bank oder Matte entweder die rechte oder die linke Schulter etwas vorsteht. Da zeigen die Hüftbeuger ihre Stärke; außerdem erkennt man, welche Körperhälfte die Hauptlast trägt. Wir müssen das übertriebene Hüftbeugertraining reduzieren und statt dessen die Bauchmuskeln soweit bringen, daß sie sich an der Beugung und Streckung des unteren Rückens beteiligen.

Ausführung (Beginnen Sie mit einer Sequenz von 25 Wiederholungen, und steigern Sie die Belastung allmählich auf zwei Sequenzen mit 50 Wiederholungen): Legen Sie sich auf den Rücken, und drücken Sie die Füße gegen die Wand, so daß die Knie einen rechten Winkel bilden. Die Füße sollen auf einer Linie mit den Knien liegen und die Hüften senkrecht unter den Knien (Abb. 21). Verschränken Sie die Hände unter dem Kopf, und entspannen Sie sich, den Blick auf die Zimmerdecke gerichtet. Heben Sie dann Schultern und Kopf, soweit Sie können, an und atmen dabei aus. Achten Sie darauf, daß Sie bei dieser Übung nur die Bauchmuskeln einsetzen, nicht die Hüftbeuger. Der untere Rücken soll während des gesamten Bewegungsablaufs flach liegenbleiben.

Wenn Sie merken, daß sich Hüften und/oder Knie ebenfalls heben und senken und die Füße sich ein Stück von der Wand lösen, dann ist dies ein Zeichen dafür, daß Sie die Hüftbeuger stärker beanspruchen als die Bauchmuskeln. Unterlassen Sie ruckartige Bewegungen mit dem Hals, und achten Sie darauf, daß die Schultern tatsächlich vom Boden abheben.

Eine andere Möglichkeit, die Hüftbeuger zu neutralisieren, besteht darin, während der Dauer der Übung den Blickkontakt mit der Zimmerdecke aufrechtzuerhalten. Bricht er ab, so besagt dies, daß Ihr Kopf und die obere Rückenpartie zu weit angehoben sind und daß die Bauchmuskeln den Hebevorgang den Hüftbeugern überlassen haben.

Wiederherstellung und Erhaltung von Funktion und Flexibilität

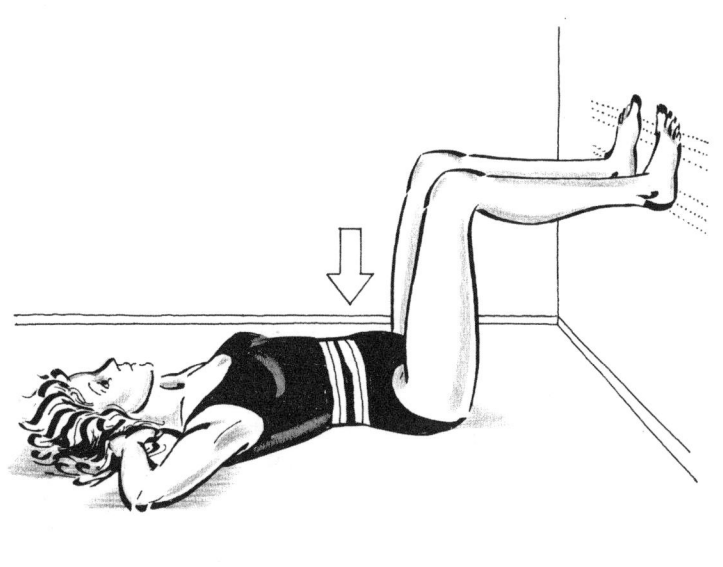

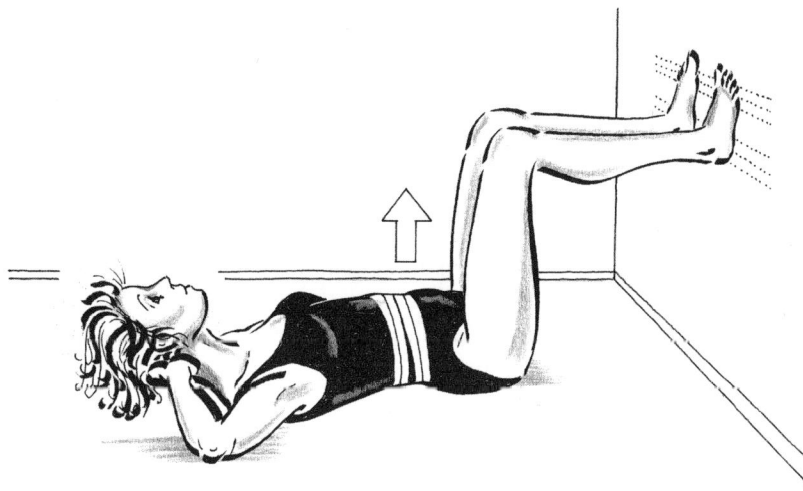

Abbildung 21
BAUCHMUSKELTRAINING

Bauchmuskel-
training

105

LUFTSITZ I
KONDITION I, ÜBUNG 10
KONDITION II, ÜBUNG 13
D-LUX, ÜBUNG 19

Ziel: Wir wollen Ihren Oberschenkelmuskeln klarmachen, daß sie eigentlich dazu da sind, den Rumpf zu tragen. Wenn Ihnen die Übung anfangs schwerfällt, befinden Sie sich in bester Gesellschaft. Die Schwierigkeiten, die viele Menschen mit dieser Übung haben, rühren daher, daß hier ihre Beinmuskeln dazu gezwungen werden, den Körper aufrecht zu halten. Sie können also die Arbeit nicht mehr den Hüftbeugern überlassen. Der Luftsitz ist besonders bei Skifahrern beliebt, weil sie bald dahinterkommen, daß ihnen die Schwünge wesentlich leichterfallen, wenn die Oberschenkelmuskeln mitmachen.

Ausführung (Dauer: 1 bis 3 Minuten): Lehnen Sie sich rücklings an eine Wand, und drücken Sie die Hüften dagegen. Die ungefähr schulterweit auseinanderstehenden Füße müssen weit genug von der Wand entfernt sein, so daß sich die Knie nach dem Anwinkeln senkrecht über den Knöcheln (und nicht über den Zehen) befinden. Beugen Sie nun die Knie, und lassen Sie den Oberkörper langsam die Wand hinuntergleiten (Abb. 22). Drücken Sie den unteren Rücken gegen die Wand, so daß Sie – möglichst gleichmäßig im rechten wie im linken Oberschenkel – die Belastung des vierköpfigen Oberschenkelmuskels (Quadrizeps) spüren. Sollten Ihnen dabei die Knie weh tun, rutschen Sie wieder ein Stückchen aufwärts. Der Beugungswinkel der Knie sollte neunzig Grad nicht unterschreiten. Achten Sie darauf, daß die Füße nach vorn gerichtet und die Knie in gerader Linie über den Knöcheln bleiben (nicht nach außen oder innen abspreizen!).

Tief durchatmen! Nach Abschluß der Übung stoßen Sie sich mit den Händen von der Wand ab und gehen eine Minute lang ruhig auf und ab.

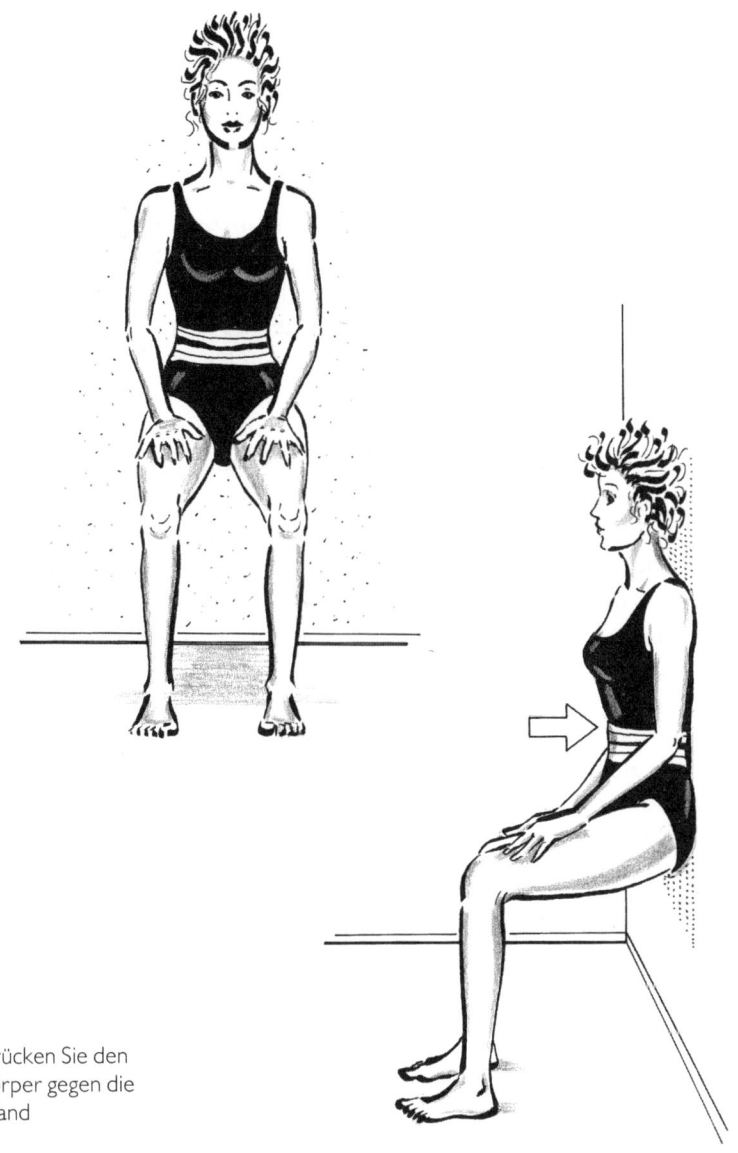

Drücken Sie den
Körper gegen die
Wand

Abbildung 22
LUFTSITZ I

Luftsitz I

KLEINES ARMKREISEN
KONDITION I, ÜBUNG 1
KONDITION II, ÜBUNG 1
KONDITION III, ÜBUNG 1
D-LUX, ÜBUNG 1

Ziel: Das Armrollen stärkt die Muskeln im oberen Rücken, die die Tätigkeit der Schultergelenke beeinflussen, und erhöht somit deren Leistungsfähigkeit im »Tauziehen« mit den Hüftbeugern. Die Übung ist so »leicht«, daß die Versuchung naheliegt, sie aus Zeitgründen einfach auszulassen. Ihre nach vorn gedrehten, hängenden Schultern werden allerdings nur dann wieder in die richtige Haltung zurückfinden, wenn Sie die Gelenkfunktion entsprechend aktivieren. Für Personen mit gravierenden Dysfunktionen der Schulter ist die Übung auch gar nicht so einfach.

Ausführung (Dauer: anfangs 25 maliges Kreisen in beiden Richtungen, kontinuierliche Steigerung auf je 75 mal): Stellen Sie sich aufrecht hin, den Kopf hoch, die Füße in leichtem Abstand parallel nebeneinander, die Arme seitlich am Körper. Die Hände zeigen den »Golfspielergriff«, das heißt die Fingergelenke sind mit Ausnahme des ausgestreckten Daumens einwärts gebeugt.

Heben Sie die Arme seitwärts an, achten Sie aber darauf, daß die Schultern gerade bleiben (Abb. 23). Heben Sie die Arme parallel zur Bodenfläche bis auf Schulterhöhe. Wenn eine Schulter »hüpft« oder vorrollt, senken Sie die Arme wieder, bis die Schultern wieder auf gleicher Höhe sind.

Ziehen Sie nun die Schulterblätter ein wenig zusammen, und lassen Sie dann die Arme vorwärts rotieren, so daß sie einen Kreis von zirka 15 cm Durchmesser beschreiben. Beim Rückwärtskreisen zeigen die Handflächen nach oben und der ausgestreckte Daumen nach hinten.

Wiederher-
stellung und
Erhaltung von
Funktion und
Flexibilität

108

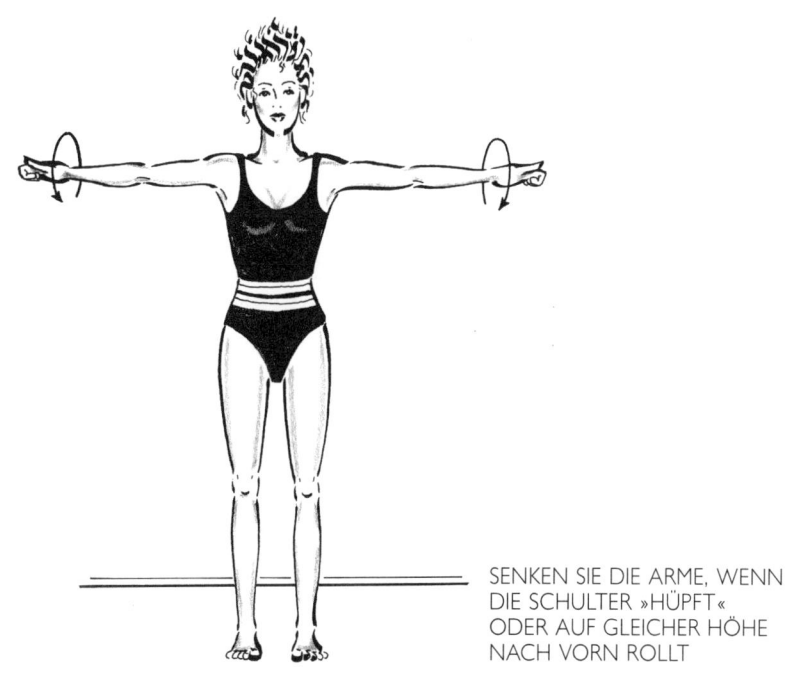

SENKEN SIE DIE ARME, WENN
DIE SCHULTER »HÜPFT«
ODER AUF GLEICHER HÖHE
NACH VORN ROLLT

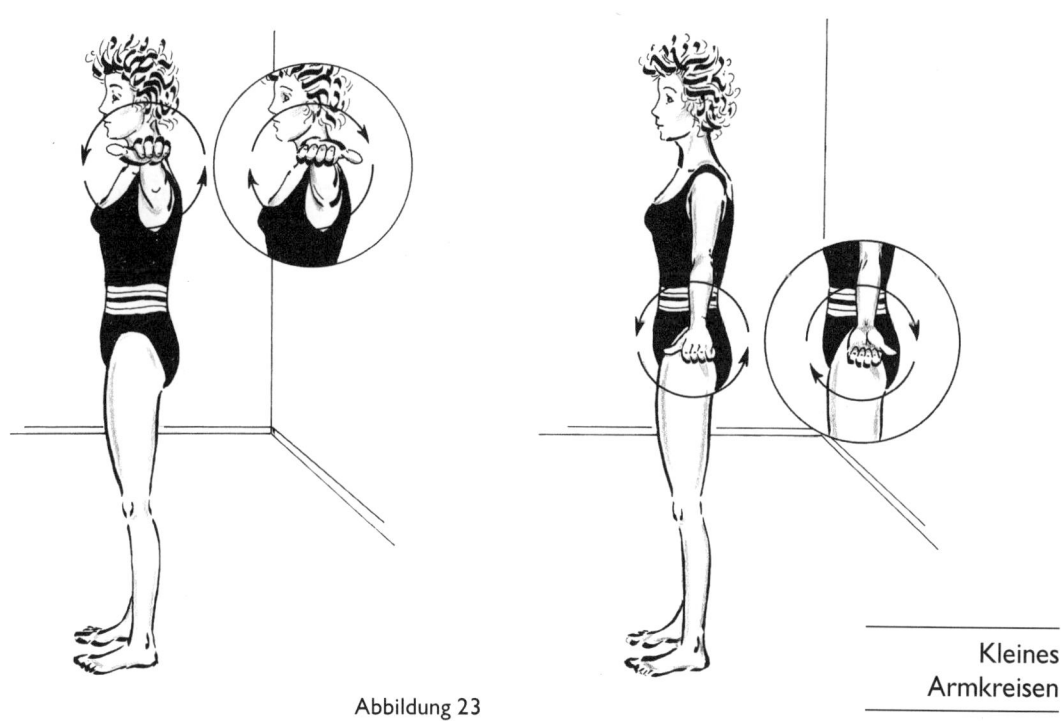

Abbildung 23
KLEINES ARMKREISEN

HUND UND KATZE
Kondition I, Übung 7
Kondition III, Übung 2
D-Lux, Übungen 3, 5, 15

Ziel: Wir müssen unsere Schultern und Hüften davon überzeugen, daß sie wieder zusammenarbeiten können. Die Übung kommt Ihnen vielleicht etwas albern vor – doch wäre es noch alberner, deswegen auf sie zu verzichten. »Hund und Katze« ist eine angenehme Übung, da sie alle Haltungsmuskeln des Rückens von den Schultern bis zur Hüfte trainiert. Sie ruft einen wunderbaren, sich von oben nach unten und von unten nach oben fortpflanzenden »Welleneffekt« hervor, vergleichbar mit dem Spiel eines Pianisten, der seine Finger von den tiefsten Tönen zu den höchsten und wieder zurück gleiten läßt. An der Beugung und Streckung der Wirbelsäule sind Hüften und Schultern gleichermaßen beteiligt.

Ausführung (Eine Sequenz von 15 Wiederholungen): Knien Sie auf dem Boden nieder, so daß Arme, Oberschenkel und Oberkörper ein Rechteck bilden (Abb. 24 oben). Um dies zu erreichen, müssen die Hände senkrecht unter den Schultern und die Knie senkrecht unter den Hüften den Boden berühren. Die Knie sollten so weit gespreizt sein, daß sie eine gerade Linie mit den Hüften bilden. Verteilen Sie Ihr Gewicht gleichmäßig, und lassen Sie die Füße entspannt.

Bilden Sie nun vorsichtig mit dem Rücken einen Rundbogen, und beugen Sie dabei den Kopf vor – wie eine Katze, die einen Buckel macht (Abb. 24 Mitte). Lassen Sie danach den Rücken sinken, und heben Sie den Kopf an – wie ein zufriedener Hund (Abb. 24 unten). Versuchen Sie, die Bewegung nicht ruckartig oder mit Unterbrechungen, sondern in einem Zug durchzuführen. Halten Sie dabei die Arme gerade. Das Einatmen erfolgt bei vorgebeugtem, das Ausatmen bei erhobenem Kopf.

Schultern und Hüften kooperieren bei dieser Übung. Die Wellenbewegung der Rückenlinie erinnert an eine Straße, auf der Rüttelschwellen und Schlaglöcher in rascher Folge einander ablösen: Buckel – Senke – Buckel – Senke. Bei der »Hundestellung« kommt es nicht nur darauf an, den Kopf zu heben und den Rücken zu strecken; Hüften und Schultern sollen vielmehr den Rücken in ein leichtes Hohlkreuz drücken.

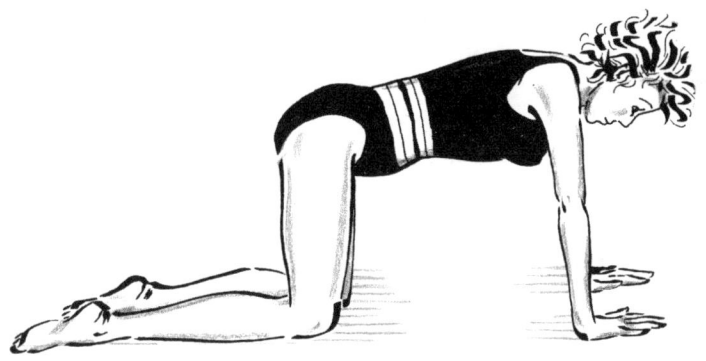

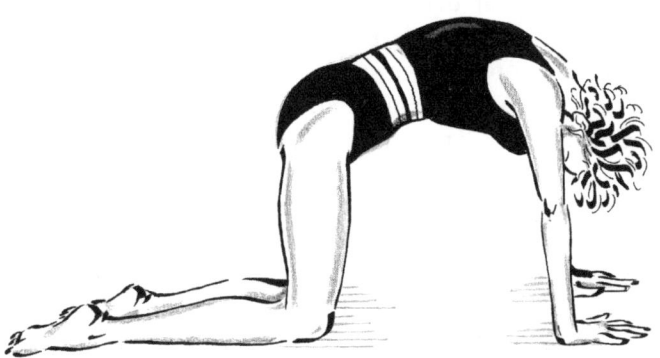

KATZE

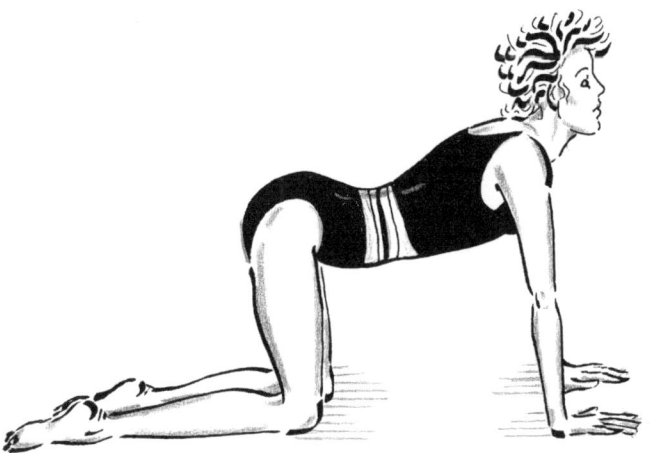

HUND

Abbildung 24
HUND UND KATZE

Ziel: Indem wir die Haltungsmuskeln von Rückgrat und Hüfte buchstäblich auswringen und sie beidseitig zu wiederholter Kontraktion und Entspannung veranlassen, fördern wir die bilaterale Aktivität – eine Tätigkeit, die sie wegen der Oberkörperrotation verlernt haben. Hören Sie bei dieser Übung – ebenso wie bei allen anderen – auf die Stimme Ihres Körpers, und ersetzen Sie sie, falls sich Schmerzen einstellen sollten, durch Statisches Rückentraining. Versuchen Sie das »Krokodil« nach ein paar Tagen noch einmal, aber nicht mit Gewalt.

Ausführung (Dauer: jeweils 30 bis 60 Sekunden auf jeder Seite): Legen Sie sich mit ausgestreckten Beinen auf den Rücken. Heben Sie den linken Fuß an, so daß er unmittelbar an die Zehen des rechten Fußes anschließt (die Ferse ruht direkt auf dem großen Zeh). Strecken Sie die Arme seitwärts aus, bis sie eine gerade Linie mit den Schultern bilden. Die Handflächen sind dem Boden zugewandt (Abb. 25).

Spannen Sie die Oberschenkelmuskeln (Quadrizeps) beider Beine an, und drehen Sie die Füße nach rechts, so daß sie, wenn möglich, den Boden berühren; der linke Fuß bleibt dabei direkt vor dem rechten. Heben Sie gleichzeitig die linke Hüfte an, und drehen Sie sie möglichst senkrecht über die rechte. Der Kopf ist jetzt nach links gewandt. Verharren Sie in dieser Stellung, und atmen Sie tief durch; die Oberschenkelmuskeln bleiben angespannt. Wiederholen Sie die Übung gegengleich.

Wiederher-
stellung und
Erhaltung von
Funktion und
Flexibilität

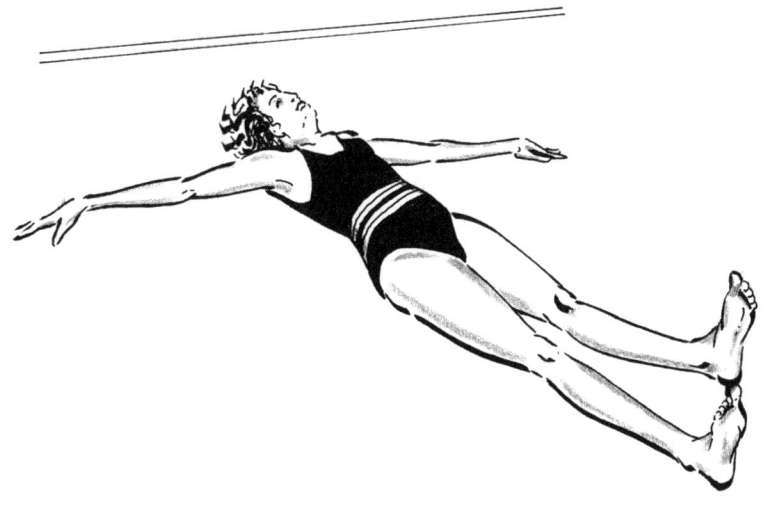

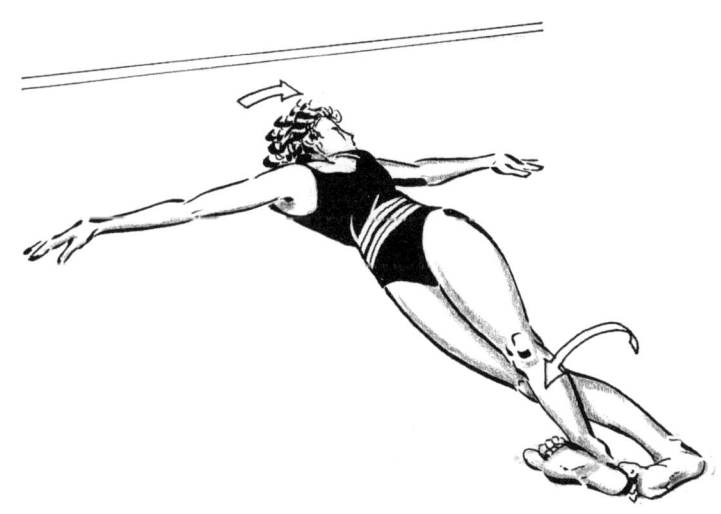

Abbildung 25
KROKODIL

VIERFÜSSLERSTAND MIT GESTRECKTEN BEINEN
KONDITION I, ÜBUNG 8
KONDITION II, ÜBUNG 3
D-LUX, ÜBUNG 7

Ziel: Wir wecken von Kopf bis Fuß alle Muskeln der Körperrückseite aus ihrem Dauerschlaf. Es haben also nicht nur ein paar besonders kräftige Muskeln das Vergnügen, sondern es müssen *alle* betroffenen Muskelgruppen ran. Nach einer langen Autofahrt, einer Flugreise oder einem Tag hinter dem Schreibtisch ist diese Übung bestens dazu geeignet, die eingerosteten Partien wieder beweglich zu machen.

Ausführung (Dauer: 30 bis 60 Sekunden): Beginnen Sie auf den Knien, in der gleichen Haltung wie bei »Hund und Katze«. Die Hände sollten sich direkt unter den Schultern befinden, die leicht gespreizten Knie direkt unter den Hüften. Die Zehen sind angewinkelt. Heben Sie nun den Rumpf, so daß die Knie den Bodenkontakt verlieren und Sie nur noch auf Händen und Füßen stehen. Ihr Körper bildet jetzt mit dem Boden ein Dreieck, dessen obere Spitze das Becken darstellt (Abb. 26).

Achten Sie darauf, daß die Hände nicht nach hinten, also auf die Füße zu, rutschen. Wenn Sie die Hüften strecken und die Fersen vorsichtig auf den Boden setzen, spannen Sie die Oberschenkelmuskeln (Quadrizeps) an; die Dehnung sollte in den Waden spürbar sein. Überprüfen Sie Ihren Stand: Die Füße sind schulterweit auseinander und müssen parallel stehen; der Quadrizeps in beiden Beinen ist gespannt, und die Hüften drücken nach oben und hinten. Der Rücken muß flach sein, nicht gebeugt. Atmen Sie! Wenn Sie die Fersen nicht ganz auf den Boden bringen, drücken Sie sie so weit herunter, wie es Ihnen mit angespannten Beinen möglich ist. Es kann ein paar Wochen dauern, aber zu guter Letzt wird es Ihnen dann doch gelingen. Weder im Rücken noch in den Hüften sollten Sie bei dieser Übung Schmerzen verspüren.

Wiederherstellung und Erhaltung von Funktion und Flexibilität

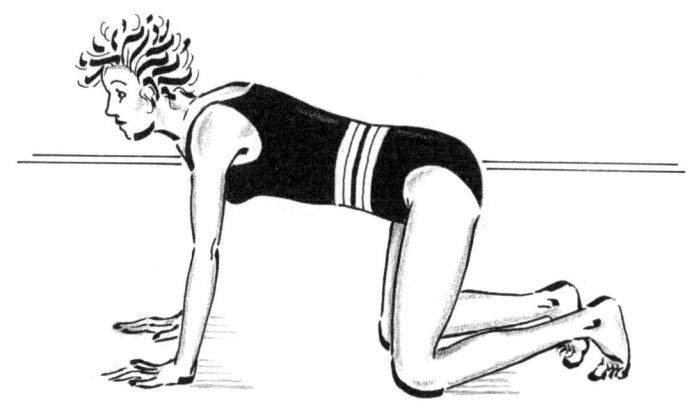

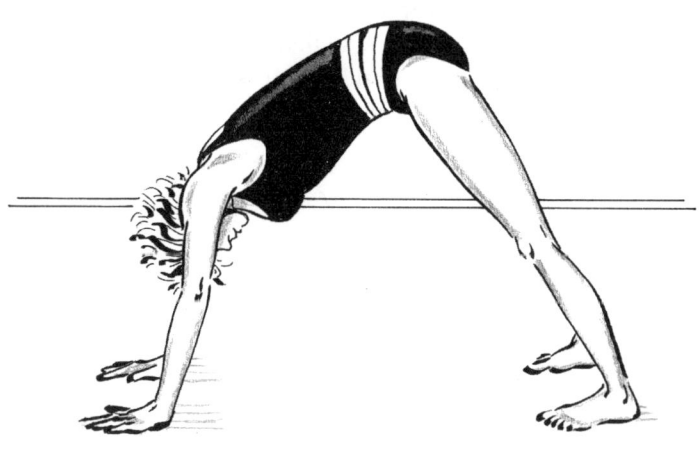

Abbildung 26
STÄRKUNG DER RÜCKENMUSKELN IM VIERFÜSSLERSTAND

ELLBOGEN-CURLS
KONDITION I, ÜBUNG 2
D-LUX, ÜBUNG 2

Ziel: Mit Ellbogen-Curls werden die Muskeln im oberen Rücken aktiviert und gestärkt und die Schultern daran erinnert, daß sie sowohl eine Drehgelenk- als auch eine Scharnierfunktion haben. Dem »Scharnier« machen wir darüber hinaus mit der Übung klar, daß es sich vor und zurück zu bewegen hat.

Ausführung (Dauer: Beginnen Sie mit 10 Wiederholungen, und steigern Sie die Leistung allmählich auf 20 Wiederholungen): Beide Hände bilden den »Golfspielergriff« (Finger am zweiten Knöchel gebeugt, die Daumen sind ausgestreckt wie beim Anhalter am Straßenrand). Legen Sie die von den unteren Fingerknochen gebildeten Flächen (zwischen erstem und zweitem Fingergelenk) an die Schläfen; die ausgestreckten Daumen weisen nach unten. Achten Sie darauf, daß die Füße gleichmäßig nebeneinander stehen, und versuchen Sie, die Ellbogen vor der Brust zusammenzuführen (Abb. 27). Nehmen Sie dann die Ellbogen auf Schulterhöhe zurück, wobei linker Ellbogen, Schultern und rechter Ellbogen eine gerade Linie bilden sollten. Der Kopf sollte sich nicht bewegen und die Fingerknöchel die Schläfen nicht verlassen. Sollten Sie Schwierigkeiten haben, diese Übung ohne Kopfbewegung nachzuvollziehen – es kann sein, daß er vor- und zurückzuckt –, stellen Sie sich mit dem Rücken an eine Wand und achten darauf, daß der Hinterkopf während der gesamten Ellbogenbewegung an der Wand anliegt. Auch die Schulterblätter sollten an der Wand bleiben.

Wiederherstellung und Erhaltung von Funktion und Flexibilität

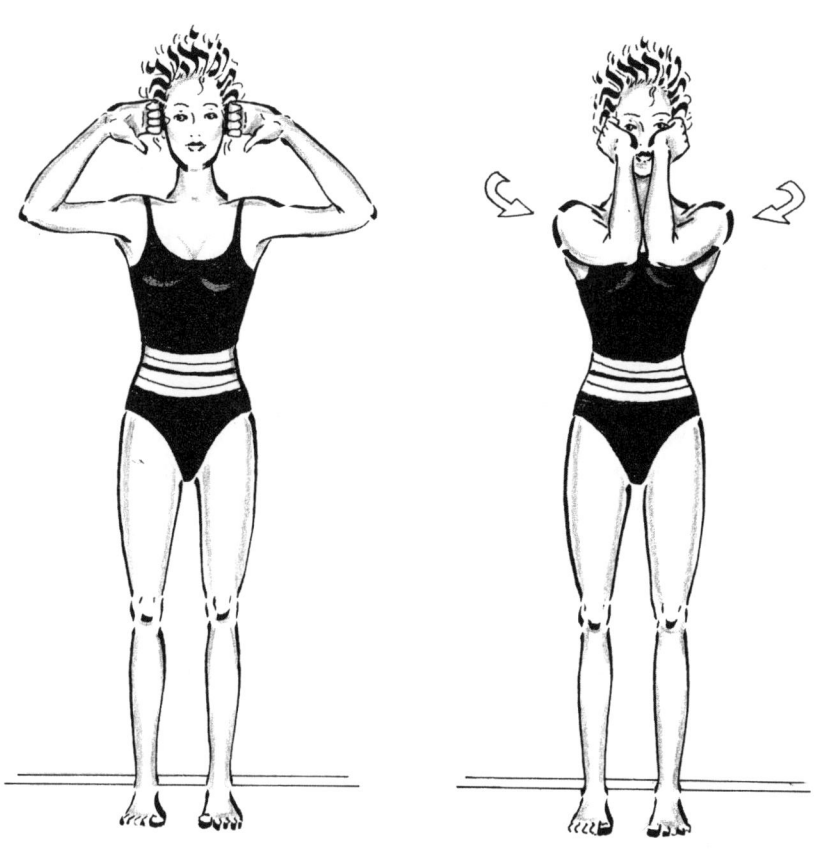

Abbildung 27
ELLBOGEN-CURLS

Ziel: Wir kräftigen die Schrittmuskeln der einen Körperhälfte und dehnen gleichzeitig die Hüftmuskeln der anderen. Wohlgemerkt: Es handelt sich nur um eine D-Lux-Übung! Der Körper sieht von seinem Design her unilaterale (einseitige) Hüftbelastungen vor. Das beste Beispiel ist ein Vorgang, den wir alle schon einmal erlebt haben: Ein Tag, der wie geschaffen ist für eine Bergwanderung. Beim Aufstieg versperrt uns ein umgestürzter Baum den Pfad. Ich setze den linken Fuß auf den Stamm und stoße mich mit dem rechten ab, um das Hindernis zu überwinden. Beide Hüften sind gleichzeitig aktiv, aber sie tun nicht dasselbe: die eine dehnt sich, die andere trägt die Last.

Ausführung (Dauer: 45 bis 60 Sekunden): Stellen Sie sich mit dem Rücken zur Wand. Die Beine sind etwas mehr als hüftbreit gespreizt, die Füße gerade nach vorn gerichtet. Drehen Sie den linken Fuß im Neunzig-Grad-Winkel nach außen (Näheres dazu siehe Übung »Windmühle«, S. 148). Beugen Sie das linke Knie, und achten Sie darauf, daß es nicht zu stark einwärts gedreht ist, sondern einen Punkt annähernd senkrecht über den Zehen erreicht. Legen Sie die linke Hand flach auf den Boden neben den linken Fuß. Das rechte Bein bleibt gestreckt, die Oberschenkelmuskeln sind gespannt. Strecken Sie nun den rechten Arm aus, und führen Sie ihn mit nach unten weisender Handfläche über das rechte Ohr nach links (Abb. 28). Die rechte Hüfte muß dabei an der Wand bleiben, sie darf also nicht nach vorn kommen. Überprüfen Sie die Stellung: Ist das rechte Bein gestreckt? Ist die Hüfte nicht vorgerückt? Ruht die linke Handfläche neben dem linken Fuß auf dem Boden? Ragt der rechte Arm gestreckt über das rechte Ohr nach links, und zeigt die rechte Handfläche nach unten?

Atmen Sie! Zur Beendigung dieser Dehnübung drehen Sie die rechte Hüfte vor, beugen das rechte Knie, bis es den Boden berührt, und stützen sich mit dem rechten Arm am Boden ab. Stehen Sie auf, und wiederholen Sie die Übung gegengleich.

WINDMÜHLEN-STELLUNG

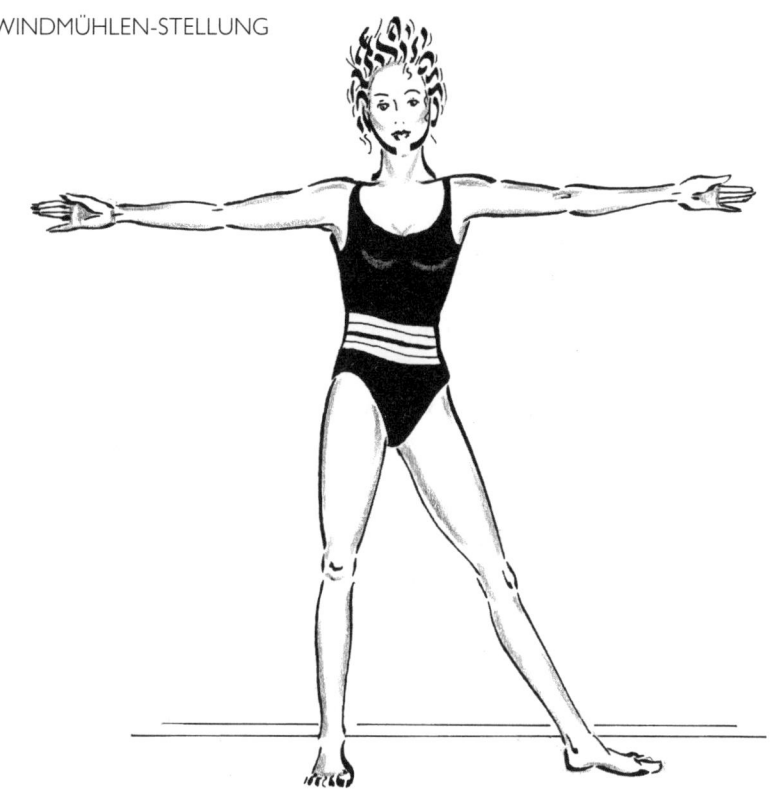

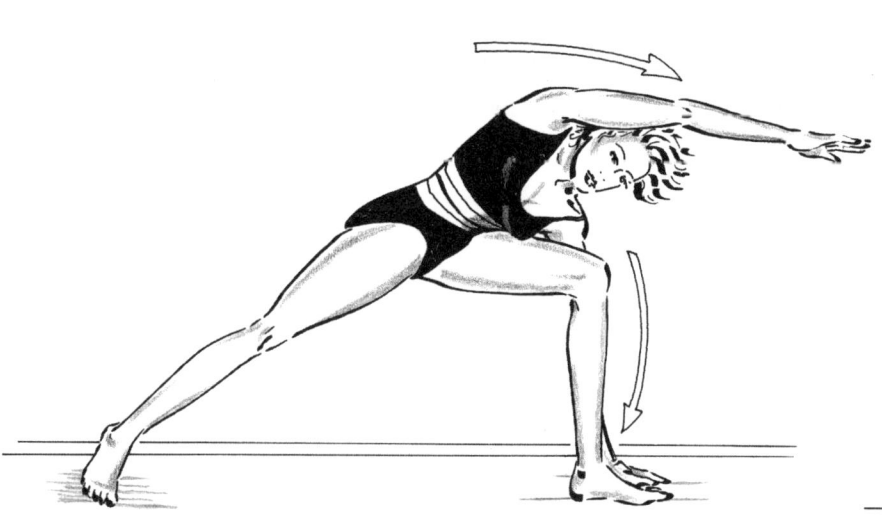

Abbildung 28
SEITENSTRECKEN

FUSSKREISEN UND FUSSSTRECKEN
Kondition I, Übung 6
KONDITION II, ÜBUNG 9
KONDITION III, ÜBUNG 5
D-LUX, ÜBUNG 11

Ziel: Die hier beschriebenen Übungen wecken die Fuß- und Wadenmuskeln auf, damit sie beim Gehen wieder in der für den Menschen (und nicht für Enten) richtigen Reihenfolge arbeiten können. Liegt eine Auswärtsdrehung vor, so beugen sich Ihre Füße nicht korrekt, das heißt, das Fußgelenk senkt sich beim Gehen nach innen ab. Der für diese Übung erforderliche Aufwand wird Sie wahrscheinlich überraschen. Aber Sie fühlen sich wesentlich besser, wenn die normale Funktion wiederhergestellt ist.

Ausführung (Dauer: Anfangs 20 Kreisbewegungen in jeder Richtung, kontinuierlich auf 40 erhöhen; Streckübung: anfangs 10 Wiederholungen, dann kontinuierlich auf 20 erhöhen): Sie liegen mit ausgestrecktem linkem Bein auf dem Rücken und winkeln das rechte Bein an, wie auf Abb. 29 dargestellt. Verschränken Sie die Hände unterhalb des Knies um den Oberschenkel, und ziehen Sie das Bein in Richtung Brust, bis Unterschenkel und Boden parallel sind. Halten Sie das Knie in dieser Position, und lassen Sie den Fuß, so oft wie vorgeschrieben, kreisen, erst in die eine, dann in die andere Richtung.

Achten Sie darauf, daß sich das Knie nicht bewegt. Das Drehmoment liegt im Fußgelenk, nicht im Knie.

Beim Fußstrecken ziehen Sie die Zehen zurück in Richtung Schienbein und strecken sie wieder aus, so daß sie nach vorn weisen. Auch bei dieser Übung darf sich das Knie nicht bewegen. Nach Beendigung der beiden Übungen mit dem rechten Fuß wiederholen Sie diese mit dem linken.

Wiederher-
stellung und
Erhaltung von
Funktion und
Flexibilität

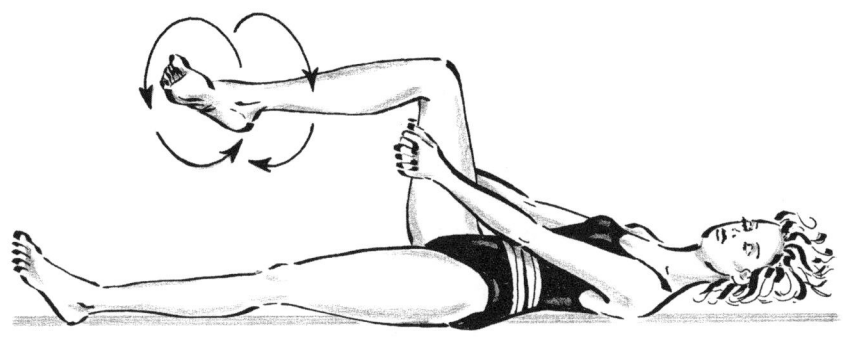

FUSSSTRECKEN

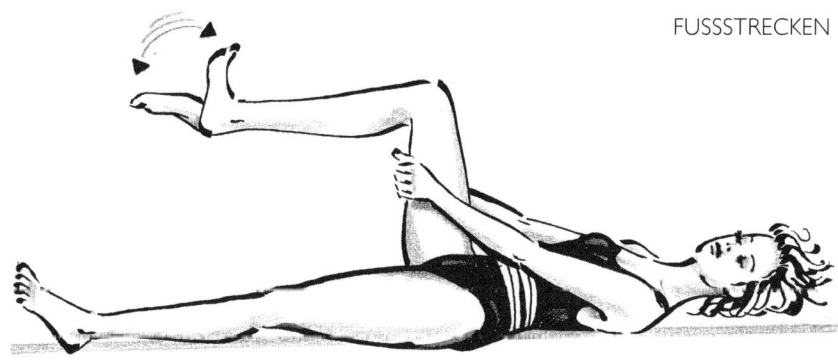

Abbildung 29
FUSSKREISEN UND FUSSSTRECKEN

FROSCH
KONDITION II, ÜBUNG 5
D-LUX, ÜBUNG 20

Ziel: Diese Übung dehnt die Beckenmuskeln sowie die Adduktorenmuskeln auf der Innenseite der Beine. Bei Personen in Kondition II sind diese Muskeln individuell geschwächt oder verkürzt und interagieren, wenn überhaupt, nur unzureichend. Mit dem »Frosch« dehnen wir sie und führen sie wieder zu ihrem natürlichen funktionellen Bewegungsablauf zurück.

Ausführung (Dauer 1 bis 2 Minuten): Sie liegen mit angezogenen Beinen auf dem Rücken. Legen Sie die Fußsohlen aufeinander, und lassen Sie die Knie nach außen sinken. Achten Sie darauf, daß sich die Füße genau unterhalb der Körpermitte befinden (Abb. 30). Die Lendenregion muß nicht unbedingt flach auf dem Boden liegen, doch sollten Sie keine Schmerzen im Rücken verspüren. Entspannen Sie die Beine, und konzentrieren Sie sich auf die Dehnung auf der Innenseite der Oberschenkel und im Leistenbereich.

Wiederher-
stellung und
Erhaltung von
Funktion und
Flexibilität

122

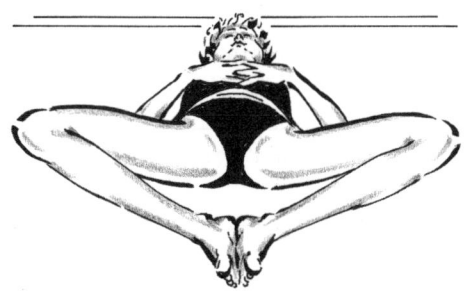

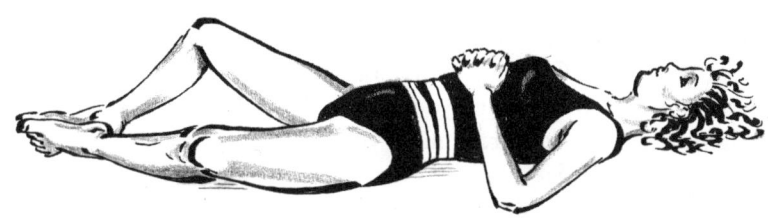

Abbildung 30
FROSCH

SCHWERKRAFTÜBUNG AUF DER TREPPE
(MIT SCHULTERBLATTKONTRAKTIONEN)
KONDITION II, ÜBUNG 2

Ziel: Mit dieser »Geheimwaffe« bekämpfen wir in meiner Klinik die Hüftverdrehung. Sie rückt die Hüfte wieder zurecht und animiert die Muskeln im oberen Rücken dazu, den Kopf gerade zu halten. Den Schultern geben wir mit dieser Übung zu verstehen, daß sie nicht seitwärts rotieren müssen, um den Körper in gerader Linie vorwärts zu bewegen.

Ausführung (3mal 20 Kontraktionen): Für diese Übung benötigen Sie eine Treppe und, der Reibung wegen, Schuhe mit Gummisohlen. Stellen Sie sich auf die erste Stufe, als wollten Sie die Treppe hinaufsteigen. Die Füße stehen parallel und annähernd schulterbreit auseinander. Halten Sie sich mit einer Hand am Geländer fest, und rutschen Sie langsam zurück, bis Ihre Fersen über die Stufe hinausragen und gleichsam in der Luft hängen (Abb. 31). Schieben Sie die Füße weiter zurück, bis Ihr Gewicht schließlich nur noch von den Fußballen gehalten wird. Mehr als die Hälfte der beiden Fußsohlen berührt inzwischen die Stufe nicht mehr. Stopp! Dies ist keine Gleichgewichtsübung.

Überprüfen Sie noch einmal den Stand Ihrer Füße. Sind sie parallel ausgerichtet? Zeigen sie direkt nach vorn? Stehen sie schulterbreit auseinander? Verlagern Sie nun vorsichtig den Druck auf die Fersen, und aktivieren Sie auf diese Weise die Muskeln auf der Rückseite der Beine. Sie sollten spüren, wie sie sich dehnen. Die Fersen sinken jetzt unter das Niveau der Treppenstufe. Passen Sie auf, daß Sie nicht zu heftig abknicken. Ziehen Sie die Schultern gleichmäßig zurück. Beugen Sie den freien Arm am Ellbogen im Neunzig-Grad-Winkel, und heben Sie ihn an, so daß der Handrücken an Ihr Kinn heranrückt. Drücken Sie mit beiden Armen die Schulterblätter langsam zusammen, und entspannen Sie sie wieder. (Den Arm, mit dem Sie sich festhalten, beteiligen Sie an der Übung, indem Sie die Hand vorsichtig auf dem Geländer hin- und hergleiten lassen.) Lassen Sie sich Zeit, und vermeiden Sie hastige, ruckartige Bewegungen mit den Schulterblättern.

Wiederher-
stellung und
Erhaltung von
Funktion und
Flexibilität

124

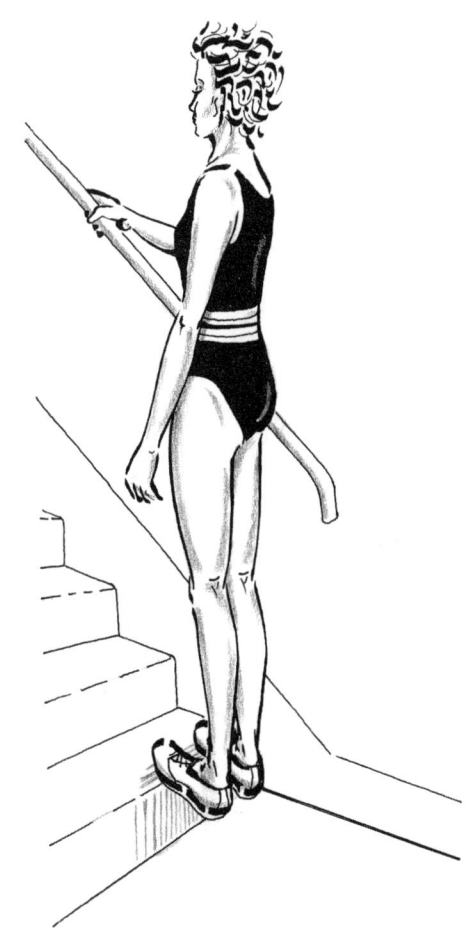

Abbildung 31
SCHWERKRAFTÜBUNG AUF DER TREPPE

HÜFTKREUZEN
D-LUX, ÜBUNG 17

Ziel: Hüftgelenk ist Hüftgelenk, aber nicht alle Hüftgelenke sind gleich, und schon gar nicht sitzen sie immer an der richtigen Stelle. Bei einer Hüftverdrehung ist – zumindest – eines von ihnen nicht mehr da, wo es hingehört. Die vorliegende Übung ist Personen in D-Lux-Haltung vorbehalten, bei denen keine Verdrehung vorliegt; sie hat also vorbeugenden Charakter.

Ausführung (Dauer: 30 bis 60 Sekunden): Legen Sie sich mit angewinkelten Knien auf den Rücken. Die Füße ruhen flach auf dem Boden. Schlagen Sie die linke Ferse über das rechte Knie, und drücken Sie das linke Knie nach außen, in Richtung der Füße (Abb. 32). Senken Sie dann langsam den linken Fuß, bis die Sohle am Boden aufliegt. Das rechte Knie bleibt gebeugt, die Fußsohlen liegen beide flach auf dem Boden. Drücken Sie das linke Knie weiter nach oben, so daß Sie eine Dehnung im Bereich der linken Hüfte spüren. Lösen Sie sich aus der Übungsposition, indem Sie den Bewegungsablauf in umgekehrter Richtung nachvollziehen, und wiederholen Sie die Übung gegengleich.

Wiederher-
stellung und
Erhaltung von
Funktion und
Flexibilität

126

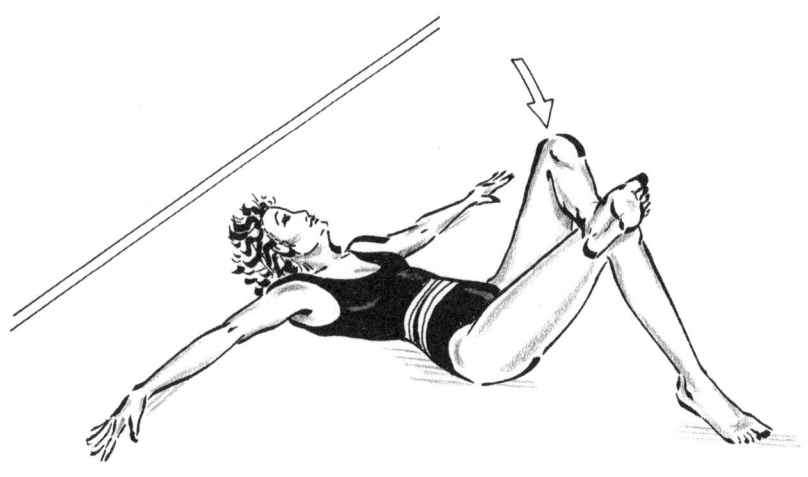

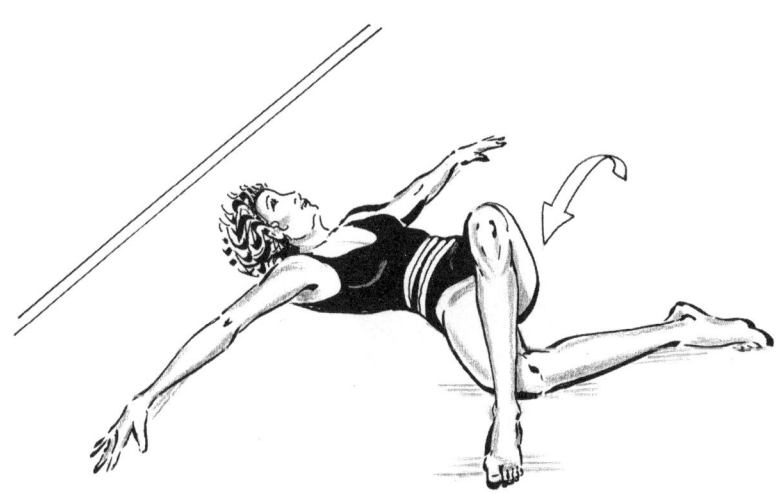

Abbildung 32
HÜFTKREUZEN

HÜFTHEBEN
D-Lux, Übung 18

Ziel: Bei der Fehlfunktion, der diese Übung vorbeugen soll, geschieht – ohne daß wir uns jetzt im anatomischen Detail verlieren wollen – folgendes: Es gibt im Beckengürtel ein Gelenk mit eingeschränkter Bewegungsfähigkeit. Dieses Gelenk kann gleichsam nach außen ausscheren, so daß der Oberschenkelknochen nach innen rotiert und das Knie mitzieht. Das Knie ist folglich einwärts gewendet, anstatt gerade nach vorn zu zeigen. Die Übung wirkt dem Ausscheren des Gelenks entgegen.

Ausführung (Dauer: 30 bis 60 Sekunden): Legen Sie sich mit gebeugten Knien auf den Rücken, so daß die Fußsohlen flach auf dem Boden liegen. Schlagen Sie die rechte Ferse über das linke Knie, und drücken Sie das rechte Knie nach außen in Fußrichtung. Heben Sie in dieser Konstellation das linke Bein an und ziehen es in Richtung Brust (Abb. 33). Achten Sie darauf, daß die Hüften am Boden bleiben. Atmen Sie tief durch. Das rechte Knie drückt weiterhin nach außen, während das linke in der Waagerechten mit der linken Schulter übereinstimmt. Hüften und Gesäß bleiben am Boden. In der rechten Hüfte sollten Sie nun eine Dehnung spüren. Wiederholen Sie die Übung gegengleich.

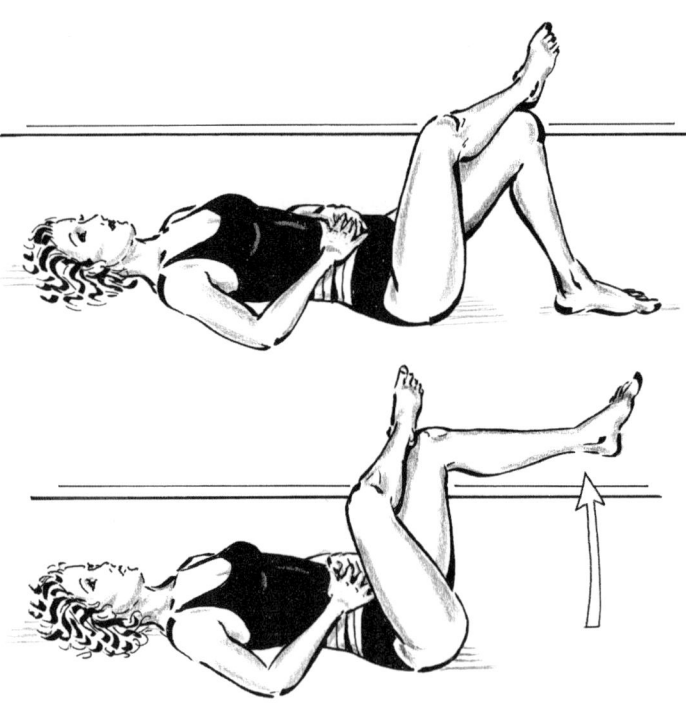

Wiederher-
stellung und
Erhaltung von
Funktion und
Flexibilität

128

Abbildung 33
HÜFTHEBEN

HEBEN DER HÜFTBEUGER
D-LUX, ÜBUNG 4

Ziel: Sie können Links- oder Rechtshänder sein, aber nicht Links- oder Rechtshüfter. Wir müssen dafür Sorge tragen, daß beide Hüftgelenke gleich viel Arbeit verrichten und sich in gerader Linie von der Mittelebene des Körpers fortbewegen.

Ausführung (Dauer: Fangen Sie mit 3 Sequenzen à 5 Wiederholungen an, und steigern Sie die Leistung allmählich auf 3 Sequenzen à 20 Wiederholungen): Legen Sie sich mit gebeugten Knien auf den Rücken, so daß die Fußsohlen flach auf dem Boden liegen. Alles klar? Heben Sie einen Fuß ungefähr 15 bis 20 cm vom Boden ab, und achten Sie darauf, daß Knie und Schulter sowie Fuß und Knie auf einer Linie bleiben (Abb. 34). Nach der vorgeschriebenen Zahl von Wiederholungen ist das andere Bein an der Reihe. Wechseln Sie das Bein nach jeder Sequenz. Wichtig ist, daß Sie das Knie nicht zu hoch heben. Sie sollten spüren, daß die Hüftbeuger beansprucht werden, nicht die Bauch- oder Oberschenkelmuskeln.

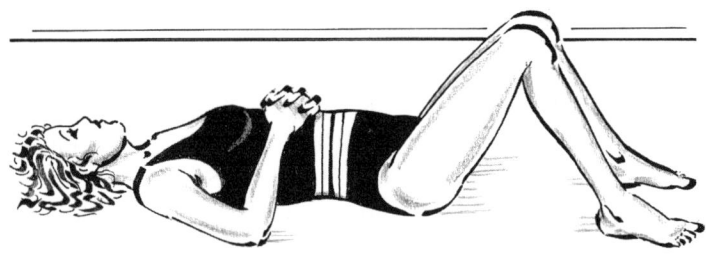

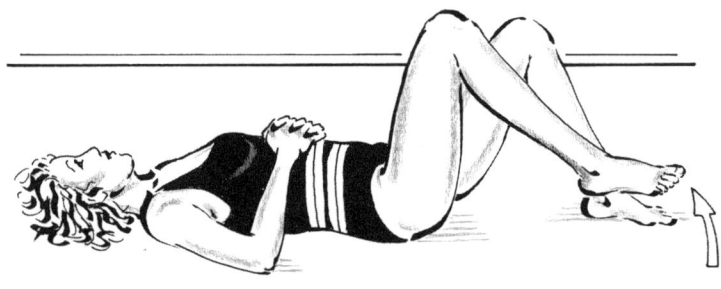

Abbildung 34
HEBEN DER HÜFTBEUGER

BECKENROLLEN
KONDITION II, ÜBUNG 11

Ziel: Mit dieser Übung werden die Muskeln der Lendenregion dazu aufgefordert, selbst tätig zu werden, anstatt sich weiterhin den Hüftbeugern und den Muskeln der anderen beiden Wirbelsäulenabschnitte unterzuordnen.

Ausführung (Dauer: 10 Wiederholungen): Legen Sie sich mit gebeugten Knien auf den Rücken, so daß die Fußsohlen flach auf dem Boden und die Hände seitlich neben dem Oberkörper liegen. Rollen Sie das Becken von unten nach oben, also Richtung Kopf, so daß der Bereich der unteren Wirbelsäule flach auf dem Boden zu liegen kommt. Das Becken soll dabei nicht von der Unterlage abheben. Rollen Sie dann das Becken wieder zurück, so daß sich im Lendenbereich ein kleiner bogenförmiger Zwischenraum zwischen Unterlage und Rücken bildet (Abb. 35). Die Übung sollte in einem Zug, einer gleitenden, fließenden Bewegung, ausgeführt werden: zunächst der Rücken flach auf dem Boden, dann die bogige Aufwölbung des Lendenbereichs. Vergessen Sie das Atmen nicht!

LIEGESTÜTZE
D-LUX, ÜBUNG 10

Ziel: Eine altbekannte Übung – für die es hier auch keine Abbildung gibt –, bei der man wissen muß, daß sie keineswegs nur Arme und Schulterbereich beansprucht. Alle Muskeln von der Hüfte bis zur Schulter müssen sich beteiligen. Ist dies nicht der Fall, bildet sich ein Hohlrücken als Zeichen dafür, daß unter anderem die Rückenmuskeln nicht mit von der Partie sind.

Ausführung (Dauer: Anfangs 5 Wiederholungen, dann kontinuierlich auf 30 steigern): Legen Sie sich mit in den Ellbogen angewinkelten Armen auf den Bauch. Die Handflächen liegen in ca. 15 cm Abstand waagerecht neben den Schultern am Boden auf; sie sind parallel zum Körper ausgerichtet, die Finger deuten nach vorn. Beugen Sie Ihre Zehen, und drücken Sie sich von den Armen so hoch, daß sich der gesamte Körper als gestreckte Einheit hebt. Wenn Sie nun die Ellbogen wieder beugen, senkt sich der Körper. Halten Sie den Kopf gerade, so daß er eine gerade Linie mit dem Rückgrat bildet. Beim Strecken der Arme atmen Sie aus. Achten Sie unbedingt darauf, daß der Körper während der Übung vollkommen gerade bleibt. Wiederholen Sie die Übung so oft, wie Sie es schaffen, ohne sich zu überanstrengen, das heißt, so lange, wie es Ihnen unter Beibehaltung der richtigen Körperhaltung möglich ist. Mit zunehmenden Kräften können Sie die Zahl der Liegestütze Woche für Woche erhöhen.

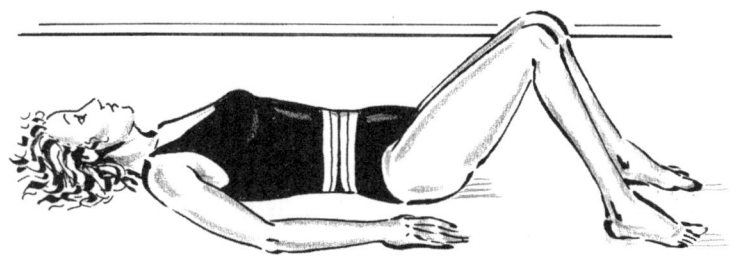

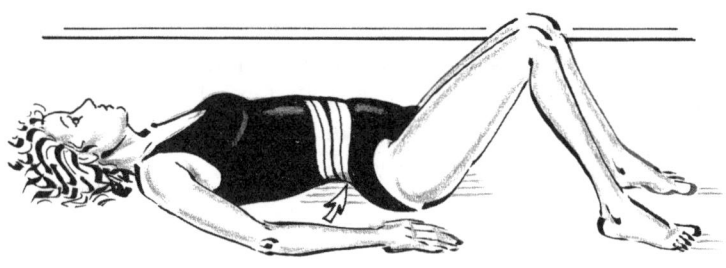

Abbildung 35
BECKENROLLEN

SEITLICHES LENDENDEHNEN
Quadratus-Limborum-Stretch
D-LUX, ÜBUNG 12

Ziel: Bei dieser Übung bewegen wir den Rumpf aus einer stabilen Beckenhaltung heraus seitwärts.

Ausführung (Dauer: 30 bis 60 Sekunden auf jeder Seite): Setzen Sie sich mit gestreckten und gespreizten Beinen auf den Boden. Achten Sie darauf, daß Sie sich nicht nach hinten lehnen, sondern senkrecht über den Hüften sitzen. Beugen Sie die Füße so, daß Füße und Knie senkrecht nach oben zeigen. Winkeln Sie den linken Ellbogen an, und legen Sie den Unterarm neben die Innenseite des linken Oberschenkels auf den Boden. Lassen Sie die nach oben weisende Handfläche unter die linke Wade gleiten. Heben Sie Ihren rechten Arm über das rechte Ohr, und ziehen Sie ihn bei gleichzeitiger leichter Drehung des Oberkörpers über Ihr linkes Bein (Abb. 36). Bleiben Sie in dieser Haltung, und atmen Sie tief durch. Achten Sie darauf, daß Knie und Zehen direkt nach oben weisen und die Oberschenkelmuskeln angespannt sind. Richten Sie den Oberkörper auf, und wiederholen Sie die Übung gegengleich.

Wiederher-
stellung und
Erhaltung von
Funktion und
Flexibilität

132

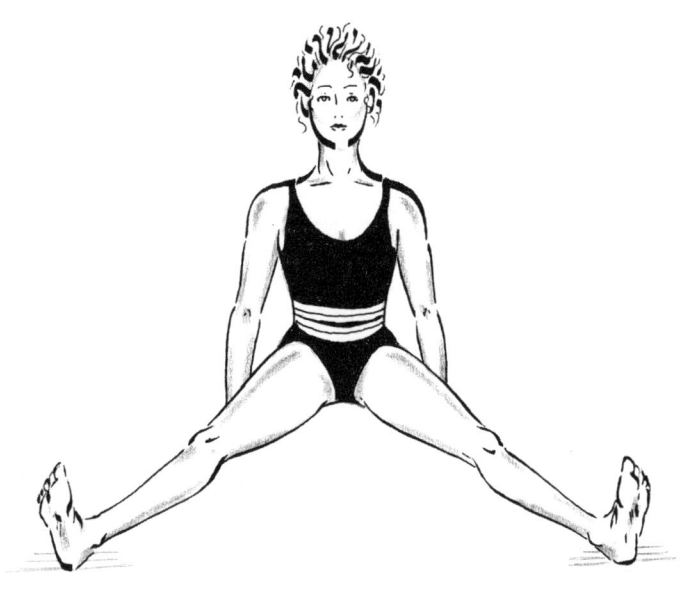

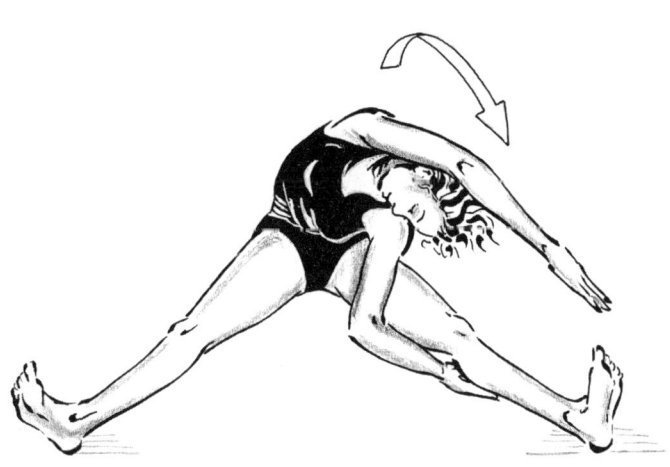

Abbildung 36
SEITLICHES LENDENDEHNEN

JOGGER-DEHNÜBUNG
KONDITION I, ÜBUNG 9 (MODIFIZIERT)
KONDITION II, ÜBUNG 4 (MODIFIZIERT)
D-LUX, ÜBUNG 13 (REGELMÄSSIG)

Ziel: Eine altbekannte Übung, die vor allem zum Aufwärmen und Abkühlen vor und nach dem Joggen und anderen Laufsportarten geeignet ist. Sie dient speziell der Dehnung der Kniesehnen. Man macht ihnen gewissermaßen klar, wie lang sie sind, damit sie ihre Geh- und Laufbewegungen im Gleichgewicht mit den Hüftgelenken vollziehen können. Die Oberschenkelmuskeln werden ebenfalls trainiert.

Ausführung (Dauer: 30 bis 60 Sekunden): Knien Sie sich vor einem Stuhl oder einem Kasten auf das rechte Knie, und setzen Sie die Ferse des linken Fußes unmittelbar davor. Legen Sie zur Wahrung des Gleichgewichts die Hände auf den Stuhl, stützen Sie sich aber während der Übung nicht mit Ihrem ganzen Gewicht darauf. Beugen Sie die Zehen des rechten Beins, und stellen Sie sich auf beide Füße (Abb. 37–38). Die Hände bleiben auf dem Stuhl. Überprüfen Sie Ihren Stand: Die Füße müssen gerade nach vorn weisen und in gerader Linie hintereinander stehen. Die Hüften sollten gleichmäßig ausgerichtet sein, die Fersen sind am Boden und beide Beine vollkommen gerade. Spannen Sie nun die Oberschenkelmuskeln des vorgeschobenen Beins an, und senken Sie den Oberkörper über diesem Bein, bis Sie in dessen Kniesehnen eine Dehnung spüren. Entspannen Sie Ihren Oberkörper, und atmen Sie, während Sie in der genannten Stellung verharren, tief durch. Sie sollten jetzt weder im Rücken noch im Hüftbereich Schmerzen verspüren; ist dies jedoch der Fall, richten Sie den Oberkörper ein wenig auf, bis die Schmerzen verschwinden. Heben Sie die Dehnung auf, indem Sie sich in die kniende Ausgangsposition zurückbegeben. Wiederholen Sie die Übung gegengleich, also mit dem rechten Bein vorne. (Abb. 39 zeigt die reguläre Ausführung dieser Übung.)

Wiederher-
stellung und
Erhaltung von
Funktion und
Flexibilität

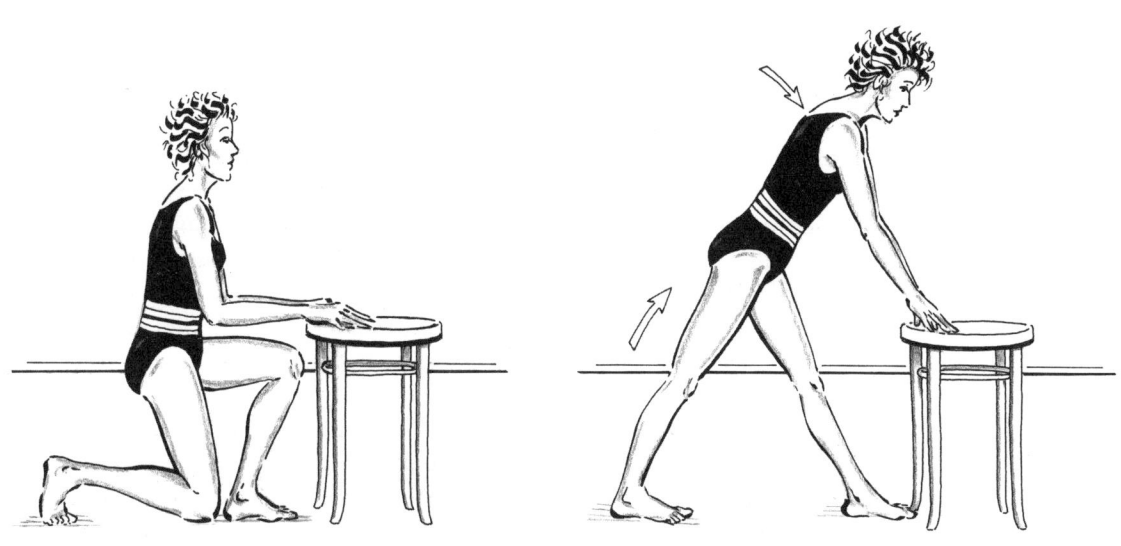

Abbildung 37–38
JOGGER-DEHNÜBUNG (modifiziert)

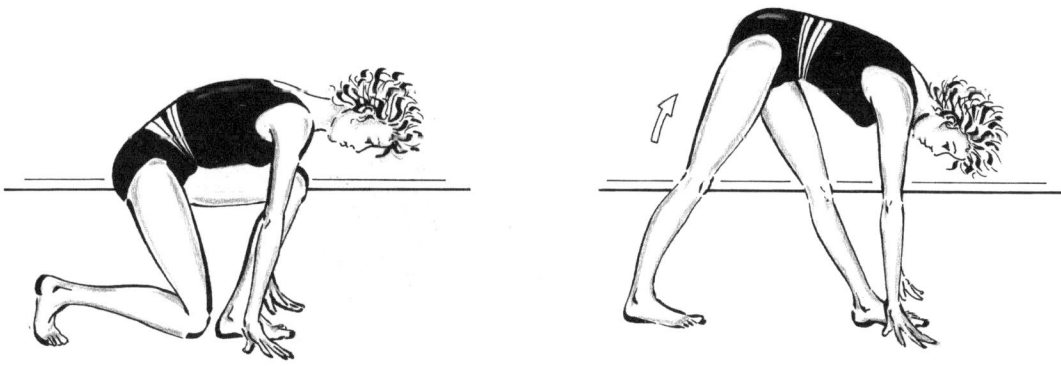

Abbildung 39
JOGGER-DEHNÜBUNG (reguläre Ausführung)

RUMPFBEUGE IM SPREIZSTAND
D-Lux, Übung 16

Ziel: Aus einer stabilen Beckenhaltung heraus dehnen wir die inneren Schenkelmuskeln und die Adduktoren.

Ausführung (Dauer: jeweils 30 Sekunden in allen drei Positionen): Stellen Sie sich mit weit gespreizten Beinen aufrecht hin. Verhaken Sie die Daumen ineinander, und beugen Sie sich vor, wobei Sie darauf achten sollten, daß der Rücken möglichst gerade bleibt. Berühren Sie mit den Händen den Boden direkt vor der Körpermitte, wobei Hände und Füße auf einer Linie liegen sollten (Abb. 40). Bleiben Sie 30 Sekunden in dieser Position. Überprüfen Sie Ihre Stellung: Die Füße sind gerade, die Beine angespannt, die Bauchmuskeln eingezogen.

Lassen Sie die Daumen ineinander verschränkt, ziehen Sie die Hände zum linken Fuß und verharren 30 Sekunden in der neuen Stellung. Achten Sie darauf, daß die Beine angespannt bleiben, und vergessen Sie das Atmen nicht! Ziehen Sie nun die Hände zum rechten Fuß hinüber, ohne die Haltung der Daumen zu verändern. Bleiben Sie 30 Sekunden auch in dieser Position, ehe Sie sie mit gebeugten Knien verlassen.

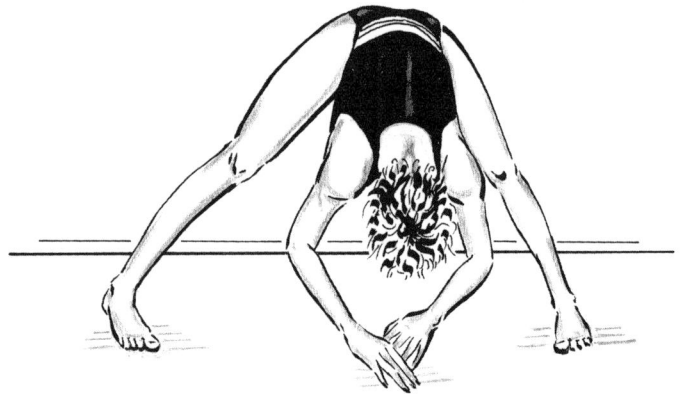

Wiederher-
stellung und
Erhaltung von
Funktion und
Flexibilität

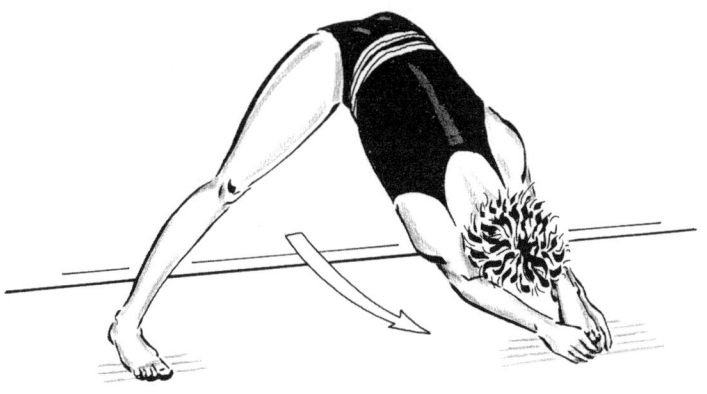

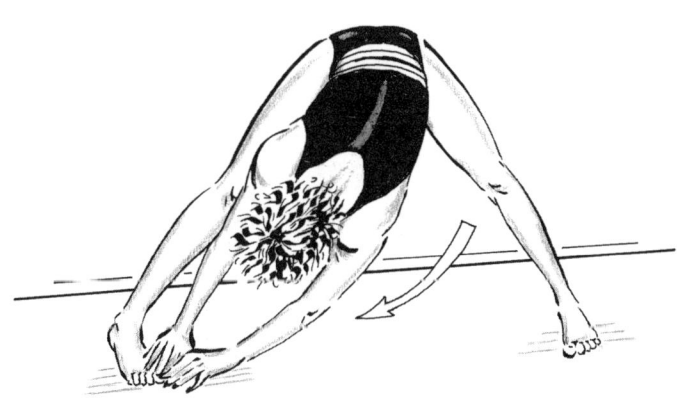

Abbildung 40
RUMPFBEUGE IM SPREIZSTAND

QUADRIZEPS-DEHNUNG IM STEHEN
KONDITION II, ÜBUNG 7
KONDITION III, ÜBUNG 7

Ziel: Diese Übung ist im Grunde genommen eine Hüftdehnung. Sie dient der Aktivierung der vierköpfigen Oberschenkelmuskeln (Quadrizeps), die in diesem Fall zu stark verspannt sind. Die Übung korrigiert auch die Beckenstellung.

Ausführung (Dauer: 45 bis 60 Sekunden): Stellen Sie sich mit dem Gesicht zur Wand, die Füße parallel und schulterbreit voneinander entfernt. Beugen Sie das linke Bein im Knie, so daß es auf einem hinter Ihnen stehenden Stuhl oder Kasten ruhen kann (Abb. 41). Die Höhe ist abhängig von der Stärke der Dehnung, die Sie im Oberschenkelmuskel (Quadrizeps) verspüren: je höher der Fuß, desto stärker die Dehnung. Beginnen Sie mit einer niedrigen Anfangshöhe, und steigern Sie diese kontinuierlich, bis Sie den Ihnen angemessenen Dehnungsgrad erreichen. Sie sollten dabei keine Schmerzen empfinden.

Halten Sie Hüften und Schultern gerade, und senken Sie die Hüften, bis Sie die Dehnung der Oberschenkelmuskeln spüren. Achten Sie darauf, daß Sie das Gleichgewicht nicht verlieren (stützen Sie sich z. B. an der Wand ab), und überprüfen Sie Ihre Stellung: Der rechte Fuß, auf dem Sie stehen, ist gerade, Hüften und Gesäß sind gleichmäßig und leicht gesenkt. Passen Sie auf, daß sich Ihr Rücken bei der Hüftsenkung nicht krümmt.

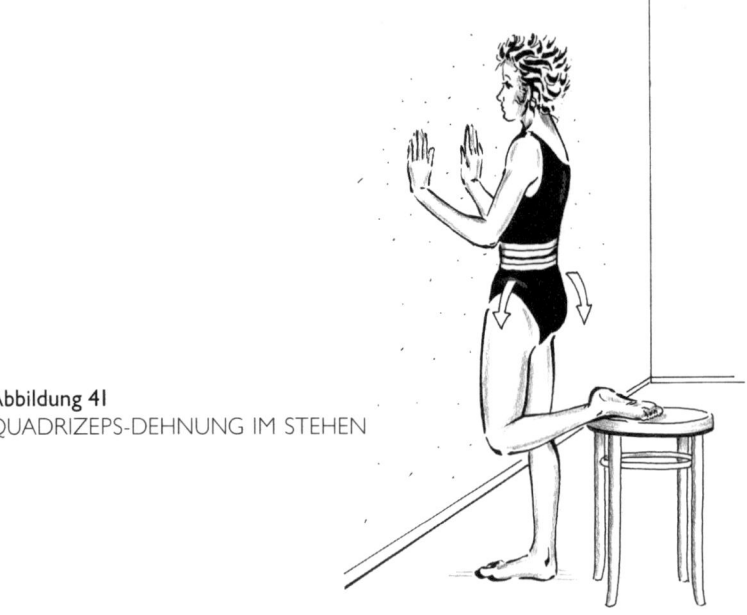

Abbildung 41
QUADRIZEPS-DEHNUNG IM STEHEN

Wiederher-
stellung und
Erhaltung von
Funktion und
Flexibilität

138

STATISCHE RÜCKENSENKUNG (STUFENLAGERUNG)
KONDITION I, ÜBUNG 3
D-LUX, ÜBUNG 21

Ziel: Linke und rechte Hüfte sollen flach auf dem Boden liegen. Wenn die Egoscue-Methode einen heißen Tip enthält, dann diesen hier – unsere wichtigste Übung zur Schmerzbekämpfung.

Ausführung (Dauer: so lange wie erforderlich): Legen Sie sich auf den Rücken, beugen Sie die Beine im rechten Winkel, und legen Sie die Unterschenkel samt Fersen und Rückseite der Kniegelenke auf einen Kasten, eine Bank, einen Stuhl oder aufs Bett (Abb. 42, S. 140).

Legen Sie die Hände auf den Bauch oder unterhalb der Schultern auf den Boden. Konzentrieren Sie sich auf die Zwerchfellatmung. Beim Einatmen sollen sich die Bauchmuskeln sichtbar heben, beim Ausatmen wieder senken (ist dies nicht der Fall, so spielt das Zwerchfell nicht ganz mit). Legen Sie eine Hand gleich unterhalb des Brustkorbs auf den Bauch, damit Sie ein Gefühl für die Atmung bekommen. Wenn sich nichts bewegt, atmen Sie tief ein und drücken die Bauchmuskeln nach außen. Atmen Sie aus, und ziehen Sie die Bauchmuskeln bewußt zusammen.

Viele Menschen vergessen bei ihren Übungen das Atmen fast vollständig. Das Schnaufen und Grunzen bei etwas anstrengenderen Übungen ist oft nichts anderes als die Folge von Sauerstoffmangel. Atmen Sie!

Lassen Sie den Rücken auf den Boden sinken, so daß sich die Haltungsmuskeln entspannen können. Wenn die Knie ein wenig hochrutschen, macht das nichts. Nach einigen Minuten – die genaue Zeit ist abhängig von der jeweiligen Art der Dysfunktion – werden Sie spüren, daß Ihre Knochen den Boden berühren. Der Bogen im unteren Rücken verflacht. Versuchen Sie, die Hüften nach links und rechts zu drehen: Regt sich nichts, so liegt das Becken in gewünschter Weise am Boden auf. Versuchen Sie nicht, mit der Hand zu prüfen, ob noch Raum zwischen Lendenwirbelsäule und Unterlage vorhanden ist; das führt lediglich zu einer mißverständlichen Verdrehung des Oberkörpers. Versuchen Sie festzustellen, ob der Körper sich vielleicht nur einseitig gesenkt hat. Geben Sie ihm Zeit, sich auf die neue Lage einzustellen. Anfangs wird Ihre Körperwahrnehmung aufgrund der Dysfunktion noch wie betäubt sein. Nach einer Weile aber erwacht sie und verrät Ihnen die genaue Lage Ihres Körpers.

Der Hauptzweck der Übung besteht darin, den Oberkörper mit Hilfe der Schwerkraft zu entlasten. Harland Svare, mein Geschäftspartner, hält sein Nachmittagsschläfchen in dieser Position; andere meditieren dabei oder hören Musik.

Die Übung kann eine halbe Stunde oder länger in Anspruch nehmen, weil es bisweilen so lange dauert, bis der Rücken tatsächlich den Boden erreicht. Übereilen Sie nichts. Wenn Sie mit der Übung akute Rücken-schmerzen bekämpfen wollen und die Schmerzen nicht sofort abklingen, so gibt Ihnen Ihr Rücken damit zu verstehen, daß Sie noch eine Weile liegenbleiben müssen – bis sich eben eine Wirkung zeigt. Und sie *wird* sich zeigen, vorausgesetzt, Sie lassen sich entsprechend Zeit.

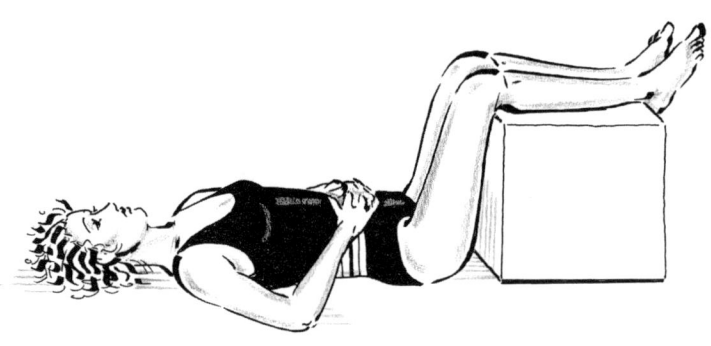

Abbildung 42
STATISCHE RÜCKENSENKUNG

LEISTENDEHNUNG IN RÜCKENLAGE
KONDITION I, ÜBUNG 4
KONDITION II, ÜBUNG 6
KONDITION III, ÜBUNG 4*
D-LUX, ÜBUNG 22

Ziel: Die Hüftbeuger haben vergessen, wie »lang« sie eigentlich sein sollen. Wir erinnern sie daran – auch wenn mir der Zorn Ihres Schuhma-chers gewiß ist, für den es in Zukunft keine einseitig abgetragenen Absätze mehr zu reparieren gibt. Die Hüftbeuger auf der Innenseite der Oberschenkel sind recht zähe Kunden, da sie von ihrem Design her geschaffen sind, das volle Körpergewicht zu tragen. Auch können sie den Oberschenkelmuskeln ihre ureigene Rolle streitig machen und damit das Knie destabilisieren. De facto sagen die Hüftbeuger: »Knie? Was für ein

Knie? Das ist nicht unsere Aufgabe.« Da sie infolge von Untätigkeit verkümmert sind, können die hier eigentlich geforderten vierköpfigen Oberschenkelmuskeln die Knie nicht mehr durch den designgerechten Einsatz der Gelenke schützen.

Ausführung (Dauer: so lange wie erforderlich): Legen Sie sich auf den Rücken, und plazieren Sie das linke Bein, rechtwinklig gebeugt, auf einen Kasten oder Stuhl. Das rechte Bein strecken Sie aus und legen es, falls erforderlich, ein wenig höher, so daß Rücken und Hüftbereich flach auf dem Boden liegen (Abb. 43, S. 142). Sie können zum Beispiel eine kleine Trittleiter neben den Kasten rücken oder aber die Stütze für das linke Bein vor einem Bücherregal oder einer Kommode mit herausgezogenen Schubladen aufstellen und das ausgestreckte Bein dann auf einer der höheren Stufen oder Schubladen ruhen lassen. (Achten Sie darauf, daß Rücken und Hüften flach aufliegen, ohne daß Sie sie aktiv nach unten drücken müssen. Es handelt sich um eine passive Übung: Legen Sie sich also einfach hin, und entspannen Sie; Rücken und Hüften müssen von allein ihre richtige Position finden. Sollte es sich als notwendig erweisen, korrigieren Sie die Höhe des ausgestreckten Beins: Ist es zu hoch, kann es unter Umständen Hüften und Rücken vom Boden heben.)

Überprüfen Sie Ihre Lage: Sind Beine und Hüften in einer Linie, und verlaufen die Schultern genau senkrecht dazu? Richten Sie den Fuß des ausgestreckten Beins auf, damit er nicht zur Seite fällt; im Zweifelsfall hilft ein Stapel Bücher an der richtigen Stelle. Nach einigen Minuten senken Sie das rechte Bein auf die nächstniedere Stufe. Achten Sie darauf, daß Rücken und Hüften flach auf dem Boden bleiben oder sich allenfalls ein kleines Stückchen weit heben.

Entspannen Sie, und atmen Sie mit dem Zwerchfell. Wenn der Rücken langsam auf den Boden sinkt, spüren Sie, wie sich die Muskeln entspannen und entkrampfen. Nun ist der Augenblick gekommen, das ausgestreckte Bein noch eine Stufe tiefer zu legen. Wiederholen Sie den Prozeß, bis das rechte Bein den Boden erreicht: Legen Sie es jedesmal etwas tiefer, wenn Sie spüren, daß sich der Rücken entspannt auf den Boden senkt. Der Vorgang sollte in drei oder vier Phasen abgeschlossen sein. (Dabei kann jede Phase, je nach Schwere der vorliegenden Dysfunktion, 30 Minuten oder sogar noch länger dauern. Aber denken Sie daran: Je öfter Sie diese Übung machen, desto schneller entspannen die Hüftbeuger.)

Manchmal ist es nicht leicht zu erkennen, wann der Rücken vollkommen flach auf dem Boden liegt. Wenn es Probleme gibt, versuchen Sie es mit folgendem Test: Ziehen Sie die Oberschenkelmuskeln des ausgestreckten Beins zusammen, ohne dabei die Hüfte zu bewegen. Wenn sich im mittleren und oberen Teil des Quadrizeps, also in der starken Partie des Oberschenkels ungefähr in der Mitte zwischen Knie und Hüfte, eine gute Kontraktion erzielen läßt, dann zeigt dies, daß Sie die Hüftbeuger ausreichend entspannt haben und folglich das Bein eine Stufe tiefer legen können. Wichtig ist, daß die Hüfte bei der Kontraktion nicht zuckt, rollt oder mitschiebt.

Versäumen Sie nicht – und dies gilt für alle Konditionen einschließlich D-Lux! –, die Übung mit dem anderen Bein zu wiederholen. Ein Bein bleibt stets im Neunzig-Grad-Winkel gebeugt, so daß *niemals* beide Beine gleichzeitig gestreckt sind.

Zweck der Übung ist die Zähmung des wilden Tiers, also die Entspannung der Hüftbeuger. Sie haben vielleicht den Eindruck, bei dieser Übung nicht allzuviel zu tun. Dennoch ist die Zeit, die Sie in der vorgegebenen Haltung verbringen, äußerst wertvoll – ja sie ist sogar von ganz entscheidender Bedeutung!

---

* *Für alle Patienten in Kondition III:* Diese Übung folgt der Leistendehnung mit Handtuch, die Teil der »Handtuch-Sequenz« ist. Da Ihre Oberschenkelmuskeln nach erfolgreichem Abschluß der Handtuchübung anstandslos kontrahieren, brauchen Sie bloß die Handtücher beiseite zu legen und zu warten, bis sich Ihr Rücken senkt. Auch das dreifach gestaffelte Hochlegen des ausgestreckten Beins können Sie sich sparen. Es genügt, das ausgestreckte Bein nach der für die Leistendehnung mit Handtuch empfohlenen Vorgehensweise flach auf den Boden zu legen.

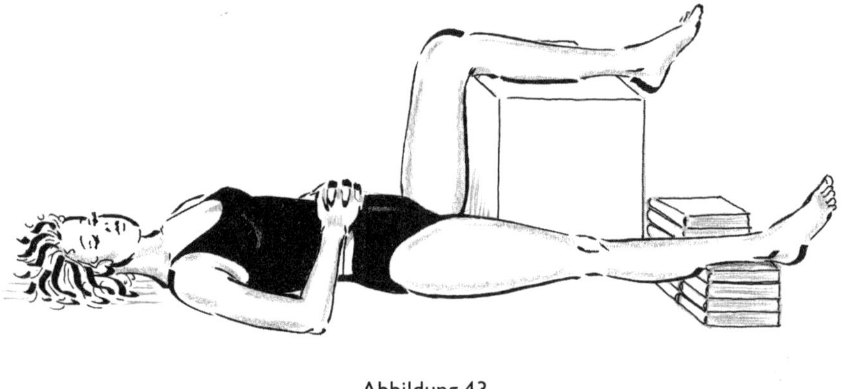

Wiederher-
stellung und
Erhaltung von
Funktion und
Flexibilität

142

Abbildung 43
LEISTENDEHNUNG IN RÜCKENLAGE

OBERKÖRPERDREHUNG IN SEITENLAGE
KONDITION II, ÜBUNG 12
D-LUX, ÜBUNG 14

Ziel: Hand, Unterarm und Schulter sollen bei dieser Übung den Boden berühren. Fortgeschrittene schaffen es, bei der hier vorgestellten Oberkörperdrehung die ganze Schulter auf den Boden zu bringen. Schultern und Muskeln des oberen Rückens bedürfen eines Auffrischungskurses; sie müssen, unabhängig von dem, was die Hüften tun, an ihren vollen Bewegungsumfang erinnert werden.

Ausführung (Dauer: so lange wie erforderlich; bei Patienten in Kondition II in den meisten Fällen einige Minuten): Legen Sie sich mit im rechten Winkel gebeugten Knien auf die rechte Seite. Strecken Sie Ihre Arme auf Schulterhöhe parallel zu den angezogenen Oberschenkeln aus, und legen Sie die Handflächen aufeinander (Abb. 44 oben, S. 144). Heben Sie dann langsam den linken Arm, und führen Sie ihn über den Oberkörper auf die linke Körperseite. Drehen Sie den Kopf mit, so daß die Augen nun zur Zimmerdecke gerichtet sind. Korrigieren Sie die Position des Arms, bis Sie die Ihnen angenehme Schulterstellung gefunden haben. Atmen Sie tief durch, entspannen Sie, und überlassen Sie es der Schwerkraft, den Arm langsam auf den Boden zu bringen.

Achten Sie darauf, daß das linke Knie nicht vom rechten herunterrutscht (sicherheitshalber können Sie die rechte Hand auf die Knie legen, Abb. 44 unten, S. 144). Wenn sich die Schultern soweit wie möglich gesenkt haben, heben Sie den linken Arm an und führen ihn wieder in die Ausgangsstellung zurück. Atmen Sie zuvor tief ein und während der Drehbewegung wieder aus. Die Handflächen sollten jetzt wieder aufeinanderliegen. Verharren Sie einen Augenblick in dieser Position, ehe Sie sich auf die linke Körperseite drehen und die Übung gegengleich wiederholen.

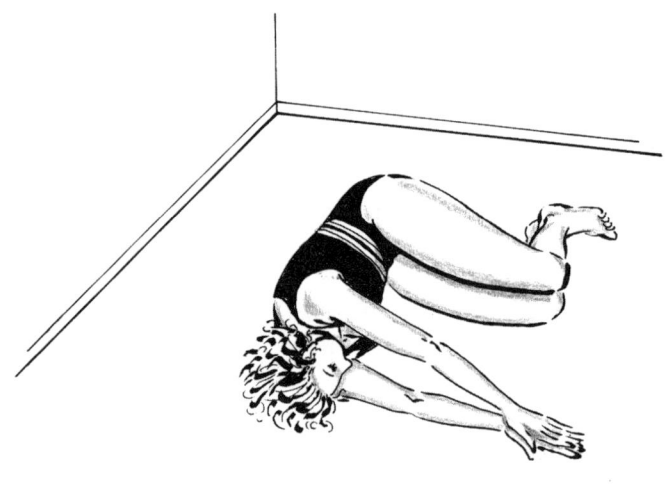

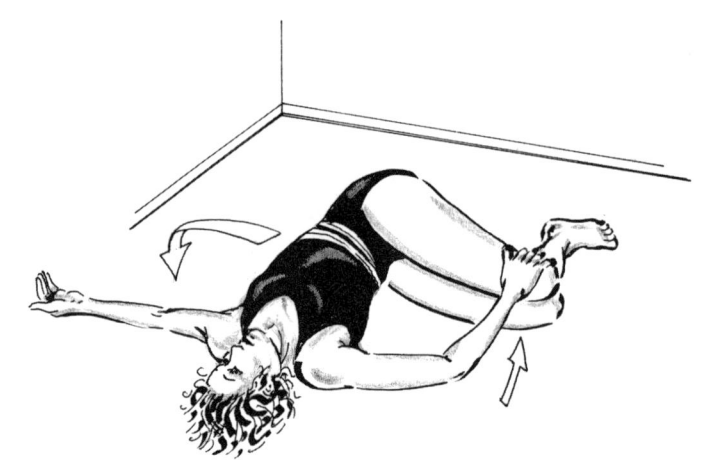

Wiederher-
stellung und
Erhaltung von
Funktion und
Flexibilität

144

Abbildung 44
OBERKÖRPERDREHUNG IN SEITENLAGE

Ziel: Im Grunde das gleiche wie bei der Statischen Rückensenkung und beim Oberkörperdrehen. Bei Personen in Kondition III sind jedoch die Muskeln des Beckengürtels, der Oberschenkel und der Lendenregion so schwach und dysfunktionell, daß alle betroffenen Muskelgruppen einheitlich gestärkt werden müssen. Gleichzeitig kommt es darauf an, Maßnahmen gegen den für Kondition III charakteristischen Flachrücken (Wirbelsäule nicht S-förmig gekrümmt) zu ergreifen. Machen Sie die Übungen A, B, C, D und E hintereinander.

Ausführung: **A** *Statische Rückensenkung mit Handtüchern:* Für diese Übung benötigen Sie zwei Badetücher. Falten Sie sie zunächst längs in der Mittelachse, und rollen Sie sie dann zusammen. Achten Sie darauf, daß beide Tücher im zusammengerollten Zustand denselben Umfang haben (ca. 25 cm). Kann sein, daß Sie ein wenig experimentieren müssen, bis Sie den geeigneten Umfang gefunden haben. Generell gilt die Faustregel: Je schlimmer die Fehlfunktion, desto kleiner das Handtuch; ich möchte Ihnen keine künstliche Rückenkrümmung aufzwingen. In der Klinik reduzieren wir den Umfang der Handtücher bei Patienten mit akuten Rückenschmerzen auf ein Minimum von knapp 20 cm. Weiter werden wahrscheinlich auch Sie nicht heruntergehen müssen.

Legen Sie sich mit angezogenen Knien auf den Rücken. Fersen und Fußsohlen liegen flach am Boden und zeigen gerade nach vorn. Ein Handtuch liegt unter Ihrem Nacken, das andere knapp oberhalb der Taille unter der Lendenregion. Warten Sie drei bis fünf Minuten (im Bedarfsfall auch länger), bis sich Ihr Rücken auf die Tücher senkt.

B *Kissendrücken mit den Knien:* Die Ausgangsposition ist die gleiche wie bei der vorigen Übung. Stellen Sie die Beine so weit auseinander, daß Sie einen Ball oder ein paar Kissen zwischen den Knien halten können. Drücken Sie die Knie mit Hilfe der Anspreizmuskeln (Adduktoren) auf der Innenseite der Oberschenkel zusammen. Lassen Sie die Kissen spüren, was Sie können, und entspannen Sie sich wieder (aber nicht so sehr, daß Kissen oder Ball hinunterrutschen). Fangen Sie mit 3mal 10 Wiederholungen an, und steigern Sie die Leistung kontinuierlich auf 5mal 15 Wiederholungen.

Achten Sie darauf, daß sich weder Hüft- noch Bauchmuskeln an dieser Übung beteiligen (in diesem Fall würden Sie beim Kissendrücken eine Kontraktion oder Anspannung in Hüfte und/oder Bauch verspüren). Dies liefe unseren Absichten zuwider. Der Zweck der Übung liegt darin, die Abspreizmuskeln (Abduktoren) zu aktivieren, welche die Extremitäten senkrecht von der Mittelebene des Körpers fortbewegen. Funktionelle Ab- und Adduktoren leisten beim Gehen und Laufen jeweils zu fünft auf beiden Körperseiten Teamarbeit: Sie kippen das Becken auf das Standbein und ermöglichen somit das freie Schwingen des anderen Beins. Beim Rückwärtsgehen und sonstigen Richtungswechseln sind zwölf Muskeln am Hochziehen des Oberschenkels beteiligt. Sie befinden sich in den Oberschenkeln und im Gesäß und sind mit dem Beckengürtel verwachsen. Die kräftigste dieser Muskelgruppe verläuft auf der Innenseite der Oberschenkel. Bei Personen in Kondition III sind beide Muskelgruppen geschwächt, während bei Kondition I und II starke Adduktoren das Regiment übernommen haben.

C *Gesäßmuskelkontraktion:* Bleiben Sie auf dem Boden wie bei den ersten beiden Übungen dieser Serie. Die Gesäßmuskeln *(Musculus gluteus)* werden leicht vergessen, bilden jedoch eine wichtige Muskelgruppe, die unter anderem für die korrekte vertikale Bewegung des Fußes beim Gehen verantwortlich ist.

Versuchen Sie, die Gesäßmuskeln auf beiden Seiten kräftig zusammenzuziehen. Viele Menschen haben Schwierigkeiten, die Gesäßmuskeln zu finden. Aber sie sind da. Versuchen Sie's weiter, wenn es beim erstenmal nicht klappen sollte. Manchmal ist es hilfreich, die Fingerspitzen auf die Gesäßbacken zu legen; der Tastsinn erleichtert dann die Lokalisierung der Muskeln.

Pressen Sie die Muskeln zusammen, und zwar auf beiden Seiten gleich stark. Achten Sie aber darauf, daß sie nicht die Bauch- oder Beckenmuskeln benutzen. Dauer: 3mal 10 Wiederholungen, kontinuierlich steigern auf 5mal 15 Wiederholungen.

D *Hebung der Hüftbeuger* (Dauer: 3mal 5 Wiederholungen, kontinuierlich steigern auf 3mal 20 Wiederholungen): Legen Sie sich mit angezogenen Knien auf den Rücken. Die Fußsohlen liegen flach am Boden. Ein Handtuch liegt unter Ihrem Nacken, das andere unter der Lendenregion. Heben Sie einen Fuß 15 bis 20 cm an. Achten Sie darauf, daß Knie und Schulter sowie Fuß und Knie auf einer Linie liegen. Bleiben Sie einige Sekunden lang in dieser Position, bevor Sie den Fuß wieder auf den Boden stellen. Nach der vorgeschriebenen Anzahl der Wiederholungen kommt der andere Fuß an die Reihe. Wechseln Sie nach jeder Wiederholungssequenz das Bein. Sie sollten spüren, daß tatsächlich die Hüftbeuger (und nicht die Bauch- oder Obeschenkelmuskeln) die Arbeit verrichten.

Es kann sein, daß Sie beim Anheben des Beins eine gewisse Spannung im unteren Rücken (Lendenregion) bemerken. Sie spüren dann, daß die Hüftbeuger an ihrer Ansatzstelle zu arbeiten beginnen. Wir fördern mit dieser Übung die Fähigkeit der Hüfte zur Seitwärtsbewegung und aktivieren auch die Rücken- und Gesäßmuskeln.

E *Leistendehnung mit Handtuch:* Legen Sie sich auf den Rücken, die Handtücher wie gehabt unter Nacken und Lenden. Beugen Sie ein Bein im Neunzig-Grad-Winkel und legen es auf einen Kasten oder einen Stuhl.

Das andere Bein bleibt flach ausgestreckt (die Ferse berührt den Boden). Verhindern Sie mit einem Stapel Bücher oder einem anderen schweren Gegenstand, daß der Fuß des ausgestreckten Beins nach links oder rechts kippt (der Fuß auf dem Stuhl braucht keine solche Stütze). Halten Sie Hüften und Rücken flach, ohne sie gewaltsam auf den Boden zu zwingen. Es handelt sich um eine passive Übung; jede aktive Muskelanspannung würde die erwünschte Wirkung zunichte machen. Wenn Hüften und Rücken nicht flach sind, korrigieren Sie die Stärke der Handtücher oder die Höhe des Stuhls bzw. Kastens; sind sie zu hoch, werden Hüfte und Rücken automatisch angehoben.

Achten Sie darauf, daß Beine, Hüften und Schultern auf einer Ebene liegen. Entspannen Sie sich, und atmen Sie mit dem Zwerchfell. Wenn der Rücken sich langsam auf den Boden senkt, merken Sie, daß die Muskeln entspannen und ihre Belastung spürbar nachläßt. Auch der Hüftbeuger auf der Seite des ausgestreckten, flach auf dem Boden ruhenden Beins entspannt und ermöglicht den korrekten Einsatz der Oberschenkelmuskeln.

Wenn Sie Schwierigkeiten haben, den richtigen Ablauf der Übung zu beurteilen (und das wird zumindest am Anfang der Fall sein), ziehen Sie die Oberschenkelmuskeln langsam an und vermeiden dabei jegliche Hüft- oder Kniebewegung. Wenn Hüften und Knie mit Zucken oder Rollen zu verstehen geben, daß sie aushelfen wollen, brauchen die Hüftbeuger mehr Zeit zum Entspannen. Versuchen Sie es nach ein paar Minuten noch einmal. Bald wird Ihnen auffallen, daß der Oberschenkelmuskel (der sich strenggenommen aus fünf Einzelmuskeln zusammensetzt) von unten nach oben fortschreitend kontrahiert. Von einem bestimmten Punkt an, den Sie mit den Fingern ertasten können, sind die Muskeln nicht mehr straff und klar definiert. Ziel ist es, die Anspannung bis hinauf zur Hüfte durchzusetzen. Wenn Sie ohne Hüft- und Kniebeteiligung eine gute Kontraktion im mittleren und oberen Teil des Oberschenkelmuskels (also dem starken Abschnitt des Oberschenkels zwischen Knie und Hüfte) erreicht haben und der Quadrizeps bis hinauf zur Hüfte deutlich zu fühlen ist, dann sind die Hüftbeuger ausreichend entspannt, und Sie können die Übung mit dem anderen Bein wiederholen. Die Vorgehensweise ist genau dieselbe, nur ruht diesmal das Bein mit den inzwischen entspannten Hüftbeugern auf dem Stuhl bzw. Kasten.

Verzichten Sie unter keinen Umständen auf die Wiederholung der Übung mit dem jeweils anderen Bein, und achten Sie darauf, daß *niemals* beide Beine ausgestreckt sind. Ein Bein bleibt stets rechtwinklig gebeugt.

Je öfter Sie diese Übung machen, desto schneller werden sich Rücken und Hüftbeuger senken und entspannen. Lassen Sie sich jedoch vor allem am Anfang Zeit, und achten Sie darauf, daß der Oberschenkelmuskel auch wirklich aktiviert wird.

WINDMÜHLE
D-Lux, Übung 8

Ziel: Mit der Windmühle erreichen wir, daß Ihr unterer Rücken, die Hüften und die Oberschenkel zusammenarbeiten, ohne daß eine der beteiligten Muskelgruppen aussteigen oder aber die ganze Arbeit allein verrichten muß.

Ausführung (Dauer: 45 bis 60 Sekunden pro Seite): Stellen Sie sich mit dem Rücken vor eine Wand und spreizen Sie die Beine weiter als Hüftbreite. Die Füße sind gerade nach vorn gerichtet. Drehen Sie dann den linken Fuß nach außen, so daß er mit dem rechten einen Neunzig-Grad-Winkel bildet (Abb. 45). Die rechte Hüfte sollte sich nicht gegen den Uhrzeigersinn verdrehen; achten Sie also darauf, daß linke und rechte Hüfte in vollem Umfang an der Wand bleiben. Führen Sie den linken Arm hinter das linke Bein, und strecken Sie den rechten Arm mit nach vorn weisender Handfläche senkrecht in die Höhe, als wollten Sie jemanden begrüßen oder ihm adieu winken. Die linke Hand hält unterdessen mit leichtem Griff die Rückseite des linken Oberschenkels umspannt. Ihr Blick richtet sich während der Übung auf den Handrücken der ausgestreckten Rechten. Verharren Sie in dieser Position, und atmen Sie tief durch. Achten Sie darauf, daß die Oberschenkelmuskeln in beiden Beinen straff und die Bauchmuskeln kontrahiert sind.

Denken Sie daran, daß Sie sich über die linke Hüfte direkt zur Seite beugen, also in keiner Weise nach vorn. Die Wand dient Ihnen zur Kontrolle: Kopf, Schultern und Hüften sollten während der gesamten Dehnübung die Wand berühren. Sie sollten keine Schmerzen im Rücken spüren, wohl aber die Dehnung auf der Innenseite der Oberschenkel, im Oberschenkelmuskel und entlang der rechten Flanke Ihres Körpers. Wiederholen Sie die Übung rechtsseitig.

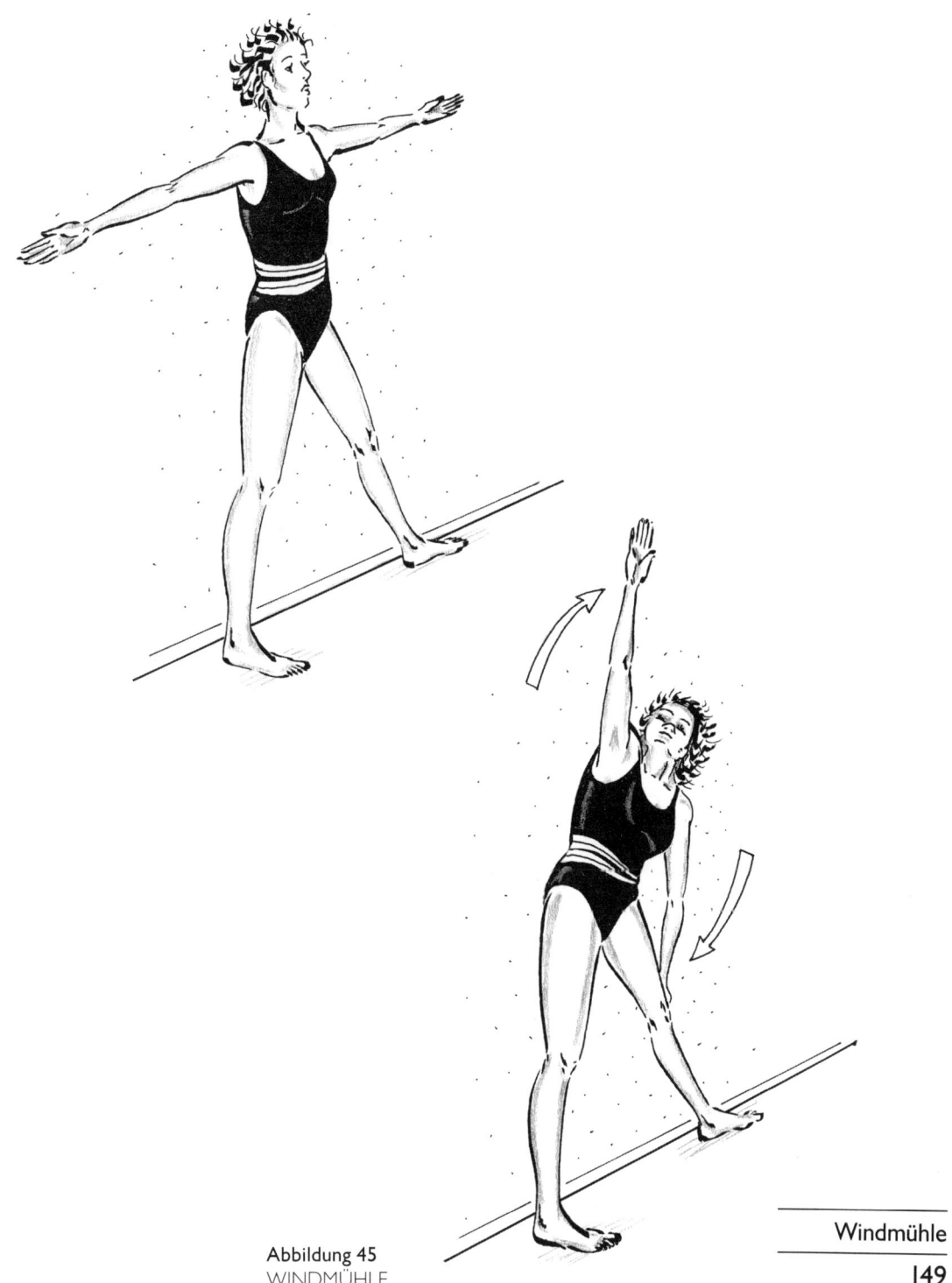

Abbildung 45
WINDMÜHLE

Ziel: Anders als beim Luftsitz I werden bei dieser Übung alle Muskeln von der Hüfte bis zu den Schultern aktiviert – sie haben's alle bitter nötig!

Ausführung (Dauer: 1 bis 3 Minuten): Lehnen Sie sich rücklings an eine Wand, und drücken Sie Hüften, Rücken und Schultern dagegen. Die ungefähr schulterbreit auseinanderstehenden Füße müssen weit genug von der Wand entfernt sein, so daß sich die Knie nach dem Anwinkeln senkrecht über den Knöcheln (und nicht über den Zehen) befinden. Beugen Sie nun die Knie, und lassen Sie den Oberkörper langsam die Wand hinuntergleiten (Abb. 46). Pressen Sie Ihren gesamten Rücken gegen die Wand, so daß die Muskeln in beiden Oberschenkeln (Quadrizeps) gleichmäßig belastet sind. Sollten Ihnen dabei die Knie weh tun, rutschen Sie wieder ein Stückchen aufwärts. Der Beugungswinkel der Knie sollte neunzig Grad nicht unterschreiten. Achten Sie darauf, daß die Füße nach vorn gerichtet und die Knie in gerader Linie über den Knöcheln bleiben. Denken Sie daran, tief durchzuatmen! Nach Abschluß der Übung stoßen Sie sich mit den Händen von der Wand ab und gehen eine Minute lang ruhig auf und ab.

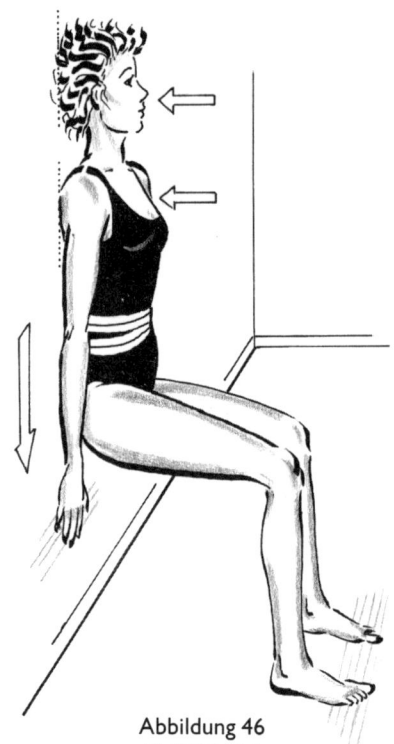

Abbildung 46
LUFTSITZ II

Wiederher-
stellung und
Erhaltung von
Funktion und
Flexibilität

150

Übungsfolge für alle Konditionen

Kondition I	Kondition II	Kondition III	D-Lux
1. Kleines Armkreisen (S. 108)	Kleines Armkreisen (S. 108)	Kleines Armkreisen (S. 108)	Kleines Armkreisen (S. 108)
2. Ellbogen-Curls (S. 116)	Schwerkraftübung auf der Treppe (S. 124)	Hund und Katze (S. 110)	Ellbogen-Curls (S. 116)
3. Statische Rückensenkung (S. 139)	Vierfüßlerstand mit gestreckten Beinen (S. 114)	Übungsreihe mit Handtüchern (S. 145)	Hund und Katze (S. 110)
4. Leistendehnung in Rückenlage (S. 140)	Jogger-Dehnübung (S. 134)	Leistendehnung in Rückenlage (S. 140)	Heben der Hüftbeuger (S. 129)
5. Bauchmuskeltraining (S. 104)	Frosch (S. 122)	Fußkreisen und Fußstrecken (S. 120)	Hund und Katze (S. 110)
6. Fußkreisen und Fußstrecken (S. 120)	Leistendehnung in Rückenlage (S. 140)	Luftsitz II (S. 150)	Bauchmuskeltraining (S. 104)
7. Hund und Katze (S. 110)	Quadrizeps-Dehnung im Stehen (S. 138)	Quadrizeps-Dehnung im Stehen (S. 138)	Vierfüßlerstand mit gestreckten Beinen (S. 114)
8. Vierfüßlerstand mit gestreckten Beinen (S. 114)	Bauchmuskeltraining (S. 104)	—	Windmühle (S. 148)
9. Jogger-Dehnübung (S. 134)	Fußkreisen und Fußstrecken (S. 120)	—	Seitenstrecken (S. 118)
10. Luftsitz I (S. 106)	Krokodil (S. 112)	—	Liegestütze (S. 130)

11. —	Beckenrollen (S. 130)	—	Fußkreisen und Fußstrecken (S. 120)
12. —	Oberkörperdrehung in Seitenlage (S. 142)	—	Seitliches Lendendehnen (S. 132)
13. —	Luftsitz I (S. 106)	—	Jogger-Dehnübung (S. 134)
14. —	—	—	Oberkörperdrehung in Seitenlage (S. 142)
15. —	—	—	Hund und Katze (S. 110)
16. —	—	—	Rumpfbeuge im Spreizstand (S. 136)
17. —	—	—	Hüftkreuzen (S. 126)
18. —	—	—	Hüftheben (S. 128)
19. —	—	—	Luftsitz I (S. 106)
20. —	—	—	Frosch (S. 122)
21. —	—	—	Statische Rückensenkung (S. 139)
22. —	—	—	Leistendehnung in Rückenlage (S. 140)

D-LUX: WIE SIE ZEIT SPAREN KÖNNEN

Ich sehe ein, daß ein Menü mit 22 Übungen nicht gerade sehr ermutigend wirkt. Viele D-Lux-Personen werden gar nicht die Zeit haben, täglich das gesamte Programm zu absolvieren. Für sie empfehle ich eine abgekürzte Version, die dennoch durch das gesamte Bewegungsspektrum führt und die designgerechten Funktionen übt: Kleines Armkreisen / Ellbogen-Curls / Hund und Katze/Bauchmuskeltraining / Fußkreisen und Fuß-strecken / Vierfüßlerstand mit gestreckten Beinen / Jogger-Dehnübung / Oberkörperdrehung in Seitenlage / Hund und Katze / Luftsitz I / Statische Rückensenkung / Leistendehnung in Rückenlage. Die abgewandelte Version sollte ungefähr 30 Minuten in Anspruch nehmen. Halten Sie sich an die hier vorgezeichnete Reihenfolge. Wenn eine Übung eine Bank oder einen Kasten erfordert, brauchen Sie nicht gleich ein entsprechendes Turngerät zu kaufen. Machen Sie die betreffenden Übungen auf dem Boden.

STILLE VERZWEIFLUNG, STILLE HOFFNUNG 6

Was leiste ich?

Der ehemalige Bürgermeister von New York, Ed Koch, stellte diese Frage so oft, daß sie mit der Zeit zu seinem politischen Markenzeichen wurde. Es ist nicht einmal ein schlechtes. Jeder, der im Dienstleistungsbereich tätig ist, sollte sich diese Frage hundertmal am Tag stellen. Und ein Buch zu schreiben, ist in der Tat nichts anderes als eine reine Dienstleistung. Wenn es mir nicht gelingt, die Egoscue-Methode der einzigen Person, auf die es ankommt, näherzubringen, war alle Mühe umsonst. Die einzige Person, auf die es ankommt, sind niemand anders als Sie, der Leser oder die Leserin.

In meiner Klinik kann ich leicht feststellen, was ich leiste. Ich brauche mir einen Patienten bloß anzusehen. Oder der Betroffene kommt zu mir und sagt: »Ich verstehe das nicht!« In diesem Fall ist es leicht. Ich probiere es dann einfach noch einmal.

Oft genug kommt es allerdings auch vor, daß die Patienten sich nicht richtig trauen. Oder sie wissen gar nicht, wo ihre Wissenslücken liegen. In diesen Fällen ist die Art, wie die Frage formuliert wird, am aufschluß-reichsten. Im vorliegenden Kapitel habe ich einige typische Beispiele zusammengestellt. Es kann durchaus sein, daß das eine oder andere auch auf Ihren Fall zutrifft.

Frage: Die tägliche Plackerei ist oft furchtbar stressig. Ist Streß bei Rücken- und Gelenkschmerzen ein wichtiger Faktor?

Antwort: Gehen Sie von der Grundannahme aus, daß Schmerz ein Symptom ist. Sie haben also einen schlimmen Tag hinter sich. Vieles ist schiefgegangen, und Sie haben unter starkem Druck folgenschwere Entscheidungen treffen müssen. Der Schmerz im Bereich Ihrer Lenden-wirbelsäule ist nun allerdings kein Streßsymptom, sondern Symptom einer Fehlfunktion. An einem »guten Tag« kommt der dysfunktionelle Körper gut über die Runden; mit Hilfe der eingeschränkten Funktionen und kompensierenden Bewegungen, die ihm zur Verfügung stehen, unterdrückt er die Symptome der Dysfunktion, ehe sie die Schmerz-schwelle überschreiten.

Mit anderen Worten: Der Körper versucht die Dysfunktion zu umgehen. Nur stellt sich schon bald heraus, daß die gefundene Umleitungs-strecke den Anforderungen nie sehr lange gewachsen ist. Sie geraten in eine Streßsituation – und schon wird der Kompensationsmechanismus überfordert. Der berühmte Tropfen bringt das Faß zum Überlaufen. Und auf einmal haben Sie Schmerzen.

Ein anderer wichtiger Faktor ist der, daß Dysfunktion von ihrer Definition her die Muskeln beansprucht. Sie sind entweder angespannt oder schlaff und leiden dementsprechend unter Sauerstoffmangel. Zu-sätzlicher Streß – zum Beispiel durch einen wütenden Kunden oder ungezogene Kinder – ist in einem solchen Fall das Tüpfelchen auf dem I und genügt, um die Dysfunktion über die Schmerzschwelle zu hieven.

Wie das? Auf Streß reagieren wir instinktiv, indem wir den Atem anhalten. Wenn auf der Bühne Unerwartetes geschieht und das Theater-publikum kollektiv die Luft anhält, ist die allgemeine Verblüffung direkt hörbar. Hundert Zwerchfelle erstarren gleichzeitig. Dem enttäuschten Verkäufer im Laden oder Büro ergeht es nicht anders, wenn ein Kunde unvermittelt seinen Auftrag storniert. Der Schmerz, den der Betroffene dann auf Streß zurückführt, kommt von der zusätzlichen Reduzierung der Sauerstoffzufuhr für die dysfunktionellen Muskeln.

Der Körper – dies nur nebenbei – braucht Streß. Wenn ein Labortech-niker Gewebeproben nimmt, die Zellen isoliert und sie auf ein absolut stilles Medium überträgt, so sterben diese Zellen ab. Wir lernen, üben, wachsen und gedeihen durch die systematische Anwendung von Streß. Ohne Streß kein Anreiz. Wenn zunehmender Streß mit Trägheit, Wut, Niedergeschlagenheit, Steifheit und körperlichen Gebrechen einhergeht, dann deshalb, weil die betroffene Person aufgrund ihrer Dysfunktionali-tät von vornherein einen schlechten Start hat. Spitzensportler stehen unter enormem Streß – und doch kann bei ihnen von Trägheit, Niederge-schlagenheit oder Steifheit keine Rede sein. Die erfolgreichsten Men-schen in allen Berufsgruppen sind erfolgreich, weil sie dank ihrer funktio-nellen Körper unter Streß erst richtig aufblühen.

Frage: Kommt es auf die Schuhe an? Welche Schuhe sind für den Alltag am besten geeignet? Und welche für die Übungen?

Antwort: Generell gilt: je weniger Schuh, desto besser. Solange Ihr Fuß gerade nach vorn zeigt, spielt es keine Rolle, was für Schuhe Sie tragen. Die Schuhindustrie verkauft auch Schuhe für dysfunktionelle Füße – also für Knick-, Platt- und Spreizfüße, bei ungleichmäßiger Gewichtsvertei-lung usw. Die Schuhkonstruktion maskiert die Symptome der Fehlfunk-tion – oder versucht es zumindest. Die Symptome selbst wandern aus in die Ferse, den Unterschenkel (Knochenhautentzündungen etc.), die Knie und die Hüftgelenke.

Sandalen werden oft stark kritisiert. Was den funktionellen Fuß betrifft, so ist gegen sie gar nichts einzuwenden. Ein äthiopischer Sportler gewann im übrigen vor Jahren die olympische Goldmedaille im Marathonlauf völlig ohne Schuhe.

Frage: Gibt es bei den Übungen und bei der körperlichen Bewegung allgemein einen Punkt, von dem an für den Übenden nichts mehr herausspringt? Ich habe gehört, daß eine Trainingseinheit, die länger als 30 Minuten dauert, nichts weiter ist als Zeit- und Energieverschwendung.

Antwort: Zunächst einmal – Bewegung allein reicht nicht aus. Was ich meine, ist designgerechte Bewegung. Der Fehler liegt bei vielen schon an der Grundeinstellung: »Ich muß mich mal wieder in Form bringen«, sagen sie, nachdem sie sich jahrelang aufs Zuschauen beschränkt haben. Und dann joggen sie los oder stürmen auf den nächstbesten Basketballplatz. Die für diese Sportarten benötigten Funktionen sind nach der langen Pause jedoch »kaltgestellt«. Der Körper des »wiedergeborenen« Joggers oder Basketballspielers sucht nach Kompensationen und setzt folglich Muskeln und Gelenke ein, die für die gewünschten Funktionen gar nicht geschaffen sind. Über kurz oder lang treten dann die ersten Schmerzen auf.

Was nun die 30 Minuten betrifft, so ist die Vorstellung lächerlich, der Körper verfüge über eine innere Stoppuhr, die nach genau 30 Minuten (und nicht etwa nach 29 oder 31) sagt: »Halt, jetzt reicht's!« Dennoch weiß der Körper genau, wann er genug hat, und er sagt es Ihnen auch. Sie merken es, wenn Sie sich beim Laufen, Rudern oder auf dem Heimtrainer immer mehr anstrengen müssen: Irgendwann ist der Punkt erreicht, an dem die Bewegung keinen Spaß mehr macht.

Ich will damit nicht sagen, daß Sie sofort aufhören sollen, wenn Sie ins Schwitzen oder außer Atem geraten und sich anstrengen müssen. Eine ganze Reihe angenehmer Tätigkeiten erfordert Anstrengung, Schweiß und eine gute Lungenfunktion – ich nenne hier nur den Geschlechtsverkehr. Meiner Meinung nach handelt jeder, der beim Üben oder Trainieren bewußt die Schmerzschwelle überschreitet, in gewisser Weise masochistisch. Für sein Fitneßniveau bringt das nichts mehr, ja er riskiert sogar Gesundheitsschäden.

Frage: Wieviel Bewegung ist nötig, um fit und funktionell zu bleiben? Läßt sich das ungefähr in Zahlen fassen?

Antwort: Bewegung – jede Bewegung, welcher Intensität auch immer – ist besser als überhaupt keine. Doch gilt auch hier die Antwort, die ich auf die vorige Frage gegeben habe: Im Idealfall sollte Bewegung designgerecht sein. Was die Trainingsdauer betrifft, so kenne ich viele Patienten, die von mir am liebsten hören würden: »Sie müssen 45 Minuten täglich trainieren, ohne Ausnahme!« Oder noch besser: »In Ihrem Fall sind montags, mittwochs und freitags jeweils 62 Minuten erforderlich.«

Aber so geht das nicht. Vielmehr ist der entscheidende Faktor auch hier das Lustprinzip. Angenommen, ich verordne einem Manager, der seine Funktionalität erhalten will, willkürlich 45 Minuten Training pro Tag, obwohl der gute Mann beim besten Willen nur 20 Minuten erübrigen kann. Was wird geschehen? Der volle Workout macht ihm keinen Spaß und wird ihm zur Last. Es dauert nicht lange, und er trainiert überhaupt nicht mehr, obwohl er weiß, daß er unbedingt weitermachen sollte. Aus genau diesem Grund scheitern so viele Fitneßprogramme.

Die Egoscue-Methode geht davon aus, daß der Körper selbst am besten weiß, was für ihn gut ist – also nicht der Trainer, der Theoretiker oder der Aerobic-Lehrer. Wer versucht, dem Körper etwas zu befehlen, was er nicht leisten kann, verschwendet nur seine Zeit, da hilft weder Talent noch Hingabe, noch Leidensfähigkeit. Was ich tun kann, ist folgendes: Ich setze einen Prozeß in Gang. Ich bringe den Körper soweit, daß er die Annehmlichkeiten erkennt, die richtige Bewegungen mit sich bringen. Ich gebe den Anstoß, und der Ball gerät ins Rollen. Die Sache entwickelt ihre Eigendynamik: Waren anfangs 5 Minuten das äußerste, was man dem Körper zumuten konnte, so sind es bald 10 und wenig später 20 Minuten. Der vielbeschäftigte Manager, der bei 45 Minuten zunächst kategorisch den Kopf schüttelte, wird sich schließlich doch die Zeit nehmen – weil ihm die 20 Minuten so gut gefallen haben.

Frage: Fünf Minuten reichen aber auf keinen Fall, oder?

Antwort: Doch, unter Umständen schon. Es hängt vom persönlichen Lebensumfeld jedes einzelnen ab. Wer schon von Natur aus genug Bewegung hat, braucht sich zur Erhaltung seiner Funktionalität nicht allein um des Trainierens willen einem Trainingsplan zu unterwerfen.

Die altsteinzeitlichen Jäger und Sammler hatten genug Bewegung – dafür sorgte schon das Jagen und Sammeln! Auf ein Fitneßstudio konnten sie verzichten. In Fernsehdokumentationen über Naturvölker fällt mir nie ein dysfunktioneller Körper auf: Schulter und Hüften sind gleichmäßig, die Köpfe hoch aufgerichtet, die Füße zeigen gerade nach vorn. In den Randbereichen jedoch, dort wo die Zivilisation sich bereits auf den Lebensstil der Eingeborenen auszuwirken beginnt, treten sogleich die ersten Dysfunktionen auf. Eskimos mit hängender Schulter sind durchaus keine seltene Erscheinung mehr – zumal dann, wenn sie an Stelle des Paddels einen Außenbordmotor benutzen. Ihr persönliches

Lebensumfeld verlangt von ihnen nicht mehr jene Bewegungen, die zur Erhaltung der Schulterfunktionen unerläßlich sind. Vielleicht würden bei einem Eskimofischer schon fünf Minuten Training pro Tag zur Wiederherstellung der Funktion ausreichen... Wir, die wir voll und ganz der »Zivilisation« verhaftet sind, brauchen mit Sicherheit mehr.

Frage: Wieviel mehr?

Antwort: So viel, wie nötig ist, um die verlorenen Funktionen wiederherzustellen und weiterhin zu bewahren. Ich weiß, es klingt so, als wollte ich der Frage ausweichen, aber ich weigere mich ganz einfach, hier ein Einheitsmaß anzusetzen. Es gibt keine Diät, kein Trainingsprogramm, kein Medikament und keinen chirurgischen Eingriff für alle! Deshalb verzagen ja so viele Menschen: Sie versuchen es mit einer Wunderkur, und die funktioniert dann natürlich nicht. »Da muß etwas mit mir nicht stimmen«, heißt es dann. »Mir fehlte einfach das Durchhaltevermögen, täglich eine halbe Stunde mit Jane Fonda vor dem Fernseher herumzuhüpfen. Ich bin ein echter Versager.«

Die Menschen, die zu mir in die Klinik kommen, frage ich: »Wieviel Zeit haben Sie für mich übrig? Fünfzehn Minuten, dreißig Minuten oder eine Stunde pro Tag?« Gelegentlich kommt es vor, daß der oder die Angesprochene antwortet: »Soviel wie nötig.« In diesen Fällen verordne ich dann vielleicht ein Programm, das 75 oder 80 Minuten pro Tag beansprucht. Entsprechend schnell stellt sich dann auch der Erfolg ein. Wer täglich nur 20 Minuten trainiert, muß damit rechnen, daß es bei ihm bis zu neun Monate dauert, ehe er wieder voll funktionell ist. Wer die Schnellspur nimmt – und zwar, weil er sie bewußt gewählt hat –, kann es schon in drei bis sechs Monaten schaffen.

Frage: Können Sie rein vom äußeren Erscheinungsbild eines Menschen voraussagen, wie lange es dauern wird, ihn wieder in Form zu bringen?

Antwort: Ja und nein. Ja insofern, als eine Person in Kondition III wesentlich länger brauchen wird als ein Mensch mit geringfügigen Symptomen der Kondition I, wie beispielsweise leicht auswärtsgedrehten Füßen und einer noch nicht sehr ausgeprägten Beckenkippung. Nein, weil es durchaus sein kann, daß die Person in Kondition III bereit ist, für ihre eigene Gesundheit Verantwortung zu übernehmen, während der Kondition-I-Geschädigte meint, es sei Aufgabe des Therapeuten, sein Becken wieder geradezurichten.

Frage: Hilft ein Heizkissen gegen Schmerzen?

Antwort: Vertrauen Sie Ihrem Instinkt. Wenn das Heizkissen die Schmerzen lindert, benutzen Sie es. Denken Sie aber immer daran, daß die Wärme das eigentliche Problem *nicht* beseitigt.

Frage: Was ist von Stützkorsetts zu halten? Sind sie überhaupt gerechtfertigt?

Antwort: Nicht als Dauerlösung. Der Körper arbeitet von innen nach außen. Das Stützkorsett versucht dagegen, ihn von außen nach innen zu stabilisieren, und das geht einfach nicht.

Zum Vergleich ein Beispiel aus der Mechanik: Würden Sie unter Ihr Auto kriechen und versuchen, Hand an die Kardanwelle zu legen? Ich hoffe nicht. Und selbst wenn es Ihnen mit Hilfe von schwerem Gerät gelänge, die Welle zu erwischen – das Ergebnis wäre fatal: Sie würden dem Wagen praktisch die Eingeweide herausreißen.

Wie Motor und Getriebe des Autos arbeiten auch die Muskeln und Gelenke weiter – unabhängig davon, was das Stützkorsett auf der Körperaußenseite bewirkt.

Das Stützkorsett vermittelt Ihnen ein falsches Gefühl struktureller Sicherheit und überspielt die Warnmechanismen, mit denen Ihnen Ihr Körper schmerzvoll zu verstehen gibt, daß Sie Dinge tun, die Ihnen nicht zuträglich sind. Genau zu diesem Zweck ist der Schmerz da.

Ein schmerzender dysfunktioneller Körper – ich spreche hier von chronischen Leiden, nicht von den traumatischen Folgen eines schweren Unfalls – verfügt nicht mehr über genügend Möglichkeiten, Bewegungsabläufe zu kompensieren. Dabei ist sein Improvisationstalent geradezu genial. Wenn ich mich mit Hilfe der Muskelgruppe A nicht mehr bücken kann, bediene ich mich eben der Muskelgruppe B. Und wenn die auch nicht mehr hilft, springt Muskelgruppe C ein. Schließlich ist dann aber doch das Ende der Fahnenstange erreicht. Der Schmerz signalisiert uns, wann es soweit ist.

Der Schmerz ist wie ein unübersehbares Stoppschild, das Ihnen Einhalt gebietet, bevor Sie tatsächlich ernsthafte Schäden davontragen. Das Stützkorsett spornt Sie nur dazu an, das Stoppschild zu ignorieren.

Frage: Sind Medikamente, und zwar vor allem Schmerzmittel, in manchen Fällen nicht gerechtfertigt?

Antwort: Doch, natürlich. Bei schweren traumatischen Verletzungen geben Schmerzmittel dem Körper die Chance zur Stabilisierung und lassen ihn wieder zu Kräften kommen. Wir sind inzwischen ziemlich weit in dieser Hinsicht. Dank des medizinischen Fortschritts kann man heute traumatische Verletzungen überleben, die noch vor zehn Jahren tödlich verliefen. Was die chronischen Schmerzen angeht, so ist die Lage weit weniger eindrucksvoll. Und Schmerzmittel sind hier höchst problematisch. Sie ruinieren das körpereigene Kommunikationssystem: Die ausgesandten Botschaften kommen nicht mehr an.

Oft muß ich Patienten im Gespräch mühsam eine ganze Liste von Medikamenten ausreden... Sie können die Mittel kaum noch voneinander unterscheiden und sind sich über die angeblichen Wirkungen nicht mehr im klaren. Wir spielen ein Frage- und Antwortspiel. »Und dies hier?« frage ich. – »Das ist gegen Krämpfe.« – »Und das da?« – »Gegen Kopfschmerzen.« Nach einer Weile kommen wir darauf, daß die Krämpfe zum erstenmal unmittelbar nach der Verordnung des Kopfschmerzmittels auftraten. Mit Hilfe des gesunden Menschenverstands eliminieren wir nun Stück um Stück Medikamente, deren Wirkung sich gegenseitig aufhebt oder verstärkt. Der Patient kann dann nach Hause gehen und zu seinem Arzt sagen: »Brauche ich dieses Zeug wirklich?« Und dann können die beiden darüber diskutieren.

Ein Schmerzmittel macht Schmerzen erträglicher, aber es löst nicht das zugrundeliegende Problem. Eine auf schmerzstillende Medikamente aufbauende Therapie ist schon von der Definition her falsch. Anstelle der Krankheitsursachen bekämpft sie die Symptome. Und es sind keineswegs nur die Schmerzmittel. Kürzlich hatte ich mit einer Patientin zu tun, die an schwerer Verstopfung litt. Die Ärzte hatten praktisch sämtliche Abführmittel an ihr ausprobiert und auch keine andere Methode unversucht gelassen. Nichts half. Die Patientin litt an Kondition III. Ihr Becken war derart aufgerichtet, daß die Fehlstellung den Darm in Mitleidenschaft gezogen hatte. Dagegen helfen keine Medikamente. Die Verstopfung war ein Symptom ihres dysfunktionellen Beckens. Alle körpereigenen Systeme – Dickdarm, Herz, Lunge, Magen oder was auch immer – sind abhängig von Bewegung. Ohne Bewegung kommt es zu Fehlfunktionen: Verstopfung, Bluthochdruck, Emphysemen, Verdauungsstörungen. Und was geschieht? Wir greifen zum Abführmittel, zum Aspirin, zum Inhalationsapparat... Wir behandeln nur das Symptom und wundern uns dann, wenn es uns einfach nicht besser gehen will.

Frage: Ich gehe davon aus, daß wir die Egoscue-Methode als »nichttraditionelle« Medizin bezeichnen können. Heißt das, daß Sie etwas gegen die Ärzte haben?

Antwort: Was könnte traditioneller sein als die Rückbesinnung auf den ursprünglichen Bauplan des menschlichen Körpers? Aber lassen wir die Wortklaubereien. Wenn mir an der Ärzteschaft etwas mißfällt, dann folgendes: Es bedarf schon gehöriger Chuzpe, um an einer zehntausend

Jahre alten Konstruktion herumzupfuschen. Auf seiten der Patienten kommt ein hohes Maß an Selbstzufriedenheit hinzu sowie die weitverbreitete Neigung, anderen die Verantwortung zuzuschieben. Beide Seiten sind zu kritisieren.

Die Patienten haben allerdings oft eine Ausrede: Ihnen tut etwas weh. Den Ärzten tut nichts weh. Medizinern bringt man während ihrer Ausbildung bei, sich als Wissenschaftler zu betrachten – und Wissenschaftler sind die Aristokraten unter den Akademikern. Von den Patienten wird daher erwartet, ihr eigenes Urteil dem profunden Wissen und der höheren gesellschaftlichen Stellung des Arztes unterzuordnen. Widersprechen sie dem Arzt, oder stellen sie ihm kritische Fragen, so riskieren sie, daß es zu einer – realen oder eingebildeten – Entfremdung zwischen ihnen kommt, welche weitere Schmerzen nach sich ziehen und vielleicht sogar zum Tod führen kann.

Eine Patientin erzählte mir kürzlich folgendes: Wegen ihrer chronischen Schmerzen im Kiefergelenk hätte ihr Arzt ihr über einen längeren Zeitraum hinweg starke Medikamente verschrieben. Als sie ihm eines Tages sagte, sie wolle diese Mittel nicht mehr einnehmen, habe er sie wie eine »gelangweilte, verrückte Hausfrau« behandelt. Die Frau war gewiß nicht verrückt – sie hatte Schmerzen. Ich sah es ihr an. Dysfunktion und Schmerz haben äußerlich erkennbare Merkmale; sie hinterlassen Spuren, und bei dieser Frau waren sie besonders deutlich. Sie war eine klassische Kondition-III-Person. Der Arzt hätte sich, um die Ursache des Schmerzes zu finden, entweder mehr Zeit für seine Patientin nehmen müssen (Fragen stellen, sich die Antworten genau anhören, die Patientin beobachten) – oder er hätte zu wissenschaftlichen Methoden greifen müssen, die über die Grenzen seines im Studium erworbenen Wissens hinausgehen.

Die Diagnose »gelangweilte, verrückte Hausfrau« war der Ausweg des Arztes aus einem im Grunde unlösbaren Dilemma. Der Tag hat nur vierundzwanzig Stunden – Ärzte hingegen bräuchten für die Anforderungen, die an sie gestellt werden, den Dreißig- oder Fünfunddreißigstundentag. Um den Wettlauf gegen die Uhr zu gewinnen, greifen sie zu technischen Hilfsmitteln, die Chirurgie und Pharmazie für sie bereithalten. Sie können nicht für jeden Patienten noch einmal das Rad erfinden – also verlassen sie sich auf die Erfahrung und die wissenschaftlichen Erkenntnisse von Kollegen, die die jeweils jüngste Medikamentengeneration oder die allerneuesten chirurgischen Techniken entwickelt haben. Die Technik – hier die pharmazeutische – ersetzt auf diese Weise das Urteil des Arztes, ein Urteil, das andernfalls Ergebnis der eingehenden Beschäftigung mit dem individuellen Patienten und seinen Problemen gewesen wäre.

Die Redensart »das Rad noch einmal erfinden« trifft den Nagel auf den Kopf. Die moderne Medizin ist nicht älter als vielleicht fünfzig bis hundert Jahre (je nachdem, wer zählt). Dennoch türmt sich mittlerweile bereits ein Gebirge an wissenschaftlichen Erkenntnissen auf. Das Dilemma des Arztes, der sich gleichzeitig als Wissenschaftler versteht, liegt nun darin, daß er darüber hinaus noch mit einem über Jahrhunderte hinweg angesammelten Know-how, mit Traditionen, Weisheiten und empirischen Beobachtungen des menschlichen Körpers konfrontiert ist, deren rigorose wissenschaftliche Überprüfung noch aussteht. Der Wert dieser gewaltigen Menge an Erfahrungen gilt so lange als dubios, bis er statistisch nachgewiesen ist, und zwar mit Hilfe von Methoden, die in Medizinerkreisen als akzeptabel gelten. So viel zu den »Anforderungen«!

Als Retter in der Not springt auch hier wieder die Technik ein. Was wir wissen, hat Vorrang vor allem, das uns (wissenschaftlich) noch unbekannt ist.

Die technischen Probleme eines künstlichen Gelenks sind lösbar. Die wichtigere, tiefergehende Frage, ob der ursprüngliche Bauplan des menschlichen Körpers – sein »Design« – durch das künstliche Gelenk verletzt wird, wandert in die Ablage mit dem Stichwort »künftige Forschungsvorhaben«.

Wenn wir eines Tages soweit sind, daß wir den gesamten menschlichen Körper »noch einmal erfunden« haben und dabei zu der Erkenntnis gelangen, daß das Design gar nicht noch einmal erfunden werden mußte – dann wird es, so fürchte ich, zu spät sein.

Frage: Welche Menschen sind für Rückenschmerzen und andere Formen von Gelenk- und Muskelleiden besonders anfällig?

Antwort: Alle Männer und Frauen in Büroberufen; alle Männer und Frauen, die bei der Ausübung ihres Berufs den ganzen Tag über an einer Stelle stehen oder sitzen müssen; alle Männer und Frauen, die mit dem Auto, dem Bus oder dem Zug zur Arbeitsstelle fahren; alle Schulkinder; alle Rentner und Pensionäre, denen man erfolgreich eingeredet hat, sie sollten sich »in den Lehnstuhl setzen und ein ruhiges Leben führen«; alle Personen, die die meisten Abende und Wochenenden vor dem Fernsehapparat verbringen; jeder Nintendo-Süchtige, der »bitte, bitte noch *ein* Spiel« bettelt, nachdem er eine Stunde lang mit hängenden Schultern und vorgeschobenem Kopf dagesessen und dabei nichts anderes bewegt hat als ein Handgelenk samt Unterarm.

Frage: Was kann man als Büromensch gegen die Bewegungsarmut in seinem beruflichen Umfeld tun?

Antwort: Am besten, man tritt die Arbeit topfit an – also vollkommen funktionell – und bemüht sich, diesen Zustand zu erhalten. Abgesehen davon: Bewegen Sie sich immer wieder mal, spätestens alle halbe Stunde. Wenn Sie bewegungslos am Schreibtisch sitzen, sammelt sich allmählich das Blut in den Extremitäten, und dies geht zu Lasten der bewegungsabhängigen Sauerstoffversorgung des Gehirns.

Sehr wichtig ist auch die richtige Atemtechnik. Wer über dem Computer-Keybord kauert oder sich im Sessel zurücklehnt, macht sich selbst das Atmen schwer. Außerdem ist es ratsam, den Blutstrom mit allem zu verschonen, was die Fähigkeit der roten Blutkörperchen zum Sauerstofftransport beeinträchtigt.

Ich bin kein Fan von Softdrinks, seien sie nun koffeinhaltig oder koffeinfrei. Auch bin ich kein großer Kaffee- oder Teetrinker. Nichts geht über einfaches, gutes Wasser. Dehydrierung (Austrocknung) gehört zu den heimlichen Plagegeistern unserer Zeit. Ich schätze, daß weniger als ein Prozent aller Patienten, die wegen chronischer Gelenk- oder Muskelschmerzen zu mir in die Klinik kommen, über einen normalen Wasserhaushalt verfügt.

Das Lebensumfeld im modernen Haus, am Arbeitsplatz und in der Schule steht fast in all seinen Aspekten auf Kriegsfuß mit dem Bedürfnis unseres Körpers nach einem adäquaten Flüssigkeitshaushalt. Zentralheizung, Klimaanlagen, Deckenbeleuchtung, Druckkabinen in Flugzeugen, hoher Salzgehalt in der Nahrung und vieles andere mehr tragen dazu bei.

Das Körpergewebe des Menschen besteht zum überwiegenden Teil aus Wasser. Bei Wasserverlust trocknet das Gewebe aus und verliert seine Elastizität, worunter auch die Funktionalität leidet.

Hydrierung und Rehydrierung sind wichtige, wenngleich viel zu wenig benutzte therapeutische Werkzeuge. Ein Zeichen der Dehydrierung ist Konzentrationsmangel. Man erkennt ihn am unsteten Blick der Betroffenen sowie an deren Neigung zu Abschweifungen. Ein Mensch, der unter akuten Schmerzen leidet, hat ebenfalls große Konzentrationsprobleme; er zeigt denselben, ziemlich charakteristischen unsteten Blick. Es ist verblüffend, wie schnell die Konzentration nach der Einnahme von Flüssigkeit wieder zurückkehrt. Die gesteigerte Geistesschärfe des Patienten kann dann auf die Behandlung der Dysfunktion gelenkt werden.

Darüber hinaus bin ich überzeugt, daß es eine Verbindung zwischen Dehydrierung und Schmerzen gibt. Bei einem kompensierenden, dysfunktionellen Körper kann Dehydrierung jene zusätzliche Belastung darstellen, die für das Überschreiten der Schmerzschwelle ausschlaggebend ist. Die mangelnde Elastizität des Körpergewebes ist der entscheidende Faktor. Bei stationären Patienten in meiner Klinik lege ich großen Wert darauf, daß sie viel Wasser zu sich nehmen – ich kann in diesem Punkt richtig lästig sein. Oft ergibt sich allein schon daraus ein erster funktioneller Ansatz zur Stabilisierung und Genesung des Betroffenen.

Frage: Können wir wirklich vom modernen Menschen erwarten, daß er Zeit und Mittel findet, sich wie seine Vorfahren in Jäger-und-Sammler-Zeiten zu bewegen? Ist das überhaupt realistisch?

Antwort: Man muß nicht zwölf Stunden am Tag als Jäger und Sammler durch Wald und Flur streifen, um die zur Erhaltung der Körperfunktionen erforderliche Bewegung zu bekommen. Allerdings kommen wir nicht umhin, dem Körper täglich sein gesamtes Bewegungsspektrum abzuverlangen. Zu diesem Zweck habe ich die D-Lux-Übungen in Kapitel 5 entwickelt. Ohne das kontinuierliche Trainieren aller Bewegungsformen gehen Funktionen durch Untätigkeit verloren – genauso, wie ein Auto nicht anspringen wird, das monatelang ungenutzt in der Garage stand. Nur: Wenn der Wagen schließlich doch anspringt, fährt er wieder ganz normal.

Unsere Körperfunktionen verhalten sich unglücklicherweise anders. Man kann hängende Schultern nicht einfach zurückziehen, sie ein bißchen heben und strecken und dann von ihnen erwarten, daß sie sofort an Ort und Stelle bleiben.

Die Aufrechterhaltung des funktionellen Zustands – sobald wir ihn erst einmal erreicht haben – ist dann gar nicht mehr besonders mühevoll oder zeitraubend.

Frage: Was ist zu tun, wenn man sich vor lauter Schmerzen gar nicht mehr bewegen kann?

Antwort: Situationen, in denen man sich überhaupt nicht mehr rühren kann, sind äußerst selten. Wenn Fehlfunktionen für die Schmerzen verantwortlich sind, dann werden die Schmerzen verschwinden, sobald die Funktionalität wiederhergestellt ist. Aber wir können nicht einfach mit den Fingern schnippen und die verlorenen Funktionen wieder herbeizaubern. Zur akuten Schmerzbekämpfung empfehle ich Statische Rückensenkung und Leistendehnung in Rückenlage (siehe Kapitel 5). Je fortgeschrittener eine Dysfunktion ist, desto länger dauert es, sie zu überwinden. Und auf dem Weg dorthin werden die Schmerzen wahrscheinlich noch mehrmals kommen und gehen, ehe sie sich schließlich soweit legen, daß sie keine Belastung mehr darstellen. Gelingt es mir, einem unentwegt an schweren Rückenschmerzen leidenden Menschen eine schmerzfreie Stunde zu verschaffen, so regt diese Zeitspanne seine Lebensgeister derart an, daß wir zur nächsten Übung übergehen können. Wir haben einen kleinen Etappensieg erzielt, auf dem wir aufbauen können.

Frage: Angenommen, wir haben es mit einem partiellen oder vollständigen Bandscheibenvorfall zu tun: Liegt da nicht eine dauerhafte Schädigung vor, die ohne chirurgischen Eingriff nicht zu bewältigen ist?

Antwort: Nein, ganz und gar nicht. Das einzige, was im Fall eines partiellen oder vollständigen Bandscheibenvorfalls dauerhaft bleibt, ist die nicht behobene Dysfunktion, die ursächlich für das Problem verantwortlich ist. Eine Person in Kondition III mit aufgerichtetem Becken hat einen schwachen Oberkörper und schwache Hüften. Beim Tragen oder Heben schwerer Gegenstände – etwa eines halbzentnerschweren Zementsacks – wird den Lendenmuskeln, die bereits durch die wegen des Beckenschrägstands und der damit verbundenen Abflachung der Wirbelsäule kaum lösbare Aufgabe, das Rückgrat intakt zu halten, überfordert sind, eine zusätzliche Last aufgebürdet.

Irgend jemand oder irgend etwas muß das ausbaden. Es ist die Bandscheibe. Wie Weichkäse zwischen den beiden Hälften eines gequetschten Brötchens quillt das kleine Knorpelstück zwischen zwei Wirbeln hervor.

Der Wirbel, der auf der Bandscheibe sitzt, kippt in Einklang mit der normalen Beuge- und Streckfähigkeit der Wirbelsäule vor und zurück. Nun zwingt aber das dysfunktionelle Becken die Wirbel dazu, einen Teil jener Arbeit zu übernehmen, die eigentlich von den Lendenmuskeln erledigt werden sollte, und diese Belastung manifestiert sich in einer zusätzlichen, den Knorpel quetschenden Beugung.

Wird die Dysfunktion durch eine Korrektur der Beckenstellung behoben, so rutscht die Bandscheibe wieder in ihre ursprüngliche Position. Viele Chirurgen gehen nun davon aus, daß die Beckenstellung irreparabel oder sogar naturgegeben ist. Sie intervenieren daher und holen gewissermaßen den Käse vom Brötchen, da dieser inzwischen auf einen Nerv drückt. Weil aber die beiden Hälften ohne den Käse nicht zusammenhalten, versteift er die Wirbel.

Wenn Ihnen der Vergleich mit dem Käsebrötchen zu simpel erscheint, stellen Sie sich ein Kissen oder einen Stoßdämpfer vor, der auf einer Seite niedergedrückt und auf der anderen blasig angeschwollen ist. Der angeschwollene Teil tritt hervor und stößt auf einen Nerv. Der Chirurg kratzt die Blase weg und beseitigt damit das Bandscheibenproblem – zumindest so lange, bis unser Freund mit dem dysfunktionellen Becken neuerlich einen Zementsack hebt und die nächste Bandscheibe quetscht, die dann ihrerseits mit dem Nerv kollidiert.

Das einzige, was man dem armen Zementschlepper, der (oder dessen Krankenkasse) inzwischen Tausende von Mark an Arztkosten hat aufbringen müssen, nun mit auf den Weg gibt, ist der gute Rat: »Sie dürfen nicht mehr schwer tragen.« Und dabei hatte er doch nur seine Terrasse fliesen wollen.

Für mich klingt der gute Rat wie eine Bankrotterklärung. Eine teure, schmerzhafte Operation soll den lädierten Rücken heilen und bringt im Grunde nichts. Die angepriesene Lösung schränkt vielmehr den Bewegungsspielraum nur noch weiter ein – »Sie dürfen nicht mehr schwer tragen«. Das ist genau das Gegenteil von dem, was der dysfunktionelle Körper eigentlich braucht – nämlich mehr Bewegung.

Frage: Für alle, die schon an der Bandscheibe operiert wurden oder ein künstliches Gelenk eingesetzt bekommen haben, ist es demnach zu spät – oder?

Antwort: Nein, es ist nie zu spät – niemals! Der Grund dafür liegt darin, daß das Problem, das zu dem Eingriff geführt hat, ja nicht behoben ist und noch immer irgendwo im Körper kompensierende Bewegungen verursacht. Das neue Kniegelenk mag prächtig funktionieren – aber was machen die Hüften, was die Schultern? Beide sind sie durch die Fehlfunktion nach wie vor besonders belastet. Ein zweiter Bandscheibenvorfall kann sich Monate oder Jahre nach der operativen Behandlung des ersten ereignen. Die Chance, daß irgendwo anders im Körper eine neue Leidens- und Schmerzensgeschichte beginnt, ist bei bleibender Dysfunktion mindestens ebenso groß. Und höchstwahrscheinlich wird sich dann wieder ein Arzt finden, der Ihnen eine Operation empfiehlt.

Viele Menschen, die zu mir in die Klinik kommen, sagen: »Noch eine Operation kommt überhaupt nicht in Frage!« Sie sind daher ausreichend motiviert, sich um eine Alternative zu kümmern.

Frage: Gut, aber gesetzt den Fall, die Bandscheibe ist schon entfernt oder das Kniegelenk ist neu. Das Design des Körpers wurde folglich verändert. Das muß sich doch irgendwie auswirken – oder?

Antwort: Nicht unbedingt. Der Körper hat verschiedene Möglichkeiten, sich auf den Verlust einer Bandscheibe oder auf ein neues Kniegelenk einzustellen. Bei vielen Bandscheibenoperationen entfernt der behandelnde Chirurg zudem nur einen Teil der Bandscheibe und rechnet damit, daß der verbleibende Rest deren Aufgaben weitgehend übernimmt. Wenn der Körper dazu imstande ist – warum soll er sich dann nicht auch die dysfunktionelle Hüfte (oder was auch immer) korrigieren und/oder die Bandscheibe wieder in Ordnung bringen lassen?

Ich glaube einfach nicht, daß diese Fehlentwicklungen irreversibel sind. Außerdem behagt mir die Vorstellung ganz und gar nicht, daß jemand, der ein künstliches Kniegelenk hat, für Hüfte, Schulter und Hals nichts mehr tun, sondern sich allenfalls noch ein zweites künstliches Kniegelenk einsetzen lassen kann.

Doch, man kann noch etwas tun, und es besteht nicht der geringste Anlaß zur Hoffnungslosigkeit. Und dafür gibt es ein hervorragendes Beispiel. Voriges Jahr fiel Jack Nicklaus bei verschiedenen Turnieren auf, daß einer seiner Fans, die ihn von Loch zu Loch begleiteten, hinkte. Der Mann konnte sich offensichtlich kaum noch vorwärts bewegen. Jack unterbrach sein Spiel, ging zu dem armen Teufel und gab ihm meine Telefonnummer.

Der Mann – nennen wir ihn Gary – kam also in meine Klinik. Er hatte drei Jahre zuvor einen Schlaganfall erlitten. Die herkömmliche Behandlungsmethode sieht vor, daß Schlaganfallpatienten, wenn sie sich einigermaßen erholt haben, einer sechswöchigen Therapie unterzogen werden, nach deren Ablauf man die körperlichen und geistigen Funktionen überprüft, um das Ausmaß der dauerhaften Schädigung festzustellen. Danach entläßt man den Patienten, wobei man davon ausgeht, daß die Fortschritte, die er in den vergangenen sechs Wochen gemacht hat, sowie die in dieser Zeit wiederhergestellten Funktionen mehr oder weniger das Optimum der in seinem Fall möglichen Genesung darstellen.

Die Therapeuten sind nicht so herzlos, daß sie ihren Patienten ins Gesicht sagen: »Wir entlassen Sie jetzt, aber Sie werden nie wieder gehen können.« Sie reden ihnen vielmehr gut zu und raten ihnen, alles zu tun, was sie im Rahmen der ihnen verbliebenen Möglichkeiten noch tun können. Doch die Phase der intensiven therapeutischen Betreuung ist in den meisten Fällen vorüber.

Gary hielt sich tapfer. Drei Jahre lang schleppte er sich mehr schlecht als recht durchs Leben. Er nutzte die Körperfunktionen, die ihm verblieben waren, bis zur Belastungsgrenze aus, ohne ihrem fortschreitenden Verfall Einhalt gebieten zu können. Er starb eines langsamen Todes. Bei unserem ersten Gespräch fragte ich ihn, ob seiner Ansicht nach eine Hirnschädigung vorläge. Gary zögerte, da man ihm im Laufe der Zeit eingeredet hatte, er müsse diese Frage bejahen. Ich ließ jedoch nicht locker, und so kam nach einer Weile heraus, daß nach seiner Überzeugung von einer Schädigung des Gehirns nicht die Rede sein könne.

»Warum können Sie sich dann nicht bewegen?« hakte ich nach. Ich wollte ihn davon abbringen, unentwegt an den »Schlag« zu denken, so wie ich auch bei anderen Patienten immer versuche, sie von ihren Symptomen abzulenken. Die Fixierung auf bestimmte Symptome wirkt sich störend auf die Genesung aus. Gary mußte soweit gebracht werden, daß er seine Dysfunktionen als Dysfunktionen begriff – und nicht als »Schlaganfall«.

Kurz darauf ließen wir ihn die ersten statischen Übungen machen – Statische Rückensenkung, Kissendrücken und Heben der Hüftbeuger –, und Gary spürte, daß die Funktionen seines Körpers allmählich darauf ansprachen. Er merkte, daß die angeblich »irreversiblen« Folgen des

Schlaganfalls, welche die Funktionalität seines Körpers beeinträchtigt hatten, in Wirklichkeit gar nicht irreversibel waren.

Beim Gehen zeigten sich sofort die ersten Fortschritte. Am nächsten Tag fragte ich Gary, warum er seine Hand nicht öffnen könne. Sie war in einer für Schlaganfallpatienten geradezu klassischen Art und Weise verkrampft, fast wie eine Klaue, die sich nicht öffnen läßt.

Gary zuckte mit den Schultern.

Ich nahm seinen Arm, hob ihn über den Kopf und sagte: »Öffnen Sie die Hand!«

Gary öffnete die Hand – zum erstenmal seit drei Jahren.

Es gab noch viel zu tun, doch Gary wußte von diesem Punkt an, daß er es mit einem *lösbaren* Problem zu tun hatte – und nicht mehr nur mit einem Krankheitsbild, das einen furchterregenden Namen trägt, und mit einem Regal voller Bücher, die ihm weismachen wollten, was er in seinem Zustand noch tun und lassen konnte.

Frage: Ich habe keinerlei Schmerzen. Meinem Rücken geht es blendend; Schulter und Knie haben mir nie irgendwelche Schwierigkeiten bereitet. Nach der Lektüre von Kapitel 4 ist mir inzwischen klar, daß meine Füße auswärts gedreht sind, doch sehe ich darin wirklich keinen Grund zur Beunruhigung. Mir begegnen laufend Menschen mit solchen Füßen, darunter sogar zahlreiche Profisportler.

Antwort: Als aktiver Sportler können Sie Ihr Leistungsniveau mit einer Korrektur Ihrer Fußstellung erheblich verbessern: Tennis, Golf, Radfahren, Volleyball – egal, was. Fahren Sie vielleicht Ski? Haben Sie sich schon mal gefragt, warum die Schwünge nicht mehr so sauber klappen wie früher? Woher die neue Unsicherheit kommt? Schuld daran sind die auswärts gedrehten Füße. Sie ermüden so rasch beim Gehen? Es liegt an den Füßen. Die Absätze Ihrer teuren Schuhe sind an der Außenseite schon wieder abgetreten? Die Füße...

Mehr noch: Bei Stürzen vom Fahrrad oder beim Skifahren ist das Verletzungsrisiko des funktionellen Körpers geringer, da die Gelenke nicht in dysfunktioneller Stellung aufprallen. Die Situation ist mit einem bis zum Zerreißen gespannten Gummiband vergleichbar: ein kurzer heftiger Zug genügt, und das Band reißt.

Profisportler sind gegen Fehlfunktionen keineswegs gefeit. Viele von ihnen treten in dysfunktioneller Haltung an, was zur Folge hat, daß ihre Fans sagen: »Toll, so stelle ich mich das nächste Mal auch hin. Wenn er [oder sie] es so bis in die Bundesliga gebracht hat, dann kann die Haltung für mich nicht falsch sein.« Manche Athleten erreichen trotz ihrer Dysfunktionen sogar die Weltspitze – und kämpfen hart gegen ihre Dysfunktionen, um an der Spitze zu bleiben.

Zum Schluß erwähnten Sie noch die Menschen, die uns täglich auf der Straße begegnen. Bei vielen von ihnen sind die Merkmale einer Dysfunktion unverkennbar, aber sie erwecken den Eindruck, als kämen sie schon irgendwie zurecht. Sie können sich gar nicht vorstellen, wie viele von diesen Zeitgenossen sich mit Schmerzen herumplagen. Mir fällt in diesem Zusammenhang ein Satz Henry David Thoreaus ein: »Die meisten Menschen führen ein Leben in stiller Verzweiflung.«

SPORT UND SPIELE 7

Nun stelle ich *Ihnen* mal eine Frage: »Welchen Sport treiben Sie?« Lautet Ihre Antwort: »Gar keinen«, so ist es jetzt an der Zeit, einmal darüber nachzudenken, *warum* das so ist und was wir dagegen tun können.

In einer Welt, in der nur überlebt, wer sich bewegt, ist Sport aus anatomischen Gründen überflüssig. Der normale Tagesablauf ist bewegungsintensiv genug, um die körpereigenen Systeme in Gang zu halten. Wir haben jedoch mittlerweile einen Zustand geschaffen, in dem wir auch ohne Bewegung auskommen – oder zumindest auszukommen scheinen –, und in einer solchen Welt kommt dem Sport enorme Bedeutung zu.

Indem er an unseren Konkurrenzgeist appelliert, an Instinkte also, welche jenen un- und unterbewußten Kräften nahestehen, die einst den Jäger und Sammler zur Nahrungssuche motivierten, gibt uns der Sport einen rational faßbaren Anlaß zur Bewegung. Mir als Therapeuten erleichtert der Konkurrenzgeist das Leben ganz enorm. Gäbe es ihn nicht, so müßte ich erst noch etwas erfinden, um den Leuten klarzumachen, wie schön es ist, zu laufen und zu springen, zu werfen und zu wirbeln, aus vollem Lauf stehenzubleiben, wieder loszurennen, zu dribbeln und zu schwitzen.

Im Grunde müßte ich das Basketballspiel erfinden, die Sportart, die wahrscheinlich der Vollendung am nächsten kommt: Nahezu der gesamte Körper wird beim Basketball gefordert und trainiert; es gibt keine Geschlechtergrenzen; der große, hochspringende Ball ist ein natürliches Kinderspielzeug – und was die Senioren betrifft: Wo steht denn geschrieben, daß man im Alter nur noch Mühle spielen darf?

Basketball ist für mich auch deshalb besonders attraktiv, weil dieser Sport der Spezialisierung vorbeugt. Ein guter Basketballer muß heutzutage alles können, das heißt, auch die langen Kerls müssen sich bücken und abtauchen. Nur noch unter dem Korb stehen und warten, bis einem den Ball zugeworfen wird – damit kommt man heute nicht mehr weit.

Basketball ist ein Sport, bei dem Spieler mit voll funktionellem Körper eher Erfolg haben als die reinen »Kraftpakete«, »Kühlschränke« oder »Durchsteiger« mit ein oder zwei hochentwickelten Fertigkeiten (oder körperlichen Eigenschaften), die von ihren Trainern wie Schachfiguren auf dem Brett hierhin oder dorthin gestellt werden. Viele Spitzenathleten sind trotz millionenschwerer Verträge wandelnde Litfaßsäulen der Dysfunktion. Und deshalb enden so viele von ihnen letztlich als Sportinvaliden.

WIE MAN DER TRÄGHEIT UND LANGEWEILE ZU LEIBE RÜCKT

Auf den Profisport komme ich später in diesem Kapitel noch einmal zu sprechen. Zunächst einmal muß ich versuchen, so viele Leser wie irgend möglich davon zu überzeugen, daß aktive sportliche Betätigung wesentliches Element einer Therapie und wichtiger Bestandteil eines umfassenden Fitneßprogramms sein kann.

Eines steht fest: Regelmäßige körperliche Aktivität ist ein Muß. Körperliche Einzelaktivitäten ohne Wettkampfcharakter sind in Ordnung – fast jede Bewegung ist besser als gar keine Bewegung. Doch indem der Wettkampfsport die Instinkte anspricht, hievt er die körperliche Aktivität auf eine höhere Ebene. Und hat sie diese Ebene erst einmal erreicht, gibt es keine Motivationsprobleme mehr. Die Motivation ist dann meist so stark, daß sie beim Joggen, Schwimmen, Radfahren oder wofür wir uns sonst entschieden haben, um in Form zu bleiben, Langeweile oder die Versuchung, sich auf Zeitmangel hinauszureden, ohne weiteres niederhält.

Ich gebe aus den genannten Gründen Wettkampfsportarten den Vorzug. Sie sorgen dafür, daß das Engagement nicht nachläßt, und tragen zur Aufrichtigkeit bei. Ich bin zum Beispiel ein begeisterter Kletterer – eine Sportart, in der mein Gegenspieler ein Berg ist. Aber ich beteilige mich auch an Straßenläufen über zehn Kilometer, weil sie mir Aufschluß darüber geben, in welcher Form ich mich befinde, namentlich im Vergleich mit anderen Läufern meiner Altersklasse. War ich trainingsfaul, merke ich das nach den ersten paar Kilometern.

Sie brauchen weder Topathlet noch Fanatiker zu werden – aber ich möchte Sie doch sehr bitten, Ihre Aversion gegen Wettkampfsportarten noch einmal zu überdenken: Rührt sie daher, daß Sie einfach kein Wettkampftyp sind, oder kommt in Ihrer Abneigung etwas anderes zum Ausdruck? Vielleicht liegt es gar nicht an fehlendem Geschick oder Talent. Vielleicht scheuen Sie sich nur, aktiv gegen Ihre Dysfunktionen vorzugehen, die Sie unter Umständen um die Früchte Ihrer sportlichen Betätigung bringen könnten?

SCHADEN KANN'S NICHT

Denken Sie bei der Wahl einer Sportart immer daran, daß es keinen »schädlichen Sport« gibt. Einige Sportarten, wie Basketball, sind besser als andere, da sie dem Körper sein gesamtes Bewegungsspektrum abverlangen. Andere Sportarten konzentrieren sich auf die Entwicklung bestimmter Fähigkeiten und Muskelgruppen, vernachlässigen dafür aber andere Bereiche. Keine von ihnen ist jedoch von vornherein gesundheitsgefährdend. (Ich spreche hier von den traditionellen Sportarten. Bungee-Springen gehört nicht dazu.) Schmerzen und Verletzungen, die dieser oder jener Sportart zugeschrieben werden, sind in Wirklichkeit Folgen von Fehlfunktionen bei den betroffenen Sportlern.

Die äußerste rechte Spalte auf der Tabelle (S. 174) beweist die Richtigkeit meiner Behauptung. D-Lux-Personen können alle links aufgeführten Sportarten ausüben, ohne daß ihre Leistung durch Dysfunktionen beeinträchtigt wird. Sie haben auch keine Schmerzen und/oder andere Nachteile zu befürchten, die durch Kompensationsbewegungen entstehen.

Erheblich geringer sind die Auswahlmöglichkeiten für Menschen in Kondition III. Sie können nach meiner Überzeugung lediglich bei sechs von vierundzwanzig Sportarten mit einer leichten Verbesserung (oder zumindest keiner Verschlimmerung) der Symptome ihrer Dysfunktion rechnen. Die anderen sollten sie bis zur endgültigen Beseitigung ihrer Kondition-III-Symptome lieber vergessen.

Für Patienten in Kondition II habe ich sieben, für Kondition I vier Sportarten mit einem X zum Tabu erklärt. Gehen Sie kein Risiko ein, und glauben Sie nicht, daß ausgerechnet Sie die Ausnahme sind, die die Regel bestätigt. Allen Schmerzen zum Trotz sich ins Wettkampfgetümmel zu stürzen, klingt zwar ungeheuer »macho«, ist aber eine der größten Dummheiten, die der Profi- oder Amateursportler begehen kann.

SELBSTAUSLESE

Sprintern und Tennisspielern wird die Information in Zeile 1 und 6 der Tabelle wenig Freude machen. Sie besagt in beiden Fällen, daß Personen mit Symptomen der Konditionen I, II oder III auf die Ausübung dieser Sportarten verzichten sollten, bis sie wieder die D-Lux-Kategorie erreicht haben. Ich will nicht behaupten, daß sie in jedem Fall mit schweren Schmerzen zu rechnen haben; fest steht jedoch, daß der Körper den Dysfunktionen Tribut zollen muß und daß sich das über kurz oder lang bemerkbar machen wird. Bis es soweit ist, sinkt *mit Sicherheit* das Leistungsniveau – und dagegen helfen weder Trainingsfleiß noch leidenschaftliche Begeisterung.

Fehlfunktionen und Sport

Sportart	Kondition I	Kondition II	Kondition III	D-Lux
Laufen	✕	✕	✕	!!
Gehen	◯	◯	✕	!!
Leichtathletik	◯+	◯	✕	!!
Turnen	◯	◯	✕	!!
Radfahren	◯	✕	✕	!!
Tennis	✕	✕	✕	!!
Softball	◯	◯	◯+	!!
Volleyball	!!	◯	✕	!!
Skifahren (Abfahrt)	◯+	◯	✕	!!
Skifahren (Langlauf)	!!	!!	◯+	!!
Golf	◯	✕	✕	!!
Baseball	◯	✕	✕	!!
Football (amerikan.)	◯	✕	✕	!!
Fußball	◯+	◯	✕	!!
Basketball	◯	◯	✕	!!
Aerobics (high-impact)	◯+	◯	✕	!!
Gewichtheben	◯+	◯+	◯+	!!
Boxen	✕	✕	✕	!!
Ringen	◯	◯	✕	!!
Fechten	◯	◯	◯	!!
Rudern	✕	✕	✕	!!
Schwimmen	!!	◯	✕	!!
Tanzen	◯	◯	◯+	!!
Bowling	◯	◯	◯	!!

Zeichenerklärung
✕ = nicht empfehlenswert, zu meiden
◯ = bringt nichts, schadet aber wahrscheinlich auch nichts
◯+ = in beschränktem Maß lohnend
!! = sehr empfehlenswert und lohnend

Wichtig: Keine dieser Sportarten ist von vornherein gesundheitsgefährdend. Unabhängig von der Sportart setzt sich jedoch jeder dysfunktionelle Sportler selbst einem erhöhten gesundheitlichen Risiko aus.

Ruderer und Boxer sollten sich ebenfalls vorsehen, vor allem die letzteren. Ein vorgeneigter Kopf in Fehlhaltung, Merkmal aller drei Konditionen, fordert Gehirnverletzungen geradezu heraus. Aktive Ruderer mit Dysfunktionen im Schulterbereich riskieren Risse in der Rotatorenmanschette und eine ganze Reihe von Störungen bei repetitiven Bewegungsabläufen. Dysfunktionelle Hüften können zu Knie-, Hüft- und Lendenwirbelproblemen führen.

Denken Sie immer daran, daß wir vom Grunddesign her zwar alle gleich konstruiert sind, daß die Belastungsmuster aber je nach den gegebenen Umständen variieren können. Um Schmerzen und Funktionsverluste zu vermeiden, entwickelt der Körper mit großer Erfindungsgabe Methoden zur Umgehung oder Kompensation von Dysfunktionen. Golfspieler in Kondition II verfügen zum Beispiel über erstaunliche Tricks, mit deren Hilfe sie ihre Unfähigkeit zur Gewichtsverlagerung beim Schwingen des Schlägers überspielen. Sie vollführen einen kleinen Tanz aus Schwankungen, Drehungen und Wendungen. Man wird kaum zwei Kondition-II-Golfer finden, die sich am Tee völlig gleich verhalten – außer natürlich, daß sie alle zielen, slicen und toppen.

Und das sind die Amateure. Berufsgolfer haben, wenn sie zu mir in die Klinik kommen, meist schon eine jahrelange Kompensationskarriere hinter sich. Nach zwei Millionen geschlagenen Golfbällen sieht ihr unterer Rücken aus wie der sprichwörtliche gordische Knoten und fühlt sich entsprechend an. (Alexander der Große durchtrennte den ursprünglichen Knoten dieses Namens mit einem Schwertstreich. Manche Ärzte täten heutzutage am liebsten dasselbe!)

Die Tabelle erläutert auch, warum die Vorstellung, es gäbe gesunde und ungesunde Sportarten, so weit verbreitet ist. Eine Sportart einfach abzuschreiben, ist offenbar leichter als die Behebung von Fehlfunktionen... Ich weiß, daß das nicht stimmt, und ich hoffe, Sie wissen es inzwischen auch. Trotzdem, fürchte ich, geschieht es immer wieder. Die Tabelle zeigt, daß es in einer dysfunktionellen Welt nur mehr vier große Teilnehmersportarten geben wird, nämlich Softball, Gewichtheben, Tanzen und Bowling. Alle anderen verschwinden auf der Liste mit der Überschrift »Zu gefährlich!«.

Dem Jogging wurde dieses Etikett bereits verpaßt: Tausende, wenn nicht Zehntausende von Freizeitjoggern haben sich inzwischen für andere Sportarten entschieden, weil ihnen erfolgreich eingeredet wurde, das Laufen ruiniere ihre Knie- und Fußgelenke.

Daß es unter den Joggern eine ganz erhebliche Zermürbungsrate geben muß, wird mir allein schon beim Durchblättern alter Ausgaben der Zeitschrift *Runner's World* klar. Die Bilder sind höchst aufschlußreich. Es handelt sich um sportlichen Darwinismus in Reinkultur. Mit Hilfe einer Schere kann ich problemlos eine illustrierte Enzyklopädie der

Dysfunktionen zusammenstellen: auswärtsgedrehte Füße klopfen übers Straßenpflaster, ein nach vorn gekipptes Becken zieht die Rückseite eines Läufers nach oben, eine Marathonläuferin, die wegen ihrer Hüft- und Schulterverdrehung seitwärts vom Weg abzudriften scheint... Je neuer die Hefte, desto stärker ändert sich das Bild. Peu à peu verschwinden die Dysfunktionen; statt dessen sieht man immer häufiger Darstellungen von Sportlern ohne Haltungsschäden.

Nun könnten Sie daraus natürlich schließen, daß, vom funktionellen Standpunkt aus gesehen, die Läufer heute besser in Form sind als noch vor zehn Jahren. Sicher, dieser Schluß liegt nahe – aber ziehen Sie ihn nicht zu schnell!

Die Joggingmanie hat ihren Höhepunkt überschritten. Es laufen längst nicht mehr so viele Leute wie früher. Die Bilder in der Zeitschrift zeigen uns diejenigen Sportler, die sich durchgebissen haben und nach wie vor auf den Beinen sind. Sie bestätigen uns, daß die Theorie vom »Überleben des Fittesten« – mit anderen Worten: vom »Überleben des Funktionellen« – ein recht solides begriffliches Konzept darstellt.

Die dysfunktionellen Jogger sind nicht mehr im Rennen. Diejenigen, die sich heute an Zehntausendmeter- und/oder Marathonläufen beteiligen, laufen weiter, weil der Sport ihnen guttut. Sie können es sich leisten. Ihre Körper sind funktionell.

Laufen ist ein Sport, der zur Selbstauslese führt. Wer die Anforderungen nicht erfüllt, wird aussortiert; wer ihnen gerecht wird, bleibt dabei. Ich weiß, das klingt wie eine Binsenweisheit. Es gibt jedoch viele Sportarten, bei denen ein Teilnehmer trotz aller Dysfunktionen einfach weiterspielen kann. Beispiel Lew: Er springt zwar nicht besonders gut, aber er ist flink und aggressiv. Wenn er sich ein bißchen zurückhält und nicht zum Volleyballfanatiker wird, der sieben Tage in der Woche spielen muß, dann wird er wahrscheinlich von Schmerzen und Verletzungen verschont bleiben. Und wenn doch, so wird er seine aufgerissenen Knie auf einen Sturz beim Skifahren im vergangenen Jahr oder auf einen anderen Vorfall zurückführen, der mit den eigentlichen Ursachen nichts zu tun hat. Auf die Idee, daß sein Volleyball ihm schadet, wird er nie kommen.

Das Laufen ist in Verruf geraten, weil manche Läufer einen so großen Lustgewinn daraus ziehen, daß sie tatsächlich süchtig werden. Leiden sie darüber hinaus an Dysfunktionen, so hat das früher oder später Folgen. Daher ist das Laufen, das den Körper »hart rannimmt«, ebenfalls ein risikoreicher Sport. In den Zeitungen und auf den Ratgeberseiten der Illustrierten erfahren wir immer wieder in großer Ausführlichkeit, wie wir uns am besten vor dem gefährlichen Laufsport schützen können. Der Weisheit letzter Schluß besteht dann immer in der Empfehlung, das Laufen völlig aufzugeben und statt dessen radzufahren, lange Fußmärsche zu unternehmen oder mit *High-impact* (oder besser noch *Low-impact) Aerobics* zu beginnen.

Über kurz oder lang werden uns die Gesundheits- und Fitneßpostillen vor den Folgen übertriebenen Radfahrens warnen, und es werden sich erste Stimmen zu Wort melden, die auch die gesundheitsfördernden Aspekte des Gehens in Frage stellen. High-impact Aerobics stehen heute nach nur wenigen Jahren großer Popularität nicht mehr hoch im Kurs. Das *New England Journal of Medicine* berichtete kürzlich, daß High-impact Aerobics möglicherweise zu neurologischen Problemen führen können.

Abgesehen von den halb- und pseudowissenschaftlichen Erklärungen stellt sich die Logik (oder Unlogik) des Feldzugs gegen High-impact Aerobics ungefähr folgendermaßen dar: »Die Leute klagen nach langen, intensiven Aerobic-Workouts über Ohrensausen und Benommenheit. All dieses Springen, Drehen und Beugen ist unnormal. Man verlangt seinem Körper etwas ab, was er eigentlich nicht tun sollte. Daher können High-impact Aerobics zu Hirnschäden führen. Über die Wirbelsäule erreichen zu viele Erschütterungen das Gehirn.«

Woher kommt die automatische Annahme, daß die Symptome – Ohrensausen, Benommenheit – symptomatisch für menschliche Gebrechlichkeit sind? Betrachten wir die Sache einmal ganz nüchtern und mit Hilfe unseres gesunden Menschenverstands: Wenn ich einen französischen Roman zur Hand nehme und auf der ersten Seite erkenne, daß ich kein Wort davon verstehe, dann muß ich doch wohl davon ausgehen, daß mein Französisch dringend einer Auffrischung bedarf. Ich würde doch nicht behaupten, daß mit dem Buch oder mit dem Lesevorgang als solchem etwas nicht stimmt und daß mir deshalb meine Fähigkeit, die französische Sprache zu verstehen, mit einem Schlag abhanden gekommen ist (vor allem dann, wenn ich Französisch nie gelernt habe). In ähnlicher Weise können Ohrensausen und Benommenheit auch bedeuten, daß ich meine Fertigkeiten in High-impact Aerobics verbessern muß. Dysfunktionelle Schultern sind ein ebenso großes Handikap bei High-impact Aerobics wie ein dysfunktioneller Wortschatz beim Lesen französischer Texte.

Wenn Kinder ohne weiteres einen halben Tag lang seilspringen oder mit einem Pogostock herumhüpfen können – warum sollte dann ein Erwachsener nicht imstande sein, sich eine halbe Stunde lang zu beugen und zu drehen? Durch Stöße oder Schütteln hervorgerufene kräftige Bewegungen und Erschütterungen überfordern, soweit sie sich in bestimmten Grenzen halten, den Körper jedenfalls nicht – den funktionellen, wohlgemerkt.

Die Symptome, für die wir High-impact Aerobics und andere Sportarten verantwortlich machen, sind in Wirklichkeit Symptome eines Mangels an korrekter Bewegung. Ein Kopf, der nicht mehr da sitzt, wo er hingehört, sondern nach vorn und unten sackt, verlangt von den Muskeln des oberen Rückens und des Nackens Dinge, die nicht zu deren ursprünglichem Wirkungskreis gehören. Die besagten Muskeln sind vielmehr dazu da, erstens den Kopf nach links und rechts zu drehen, zweitens dem Kopf die Auf-und-Ab-Bewegung des Nickens zu ermöglichen und drittens die Stoßwirkung abzufedern, die jedesmal, wenn der Fuß beim Gehen auf den Boden trifft, durch die Wirbelsäule und das übrige Skelett nach oben übertragen wird. Wenn der Kopf vornüberhängt, geraten die Muskeln unter permanente Anspannung, um zu verhindern, daß die Schwerkraft den Oberkörper in die Fetusstellung zieht. Der Kopf ist ein schweres Gewicht, das auf der Spitze der Wirbelsäule im Gleichgewicht gehalten wird. Sobald er nach vorn kippt, bleibt den Muskeln zur Vermeidung von Schlimmerem nichts anderes übrig, als sich mit aller Macht dagegen zu stemmen. Dabei verlieren sie ihre Stoßdämpferwirkung.

Jenem Wissenschaftler, der die Schwindelgefühle und andere neurologische Störungen auf High-impact Aerobics zurückführte, war wahrscheinlich nicht aufgefallen, daß die von ihm untersuchten Personen ebenso dysfunktionell waren wie der Rest der Bevölkerung. Bei diesen Menschen wurde die durch das halbstündige Springen, Beugen und Drehen verursachte Erschütterung tatsächlich auf das Gehirn übertragen. Es war, als brausten sie mit Höchstgeschwindigkeit über eine Straße voller Schlaglöcher, und die Achsen krachten unentwegt ans Fahrgestell, Metall direkt auf Metall ...

Die festgestellten neurologischen Störungen sind überdies durchaus wertvolle Symptome, die uns wie der Schmerz wichtige Informationen vermitteln. Es liegt nicht an Aerobics, sagen sie, sondern Ihre Stoßdämpfer sind hinüber! Egal, ob man Purzelbäume schlägt oder mit Babyschritten dahertappt – jedesmal, wenn ein Fuß den Boden berührt, gibt es einen Stoß. Von seinem Design her ist der Körper darauf eingestellt, diesem Stoß eine bestimmte Richtung zu geben. Ein Teil der Wirkung wird zur Kräftigung von Knochen und Knorpel genutzt, der Rest abgeleitet. Wenn Design und Funktion nicht mehr übereinstimmen, bleibt der Stoß natürlich nicht aus – selbst dann nicht, wenn wir ihn nicht unmittelbar spüren oder nicht erkennen, daß das, was wir spüren (Benommenheit, leichter Kopfschmerz), jene Erschütterung ist.

Indem die Panikmacher uns empfehlen, High-impact Aerobics aufzugeben, verlangen sie von uns im Grunde nichts anderes, als – einmal mehr – die Sprache unseres Körpers zu zensieren.

Viele ehemalige Jogger haben sich inzwischen aufs Radfahren verlegt. Da können sie sich austoben, ohne sich über Muskelzerrungen, Knochenhautentzündungen und ähnliche Begleiterscheinungen Gedanken machen zu müssen. Mit anderen Worten: Sie können Ihre Dysfunktionen ignorieren. Selbst *Runner's World*, die Bibel der Läufer und Jogger, bringt mittlerweile Artikel, in denen darüber reflektiert wird, wie sich Jogger beim Radfahren von jener Strafe erholen können, die ihnen durch ihre liebste Freizeitbeschäftigung auferlegt worden ist.

An der Strafe freilich ist die Dysfunktion schuld, nicht das Laufen. Zu Knochenhautentzündungen kommt es, wenn die Füße nicht korrekt den Boden berühren. Meist kehrt der Läufer oder die Läuferin die Füße zu weit nach außen und läuft daher nicht auf den Ballen, sondern auf der Fersenaußenseite. Wenn der Fuß auf das Pflaster auftrifft, entsteht ein seitlicher Drall, der sich den Unterschenkel hinauf fortpflanzt, die Muskeln reizt und den Schmerz einer Knochenhautentzündung hervorruft.

Die Dysfunktion verschwindet nicht einfach, wenn der Radfahrer von seinem Fahrzeug steigt. Seine Füße sind nach wie vor auswärtsgedreht. Müde Füße, wunde Knöchel und Beine, eine verstärkte Neigung zum Stolpern oder gar Stürzen, Hammerzehen, Schwielen, entzündete Fußballen und Hühneraugen sind ebenso symptomatisch für Dysfunktionen wie die Schmerzen, die beim Laufen durch Knochenhautentzündungen hervorgerufen werden. Werfen Sie einmal einen Blick auf die Hüften eines vorbeifahrenden Radfahrers. Eine schaukelnde Bewegung von links nach rechts und zurück, je nachdem, welches Bein gerade in die Pedale tritt, verrät mir, daß ein Hüftgelenk nicht das tut, was von ihm zu erwarten wäre. Der Fahrer versucht, mehr aus seiner dysfunktionellen Hüfte herauszuholen, indem er bei jedem Tritt den Oberkörper hinüberzieht und mit dessen Hilfe das Becken niederdrückt. Mit Rücken- und Kniemuskeln treibt er das Fahrrad an.

Ein Oberschenkel oder ein Knie, das sich beim Treten nach außen bewegt, also vom Rahmen des Fahrrads entfernt, ist ebenfalls ein deutliches Anzeichen für eine Dysfunktion. Hüften, Oberschenkel, Knie und Unterschenkel sollten strikt geradeaus zeigen und sich auf einer Ebene parallel zu den Rädern bewegen. Wenn sich ein Knie nach außen dreht, fährt die betreffende Körperseite gleichsam umsonst mit.

Wie der dysfunktionelle Jogger wird auch der dysfunktionelle Fahrradfreak unvermeidlich einen Punkt erreichen, an dem er keine Fortschritte mehr macht. Seine Zeiten werden sich nicht mehr verbessern; zusätzlich gefahrene Kilometer fallen ihm nicht mehr so leicht wie früher; hie und da zwickt's und zwackt's, und allmählich gewinnt er den Eindruck, nicht mehr Sport zu treiben, sondern harte Arbeit zu leisten.

AUF ZWEI BEINEN

»Ich glaube, ich fange jetzt mit dem *power-walking* an«, nimmt sich der ehemalige Jogger und Radfahrer vor, nachdem er zum wiederholten Male unsanft im Gebüsch am Straßenrand gelandet ist.

Das Rad verschwindet in der Garage, der frischgebackene »Kraftgeher« besorgt sich einen Satz Fausthanteln und marschiert unverdrossen los – mit nach wie vor auswärts gedrehten Füßen und vorgerollter rechter Schulter sowie unverändert dysfunktionell in der Hüfte. Ich glaube, Sie wissen inzwischen, was als nächstes passiert. Der *power-walker* bleibt nicht lange bei der Stange. Er wird nicht so »high« wie einst beim Joggen und Radfahren. Marschiert er öfter als zweimal in der Woche, macht sich sein Rücken bemerkbar. Er verspürt Schmerzen in Ellbogen und Unterarm – Ergebnis des Hantelnschwingens in Verbindung mit der dysfunktionellen Schulter. Beim Radfahren war ihm dieses Symptom erspart geblieben. *Power-walking* ist langweilig, beschließt er. Ich probier's mal mit Schwimmen.

IM WASSER

Das ideale Fitneßtraining. Oder halten wir das Schwimmen nur deshalb für ideal, weil es Dysfunktionen ignoriert? Der Ex-Jogger, Ex-Radfahrer und Ex-Kraftgeher kann im Swimmingpool seines Fitneßclubs hin und her schwimmen, ohne daß ihm irgend etwas weh tut. Lange bevor sich wieder Symptome seines dysfunktionellen Körpers melden, erreicht er alles, was er als Fisch mit seinen Talenten erreichen kann.

Daß die Vereinigten Staaten die internationalen Schwimmwettbewerbe dominieren, hat seinen Grund darin, daß wir hier eine Sportart gefunden haben, die uns für unseren bewegungsarmen Lebensstil nicht bestraft. Viele unserer begabtesten Jungathleten entscheiden sich fürs Wasser, weil sie instinktiv spüren, daß sie in diesem Element ihre besten Leistungen bringen können. Sie fühlen sich im Wasser sicher und geborgen, weil sie dort die Botschaften, mit denen ihr Körper ihnen Dysfunktionen signalisiert, schlichtweg ertränken können. Schwimmen tut – im Gegensatz zu anderen Sportarten – nicht weh und jagt einem keine heimlichen Ängste ein. Schwimmen ist angenehm.

Da das Wasser der Schwerkraft entgegenwirkt, kann der Sportler ungestraft gegen das Primat der rechten Winkel in seinem Körperbau verstoßen. Deshalb stecken auch die Physiotherapeuten ihre Patienten so oft es geht ins Wasser. Es ist ja soviel einfacher, verletzte Gelenke und Muskeln in einem Medium zu bewegen, in dem sie nicht die volle Last der Schwerkraft zu tragen haben.

Die Sache hat allerdings einen kleinen Haken. Ohne die Schwerkraft kann der Körper nicht existieren. Wie die Erfahrungen von Astronauten lehren, die längere Zeit in der Schwerelosigkeit verbracht haben, brechen unsere körpereigenen Systeme nach einer Weile zusammen. Wenn Sie eine Spiralfeder in die Länge zögen, bis sie gerade ist, wäre es um die für eine solche Feder typische Eigenschaft, ihre Sprungkraft, geschehen. Sie böte keinen Widerstand mehr, wäre nichts mehr als ein schlaffes Stück Draht. Ähnliches geschieht mit dem Körper im Zustand der Schwerelosigkeit. Er braucht die Belastung und den Widerstand der Schwerkraft. Das Wechselspiel der Muskeln zwischen An- und Entspannung basiert auf der Existenz von Gravitationskräften.

Schwimmenden Menschen bleibt der volle Lohn der Bewegung vorbehalten. Der bewußte Schwimmer erreicht sein Pensum an aerobem Training, indem er möglichst schnell ein paar Runden zurücklegt. Er verbrennt Kalorien (wenngleich weniger als bei vergleichbaren Anstrengungen außerhalb des Wassers) und bewegt viele Gelenke und Muskeln. Doch der Körper erwartet sich mehr von der Bewegung. Zum einen benötigt er konkreten Widerstand. Wir Menschen verfügen über ein ähnliches Organ wie die Insekten, die sich mit Fühlern ihre Umgebung ertasten. Es nennt sich Fuß. Jedesmal, wenn die Füße den Boden berühren, geben sie dem Körper Bescheid, so daß dieser sich darauf einstellen kann. Beim Schwimmen funktioniert diese Antenne nicht mehr. Zwar findet Bewegung statt, doch hat der Körper einen seiner wichtigsten Mechanismen zur Weiterverarbeitung dieser Bewegung und zur kohärenten Aktivierung der Systeme verloren.

Die Knochendichte ist ein gutes Beispiel für das, was ich hier meine. Der auf den Boden auftreffende Fuß entspricht einem Schlaghammer, der auf eine Granitplatte oder einen Sandhaufen niederfährt. Wenn Sie den Hammer am Stiel gepackt haben, bedarf es keiner besonderen Gaben, um sofort zu wissen, wieviel Kraft Sie in den nächsten Schlag legen müssen. Sie spuren es in Ihrem Handgelenk, in Ellbogen und Schultern. Auf die gleiche Art und Weise beurteilt der Körper die permanente Interaktion zwischen Fuß und Untergrund und bestimmt danach die Knochenmasse, die für die nun erforderliche körperliche Anstrengung erfahrungsgemäß nötig ist. Der Vorgang funktioniert praktisch nach dem »Alles-oder-nichts-Prinzip«. Der Körper eines Lebewesens verschwendet keine Energie auf den Aufbau und die Erhaltung überflüssiger Systeme. Er ist gleichsam maßgeschneidert für das Leben und Wirken in einem bestimmten, vorgegebenen Lebensumfeld. Was uns Menschen betrifft, so handelt es sich bei diesem Umfeld um das Festland, die *terra firma*.

Wie, glauben Sie, verarbeitet unser Körper die Beinstöße des Schwimmers, die auf keinen festen Widerstand treffen und ohne die volle Last der Schwerkraft ausgeführt werden? In den allermeisten Fällen treten diese anomalen Phänomene ja nur selten auf und dauern dann kaum länger als jeweils zwanzig oder dreißig Minuten; der Körper wird sie wahrscheinlich einfach abschütteln und wieder zur Tagesordnung übergehen. Ich gebe offen zu, daß ich die Frage auch nicht mit absoluter Sicherheit beantworten kann. Meine persönliche Arbeitshypothese ist jedoch die, daß zur optimalen Nutzung der Vorteile der Bewegung Schwimmen vermutlich doch nicht, wie kluge Köpfe immer wieder behaupten, die ideale Sportart ist.

SKILANGLAUF

Erschütterung ist einer der Gründe dafür, daß Jogging auf meiner Liste der idealen Einzelsportarten und körperlichen Aktivitäten einen ganz hohen Rang einnimmt. Skilanglauf wäre Tabellenführer, wenn es nicht ein Sport wäre, der nahezu völlig ohne Erschütterungen auskommt (nicht ganz, da die Ferse sich innerhalb der Bindung bewegt). Der Langlauf zwingt den Skifahrer zu einer anatomisch korrekten Fortbewegung: Fuß, Knie und Hüfte bewegen sich in gerader Linie nach vorn. Auch der Oberkörper wird gründlich durchtrainiert; Arme und Schultern passen sich dem Schrittmuster der Beine an.

Ein dysfunktioneller Mensch kann diesen Sport zwar ausüben, wird sich aber damit ziemlich schwertun. Er wird rasch ermüden, und seine Sicherheit wird zu wünschen übriglassen. In Gegenden, in denen viel Skilanglauf betrieben wird, fällt mir ein ähnliches Phänomen auf wie bei den Joggern: Der Sport sortiert die dysfunktionellen Teilnehmer aus. Als der Skilanglauf vor Jahren das Interesse einer größeren Öffentlichkeit zu erregen begann, beteiligten sich viele Menschen nur deshalb, weil es etwas Neues war. Ich beobachtete zahllose dysfunktionelle Hüften, Schultern und Knie. Inzwischen haben diese Zeitgenossen beschlossen, daß es mehr Spaß macht, sich im Hantelraum zu vergnügen oder eine der schicken neuen Treppensteigmaschinen im Fitneßstudio zu benutzen. Wir beobachten also auch beim Skilanglauf das »Überleben des Funktionellen«.

ALPINER SKISPORT

Viele Anhänger der alpinen Disziplinen fürchten, daß ihre Sportart den Zenit der Popularität inzwischen überschritten hat. Ständig steigende Ausrüstungs- und Liftkosten, ungewöhnlich warme Winter in Europa und in den Skigebieten des amerikanischen Ostens, aber auch die Tatsache, daß die »Baby-boom«-Generation langsam in die Jahre kommt, fordern nach Ansicht der Skeptiker ihren Tribut. Wichtige Faktoren sind aber auch das hohe Verletzungsrisiko und Probleme mit der Abfahrtstechnik – Faktoren, die praktisch keine Rolle spielen würden, wenn sich Anfänger und Veteranen ein wenig Zeit für die Korrektur ihrer Fehlfunktionen nehmen würden, bevor sie sich auf die Pisten stürzen.

Ein Skifahrer stürzt, wenn er die Kontrolle über seine Skier und sich selbst verloren hat, soviel scheint klar zu sein. Weniger eindeutig ist, daß der Kontroll*verlust* sehr oft auf eine dysfunktionelle Hüfte zurückzuführen ist, die den Skifahrer beim Kurvenfahren an der richtigen Gewichtsverlagerung hindert.

Stehe ich im Auslauf eines Skihangs, so erkenne ich die Läufer mit Hüft- und Beckendysfunktionen sofort: Es sind diejenigen, die mit klassischen Schwüngen nach rechts und flachen, ungleichmäßigen Schwüngen nach links (oder umgekehrt) auf mich zukommen.

Skilehrer schreien sich die Kehle heiser, um ihre Zöglinge dazu zu bewegen, das Gewicht auf den Talski zu verlagern. Nur: eine dysfunktionelle Hüfte übernimmt das Gewicht gar nicht. Die schiefen Schwünge und Stürze, zu denen es dann unweigerlich kommt, wenn die Skier die Fallinie überqueren und Fahrt gewinnen, sind das logische Ergebnis. Der Läufer, der die Richtung zu wechseln versucht, trifft, wenn seine Bretter einen Augenblick lang direkt abwärts zeigen, auf eine unsichtbare Mauer – die Skier lassen sich nicht weiter herumschwingen. Was nun? Entweder er verlagert sein Gewicht auf die funktionelle Hüfte und versucht mit einer abrupten Kehrtwendung die Beschleunigung in den Griff zu bekommen, oder aber er setzt sich auf der dysfunktionellen Seite auf seine Fersen und versucht vergeblich, die notwendige Gewichtsverlagerung zu erzwingen.

Manche Skifahrer kompensieren ihre Hüftdysfunktion, indem sie mehr oder weniger in gerader Schußfahrt talwärts jagen! Die geringe Kontrolle, die ihnen verbleibt, ergibt sich aus hastigen, holprigen, kantigen Schwüngen – einer Folge des Umstands, daß sie buchstäblich auf einem Bein fahren. Sie werfen sich, die hängende Schulter voran, in die Kurven und ziehen die Hüften herum. Die reinsten Brettlakrobaten!

Ein Blick in die Hölle gefällig? Dann stellen Sie sich einmal auf den Parkplatz eines großen Skihotels. Dutzende von Skifahrern mit Hüft-, Becken- und Fußdysfunktionen trotten in ihren High-Tech-Stiefeln an Ihnen vorbei. Sie können kaum gehen, woran keineswegs nur das steife Schuhwerk schuld ist. Die Skistiefel zwingen die Füße in eine *funktionelle* Haltung, weshalb die armen Skiläufer unsägliche Verrenkungen erdulden müssen, bevor sie auch nur ihr Hotel erreichen. Ein Skistiefel verlangt, daß der Fußballen das Körpergewicht trägt, und verhindert eine Verdrehung des Knöchels. Der Unterkörper wird in Mitleidenschaft gezogen, so daß der Skifahrer, dessen Schrittmuskeln nichts mehr taugen, zusehen muß, wie er unter Einsatz der Schultern und des unteren Rückens vorankommen kann.

Auf der Piste halten die Stiefel Füße, Knie, Beine und Hüften, also praktisch den ganzen Körper, in der richtigen *funktionellen* Position – obwohl der Skifahrer eigentlich dysfunktionell ist. Gelenke, Bänder, Sehnen und Muskeln werden folglich enorm belastet. Ein Sturz ist das letzte, was sie jetzt noch gebrauchen können.

TRAINING OHNE ANSTRENGUNG

Die Single-Bar der siebziger Jahre hat sich gemausert und ist zu Beginn der neunziger zum Fitneßclub geworden. Ich habe dagegen nicht das Geringste einzuwenden. Jede Ausrede, jede Motivation ist gut, sofern sie unter dem Strich mehr Bewegung bringt.

Hier ein paar Tips zur optimalen Nutzung Ihres Fitneßclubs.

Die Hersteller von Fitneßgeräten produzieren und verkaufen Verbrauchsgüter. Sie sind unentwegt dabei, ihre Produkte zu verfeinern und zu »verbessern«. Oft allerdings besteht die Verbesserung darin, daß man uns die Trainingsarbeit erleichtert. Ziel ist ein Training ohne Anstrengung, ein Training ohne Bewegung.

Nehmen wir zum Beispiel die beliebten Treppensteiger. In der ersten Generation handelte es sich um wahre Killer. Es gab keine Abkürzungen, keine mechanischen Hilfen. Gefordert war allein die Muskulatur von Hüften und Beinen. Nach Abschluß der Übung wußte man, was man geleistet hatte. Für Personen mit dysfunktionellen Hüften war die Übung allerdings oft schon nach zwei Minuten beendet – alles Weitere wäre reine Schinderei gewesen. Der neue *Stairmaster* dagegen ist eine wahrhaft brillante Erfindung, die uns allerlei mechanische Hilfen offeriert – ein Sammelsurium an Klingeln und Pfeiftönen, vor allem aber ein kleines Geländer, das dem Benutzer die Möglichkeit gibt, sich vorzubeugen und die Hüfte über die Treppe in die für den nächsten Schritt erforderliche Position zu schwingen.

Uff! Das Geländer präsentiert uns also einen Hebel, der uns die Übung erleichtert. Die Leute stehen Schlange vor den Stairmasters. Die Maschine bestraft uns nicht mehr für unsere Fehlfunktionen (benutzen Sie den Stairmaster in Ihrem Fitneßstudio, aber montieren Sie vorher das Geländer ab).

Vor der Rudermaschine brauchen Sie garantiert nicht anzustehen. Bedauerlicherweise sind diese Geräte unpopulär, weil Sie einen zum Training in funktioneller Haltung zwingen. Die Füße werden in gerader Richtung festgezurrt, der Sitz hält den Rücken gerade und bildet beim Vor- und Zurückgleiten einen Neunzig-Grad-Winkel mit der Schiene.

Arme und Schultern sind gezwungen, sich in der korrekten rechtwinkligen Gelenkkonstellation zu bewegen. Sie können die Rudermaschine nicht betrügen. Daher wird sie auch weniger benutzt als andere, nachsichtigere Geräte im Studio.

Und was ist mit den schicken Kraftmaschinen, die im Schaufenster jedes Fitneßstudios stehen? Sie sind nichts weiter als Zeit- und Geldverschwendung. Fragen Sie einmal einen Gewichtheber, der seinen Sport ernst nimmt. Die Gründe? Obwohl es heißt, die Geräte seien individuell verstellbar, ist eine hundertprozentig präzise Einstellung unmöglich. Individuelle Ungleichheiten finden keine Berücksichtigung, und bilaterale Aktivitäten werden nicht gefördert. Zwar läßt sich der Sitz adjustieren, doch weil das eine ziemlich umständliche Prozedur ist, verzichten viele Übende darauf und nutzen das Gerät so, wie sie es vorfinden, auch wenn die Einstellung furchtbar unbequem ist. Am schlimmsten ist jedoch, daß diese Maschinen einzelne Muskelgruppen isolieren und reziproke Bewegung verhindern (einige neuere Modelle versuchen allerdings, diesen Nachteil auszugleichen). Glauben Sie mir, mit einfachen Hanteln sind Sie besser bedient.

Das allgemeine Problem beim Gewichttraining besteht darin, daß weder Trainer noch Sportler das Konzept der bilateralen Funktion begreifen. Wenn sie eine bestimmte Bewegung machen, so gehen sie davon aus, daß diese Bewegung das Kraftproblem schon lösen wird. Ein Gewichtheber, der mit der einen Körperhälfte mehr Schwierigkeiten hat als mit der anderen, glaubt, es liege einfach an seiner »dominanten Seite«. Sie, die Leser dieses Buches, wissen inzwischen, daß es eine solche Seite nicht gibt. Viele Gewichtheber begehen auch den Fehler, daß sie sich einbilden, von außen nach innen arbeiten zu können. Sie trainieren die peripheren Muskeln – Brust- und Kapuzenmuskel, Bizeps und Trizeps (was sich vor allem im Badekostüm gut macht) –, vergessen aber darüber, daß die Hauptstütze des Bewegungsapparats die inneren Muskeln sind. Wahre Fitneß und echte Funktionalität kommen von innen.

LAUFBÄNDER, TRAININGSMASCHINEN UND TESTS

Zu den besten Apparaturen im Mobiliar populärer Fitneßstudios zählt allemal noch der sogenannte *Nordic Track*. Einerseits schick genug, um das Bedürfnis nach modischem Firlefanz zu befriedigen, bietet er andererseits alle Voraussetzungen für einen gründlichen *Workout*. Der Nordic Track behandelt den Körper als Einheit, indem er Unter- und Oberkörper sowie linke und rechte Seite des Körpers einbezieht. Erfahrene Fitneßhasen, die dieses Gerät benutzen, werden von Kopf bis Fuß gleichmäßig durchtrainiert. Irgendwelche Schleichwege oder die einseitige Begünstigung einer bestimmten Muskelgruppe sind bei diesem Gerät wirklich nicht drin.

Heimtrainer sind ebenfalls nützlich. Aber jene Forscher und Kardiologen, die behaupten, sie könnten mit Hilfe von Standfahrrädern die Herz-Kreislauf-Leistungsfähigkeit eines Menschen genau bestimmen, überzeugen mich nicht. Einmal mehr gehen hier Tester oder Forscher von der Annahme aus, daß jeder beliebige Körper auf ein und denselben Reiz reagiert, indem er bestimmten Grundmustern folgt. Daraus, so meinen sie, lassen sich dann aufschlußreiche Daten gewinnen. Allerdings übersehen die Experten dabei einen wichtigen Punkt: Wenn sie einen Menschen mit funktionellem Körper auf einen Heimtrainer setzen und dieser dann seine Schrittmuskeln benutzt (also jene großen Muskeln mit hohem Sauerstoffverbrauch), werden seine Testparameter vollkommen anders aussehen als die eines Kollegen, der auf dem Rad die gleiche Geschwindigkeit erreicht und denselben Anreizen folgt, dessen Füße jedoch auswärtsgedreht sind. Bei ihm werden die Schrittmuskeln überhaupt nicht gefordert.

Wer von beiden hat nun die bessere Herz-Kreislauf-Leistungsfähigkeit? Wo liegt die wahre Sauerstoffaufnahmekapazität von Joe Entenfuß? Was passiert mit seiner Herz-Kreislauf-Leistungsfähigkeit, wenn er urplötzlich dazu gezwungen ist, seine Schrittmuskeln zu benutzen, zum Beispiel in einem engen Treppenhaus? Die Resultate der Fahrrad- und Laufbandtests sind längst nicht so präzise, wie wir manchmal glauben. Solange wir Funktionen und Dysfunktionen nicht berücksichtigen, werden unsere Daten unvollständig bleiben.

TENNISPHYSIK

Mit Tennisspielern zu arbeiten, ist ein Vergnügen. Ihre Reaktionen lassen sich immer vorhersagen! Wenn die Spiele nicht mehr so ausgehen, wie sie sich das vorstellen, kaufen sie sich erst einmal einen neuen Schläger oder ein neues Paar Tennisschuhe.

Der Kreis schließt sich, wenn dann die ersten Schmerzen in Schultern, Knien und Ellbogen auftreten. »Das muß an meinem neuen Schläger liegen...« – »Das liegt bestimmt an den neuen Schuhen.«

Es liegt weder am Schläger noch an den Schuhen.

»Meine Konzentration ist futsch«, ist eine andere beliebte Vermutung, »deshalb gewinne ich nicht mehr.« Der Ausreden gibt es viele.

Kaum waren vor einigen Jahren die breiten Schläger eingeführt worden – man sah in den Sportgeschäften gerade die ersten Exemplare –, da bekam ich auch schon folgendes zu hören: »Durch diese breitere Bespannung des neuen Schlägers hat sich mein Tennisarm verschlimmert.«

»Tatsächlich?«

»Ja, ganz sicher. Die Schwingungen, die durch den Aufprall des Balls auf die breitere Bespannung hervorgerufen und über den Griff auf Arm und Ellbogen übertragen werden, sind stärker als vorher.«

»Meinen Sie, deshalb ist Ihre rechte Schulter höher als die linke und außerdem nach vorn gerutscht?«

»Also, ich ...«

»Sie haben diesen Schläger doch erst seit zwei Wochen. Fünfundzwanzig Jahre hat es gedauert, bis Ihre Schulter diese Stellung erreichte. Ihr Ellbogen schmerzt wegen Ihrer Schulter.«

Der ernsthaft betriebene Tennissport kennt gegenüber dysfunktionellen Körpern keine Gnade. Um zu verstehen, was im Center Court von Wimbledon anatomisch vor sich geht, müssen Sie sich ins Gedächtnis rufen, daß eine korrekte Gewichtsverlagerung – auf die es in allen Sportarten ankommt – nur aus einer gut ausbalancierten Haltung heraus vollzogen werden kann. Dysfunktionelle Tennisspieler sind schon *per definitionem* nicht ausbalanciert. Sie stehen beim Schlagen immer auf dem zurückgesetzten Bein. Das Gewicht verlagert sich nicht von einer Hüfte auf die andere, sondern vagabundiert bei jedem Vor- und Rückhandschlag durch den Oberkörper. Zu Zeiten der alten Holzschläger waren nur die besten und voll funktionellen Tennisspieler in der Lage, den Ball sowohl schnell als auch als Topspin zu schlagen, denn nur sie waren gut ausbalanciert und nur bei ihnen fand eine korrekte Gewichtsverlagerung statt. Die heutigen High-Tech-Rackets sind so raffiniert konstruiert, daß man auch mit einer dysfunktionellen Anatomie schnelle Topspins schlagen kann.

Verletzungen bleiben Ihnen allerdings nicht erspart. Den Grund dafür liefert ein einfaches physikalisches Gesetz – jede Handlung zieht eine gegengleiche Reaktion nach sich. Und diese gegengleiche Reaktion, die in der jeweils anderen Körperhälfte vonstatten gehen sollte, läuft auf einmal Amok.

Mary, die mich vor einigen Jahren in meiner Klinik aufsuchte, war eine fanatische Tennisamateurin. Aber sie litt an einem Tennisarm. Sie hatte alle Mittel ausprobiert, einschließlich Akupunktur, und hätte sich operieren lassen, wäre da nicht die Befürchtung gewesen, wegen der Rekonvaleszenz eine ganze Spielzeit aussetzen zu müssen.

»Stehen Sie mal einen Moment auf, Mary«, sagte ich und kam hinter meinem Schreibtisch hervor. Sie erhob sich und sah mich an. »Drehen Sie die Zehen nach innen, so als wären sie nach innen gewachsen«, bat ich sie. »Und ziehen Sie Ihre Schultern zusammen – nach hinten, nicht nach oben!« Mary folgte meinen Anweisungen. »Tennisarm, wie? Tut verdammt weh, nicht wahr?« Sie nickte.

Ich hob die Hand und drückte ihren lädierten Ellbogen. Mary klappte der Unterkiefer herunter. Ich drückte noch einmal. Der Schmerz, mit dem Mary seit Monaten gelebt und gespielt hatte, war auf einmal verschwunden.

Mary konnte es nicht fassen. Sie befingerte den Ellbogen, als hielte sich der Schmerz darin versteckt. Ich glaube, sie war regelrecht bestürzt, daß er so schnell verflogen war.

Ich erklärte ihr, daß sie mit ihrer Haltung – die Zehen einwärtsgewendet, die Schultern zurückgezogen – bewiesen habe, daß Hüften und Schultern eine Einheit bildeten. »In dieser Haltung wird die Kugelgelenkfunktion Ihrer Schulter teilweise wiederhergestellt. Wenn Sie von einer vorgerutschten Schulter eine Kugelgelenkbewegung verlangen – zum Beispiel einen Vorhandschlag –, so ist dies nur unter Einbeziehung des Ellbogens möglich. Der Ellbogen leistet daraufhin die Arbeit eines Kugelgelenks, obwohl er von seinem Design her gar keins ist. Dabei kommt es zu einer Verrenkung, durch welche die durch den Ellbogen verlaufende Sehne behindert wird.«

Zu den Übungen, die ich Mary verschrieb, gehörte die Schwerkraft-Übung auf der Treppe mit Schulterblattkontraktionen. Heute bringt Mary diese Übung auf Partys Sportsfreund(inn)en bei, die über einen Tennisarm klagen, und sorgt dabei für mancherlei Verblüffung. Sie führt die Betroffenen ins nächste Treppenhaus, läßt sie dreimal zwanzig Kontraktionen machen und wiederholt ihnen dann den Vortrag über die Unterschiede zwischen Kugel- und Scharniergelenken, den sie einst von mir gehört hat.

GOLF: DER BUCKLIGE VON PEBBLE BEACH

Was die Angewohnheit betrifft, die Folgen von Dysfunktionen dem Sportgerät oder der Spieltechnik anzulasten, sind Golfspieler mindestens ebenso schlimm wie Tennisspieler. In ihrem Streben, ihr Ergebnis um ein paar Schläge zu verbessern, fallen sie praktisch auf alles herein. Nun ist Golf allerdings auch die einzige Sportart, die den Körper vollkommen ignoriert. Nach dem Evangelium der Fairways entscheiden allein Talent und Technik, Übungsfleiß und Ausdauer, Konzentration und Entschlossenheit über Erlösung und Verdammung, über Gut und Böse. Folglich sehen die Umkleideräume bei größeren Turnieren aus wie die Behandlungszimmer sportmedizinischer Kliniken. Unter den von Turnier zu Turnier reisenden Golfprofis überwiegt die Zahl derer, die an mehr oder weniger heftigen Schmerzen leiden. Gesunde Golfer gehören zu den Kuriositäten des Gewerbes.

Anders als Fußballspieler leiden Golfspieler still vor sich hin. Spektakuläre Stürze an der Strafraumgrenze gibt es bei ihnen nicht. Aber sie leiden, und wie beim Fußball und beim Joggen wird eines Tages der Sport als solcher für all die Schmerzen verantwortlich gemacht werden. Angesichts des gegenwärtigen Golfbooms – Golf ist in den Vereinigten Staaten die Sportart mit den höchsten Zuwachsraten – ist diese Entwicklung unvermeidlich. Es sind schon allein die Zahlen, die dafür sorgen, daß der Golfsport bald denselben Kräften unterliegen wird, die einst das Joggen aus einem weitgehend unbeachteten Hobby einer kleinen Minderheit in eine Freizeitaktivität der Massen verwandelten – was im Endeffekt fast dazu geführt hätte, daß alle Laufschuhe vom Gesundheitsminister mit einer Warnung vor den Gefahren des Joggens versehen worden wären.

Viele neue Golfenthusiasten kommen aus vollkommen falschen Gründen zu dem Sport. Es reizt sie mehr das gesellschaftliche Drumherum als das eigentliche Sportereignis; man erholt sich in frischer Luft, treibt ein wenig Sport, ohne sich zu überanstrengen, der Alltagsstreß verfliegt, es macht einfach Spaß... In Wirklichkeit ist Golf eine Sportart, die hohe athletische und körperliche Anforderungen stellt. Die Vorstellung, Golf sei genau das Richtige für Menschen mittleren Alters mit sitzender Lebensweise, ist Unsinn. Jeder, der diesen Sport ohne peinliche Blamagen und schlimme Frustrationserlebnisse ausüben will, muß schon auf den Erwerb der Grundkenntnisse beträchtliche Zeit und Mühe verwenden. Sobald er sich aber darauf eingelassen hat, wird der neue Golfspieler zwangsläufig mit seinen alten Dysfunktionen konfrontiert.

»Nachdem ich mir beim Joggen die Knie ruiniert hatte, fing ich mit dem Golfspielen an...« Dieses Bekenntnis sollte all jene, die den Golfsport lieben, das Fürchten lehren. Golf toleriert keine Dysfunktionen; deshalb spielen so viele Golfprofis nur unter Schmerzen. Dabei hat der Golfsport an sich mit ihren Dysfunktionen nichts zu tun – sie bringen sie vielmehr von sich aus in den Sport ein. Und dann spielen sie täglich viele Stunden lang, bis die ständig wiederholten Kompensationsbewegungen schließlich ihren Tribut verlangen.

Wenn der Golfsport nicht bald seine traditionelle Indifferenz gegenüber dem Körper und dessen natürlicher Funktionsweise aufgibt, wird der Boom nicht lange anhalten und die ganze Disziplin in Schmerzen ertrinken. Keine Generation von Spielern, die je den Golfball auf ein Tee gelegt haben, war so dysfunktionell wie die Zwanzig-, Dreißig- und Vierzigjährigen, die gegenwärtig in Scharen auf die Fairways strömen. Allein schon die Tatsache, daß sie sich überhaupt für den Golfsport interessieren, gibt Anlaß zu Bedenken. Sie läßt vermuten, daß Golf zum »Sport der letzten Zuflucht« wird, oder, genauer gesagt, zum »Sport der vorletzten Zuflucht«, denn die letzte Konsequenz ist der gänzliche Verzicht auf sportliche Aktivitäten aller Art. Nach gewaltigen Investitionen in den Bau neuer Golfplätze, in Schulungszentren und die Produktion von Golfausrüstungen könnte am Ende der selbstverschuldete Bankrott stehen – dann nämlich, wenn die Neulinge von heute zu den Aussteigern von morgen geworden sind.

Der Golfunterricht hat inzwischen ein hervorragendes Niveau erreicht. Ich kenne keinen anderen Sport, der derart vorzüglich unterrichtet wird. Allein schon für das vergleichsweise bescheidene Ziel, aus einem durchschnittlichen Wochenendgolfer einen halbwegs ordentlichen Spieler zu machen, werden alle Register gezogen. Golf ist ein anspruchsvoller Sport. Videofilme, Lehrbücher, Artikel in Fachzeitschriften, Einzelstunden mit dem Trainer – der Aufwand sucht wahrhaftig seinesgleichen. Und dies um so mehr, als viele Golfspieler von vornherein gar nicht die Chance haben, das zu erlernen, was für eine optimale Spielweise von entscheidender Bedeutung ist, nämlich die richtige Gewichtsverlagerung.

Um das Problem zu umgehen, haben ebenso fähige wie einfallsreiche Golflehrer verschiedene ausgeklügelte Methoden entwickelt. Der Schüler mag hin und wieder einen Hook oder einen Slice schlagen oder nicht genügend Schlagkraft entwickeln; dennoch ist sein Spiel gar nicht so schlecht. Ein passionierter Golfer, der unbedingt Fortschritte machen will, kann seinen Schlag verbessern, indem er eimerweise Bälle durch die Luft drischt. Doch wenn er dann unter Druck gerät, sind alle Fortschritte plötzlich wie weggeblasen. Der Spieler führt das auf eine fehlerhafte Technik zurück. Aber es war nicht die Technik.

Das Problem ist der Streß: Streß vertreibt angelernte Verhaltensweisen. Ein Golfspieler (oder jeder andere dysfunktionelle Sportler), der sich in Techniken übt, mit deren Hilfe sich seine miserable Gewichtsverlagerung bewältigen läßt, scheint zunächst ganz gut zurechtzukommen. Bis er eines Tages in die Situation gerät, den Ball aus einer Sandfalle herausschlagen zu müssen, um sein Par zu halten. Seine Unfähigkeit zur richtigen Gewichtsverlagerung bricht wieder durch und behindert ihn mehr als je zuvor.

Profigolfer, deren berufliche Existenz auf dem Spiel steht, sind ebenfalls sehr erfinderisch. Sie umgehen den Schmerz, indem sie ihr Spiel entsprechend anpassen. Stundenlang üben sie eine neue Stellung oder einen neuen Schlag. Dann stürzen sie sich energiegeladen ins nächste Turnier – nur um an den letzten drei Löchern, wenn der Druck entsprechend hoch ist, alles zu verspielen, was sie bis dahin gewonnen haben.

Eine junge Profispielerin litt unter schweren Rückenschmerzen, als sie zu mir in die Klinik kam. In ihrer Verzweiflung hatte sie sich von einem japanischen Chiropraktiker behandeln lassen, der sich auf die manipulative Behandlung von verschobenen oder eingeklemmten Nerven spezialisiert hatte. Der Mann wirkte wahre Wunder. Die Patientin fühlte sich großartig und konnte zum erstenmal seit Monaten wieder schmerzfrei trainieren. Doch in der Nacht vor ihrem ersten großen Turnier kehrten die Schmerzen zurück.

Streß: das einzige, was der japanische Spezialist nicht behandeln konnte. Die Hüfte der jungen Frau wußte, daß sie die beim Ausholen mit dem Schläger auftretende Gewichtsbelastung in Wirklichkeit nicht bewältigen konnte. Im Training gelang es, dieses Manko mit Hilfe anderer Muskeln zu kompensieren, so daß die Symptome ausblieben. Je näher jedoch das Turnier heranrückte, desto mehr folgte die Spielerin ihrem Instinkt und schlug den Ball in der einzigen wirklich bequemen – und effektiven – Weise und erweckte damit die Symptome zu neuem Leben.

Dysfunktionen lassen sich weder mit Technik noch mit Technologie überwinden. Dies gilt für Schmerzen ebenso wie für die sportliche Leistung. Die meisten, wenn nicht sogar alle technischen Mängel, mit denen sich der Freizeitgolfer herumplagt, haben ihre Ursache in leicht erkennbaren, korrigierbaren Dysfunktionen. Ein symmetrischer Golfschlag ist unmöglich, wenn beide Körperhälften unterschiedlich agieren. Kraft, Gleichgewicht und Gewichtsverlagerung sind alle abhängig von korrekter Funktion. Versuchen Sie, Ihre rechte Schulter nach vorn und unten zu ziehen, drücken Sie die linke Schulter zurück, und führen Sie Ihre Hände so zusammen, als hielten Sie einen Golfschläger in der Hand und bereiteten sich auf einen weiten Treibschlag vor. Führen Sie Hände und Arme nun zurück, als holten Sie weit aus, belassen Sie dabei aber die Schultern in der genannten Position. Wahrscheinlich kommen Sie sich vor wie der bucklige Glöckner von Notre Dame. Nur unter erheblichen Verrenkungen wäre es Ihnen jetzt möglich, die Schlagfläche an den Ball zu bringen.

Die heutigen Golflehrer – Gott segne sie – würden selbst dem Glöckner von Notre Dame beibringen, seine Verrenkungen so zu beherrschen, daß er sich auf den Golfplätzen von Pebble Beach und Doral sehen lassen könnte. Doch wenn wir nicht endlich anfangen, dem ursprünglichen Design des Körpers und seinen Dysfunktionen die ihnen zustehende Beachtung zu schenken, wird es nicht lange dauern, bis wir erfahren, daß sich der arme alte Quasimodo beim Golfspielen den Rücken endgültig ruiniert hat und wieder als ruheloser Hinkefuß im Turm einer Pariser Touristenattraktion umherschleicht.

BERUFSSPORTLER UND DYSFUNKTIONEN

Die meisten Berufssportler, die zum erstenmal zu mir in die Klinik kommen, stecken in ernsten Schwierigkeiten. Nicht nur, daß ihnen alles weh tut, Panik hat sie ergriffen, weil sie damit rechnen müssen, vielleicht schon in Kürze arbeitslos zu sein, und diese Aussicht ist für viele von ihnen niederschmetternd. Auf der anderen Seite sind sie hochmotiviert. Sie wollen nicht nur die Schmerzen loswerden, sondern auch ihre sportliche Leistungsfähigkeit wiederherstellen. Dennoch ist es meistens ein hartes Stück Arbeit, einem Tennis- oder Golfspieler der Spitzenklasse klarzumachen, daß alle Niederlagen und alle Preisgelder, die ihm durch die Lappen gegangen sind, genauso wie die grauenhaften Schmerzen im Bereich der Lendenwirbel Folge einer körperlichen Fehlfunktion sind.

Spitzensportler wissen von ihrem Verstand und Gefühl her, daß sie ihre Sportart in all ihren Variationen beherrschen müssen. Deshalb trainieren sie auch unentwegt. Große Basketballspieler haben auf dem Spielfeld oft einen Lieblingsfleck, und so sehr sich das gegnerische Team auch bemüht, sie von dieser Stelle fernzuhalten, gelingt es ihnen doch immer wieder, dort hinzugelangen, zu werfen und zu scoren. Es gibt keine Verteidigungsposition, auf die sie nicht vorbereitet wären. Sie beherrschen alle Variationen.

Dieselben Basketballspieler sind jedoch völlig überrascht, wenn sie feststellen, daß ihr Körper selbst zu einer Variablen geworden ist. Treten dann eines Tages Dysfunktionen auf, sind sie nicht mehr in der Lage, ihn zu beherrschen. Alles Talent, alle Erfahrung, aller Enthusiasmus der Welt helfen ihnen nicht weiter.

Sportlern – und zwar besonders Football- und Basketballspielern – gebe ich unter anderem den Rat, sich die Füße, Knie, Hüften und Schultern ihrer jeweiligen Gegenspieler genau anzusehen. Ein Football-Lineman mit einem dysfunktionellen Becken kann beispielsweise den Ball nicht so schnell und hart spielen wie ein Spieler mit funktionellem Körper. Das gleiche gilt auch für Basketballspieler. Wenn der rechte Fuß auswärts gedreht ist, gibt es erhebliche Probleme mit der Bewegung nach links. Wenn Sie einem solchen Mann gegenüberstehen, sind Sie also gut beraten, immer links vorbeizuziehen, und zwar unabhängig davon, ob der Spieler Links- oder Rechtshänder ist. Die dysfunktionelle Körperhälfte hat nicht die Kraft, den Spieler in die andere Richtung zu katapultieren.

Für Berufssportler ergeben sich aus solchen Dysfunktionen gravierende Nachteile. Die sportliche Höchstleistung der Mannschaft läßt sich nicht aufrechterhalten, wenn die Einzelspieler aus physischen Gründen nicht imstande sind, sowohl gut als auch *sicher* zu spielen.

Wir machen uns etwas vor, wenn wir uns einbilden, daß die gegenwärtige Spielergeneration der National Football League richtig angreifen oder blocken kann. Es fehlt keineswegs an angeborenem Talent, an Hingabe und Courage, doch da die Spieler, von wenigen Ausnahmen abgesehen, nicht funktionell sind, fehlt ihnen eine Grundvoraussetzung für den Job. Die Trainer sind die ersten, die zugeben, daß es da ein Problem gibt. Oft müssen ihre Schützlinge verletzungsbedingt ausscheiden, und die Gesunden sind unfähig, im Training Fertigkeiten zu erlernen, die noch vor fünfzehn, zwanzig Jahren zur Routine gehörten. Ein

Linebacker vermag sein Gewicht nicht mehr auf den Fußballen zu balancieren und kann nicht mehr nach vorn stürmen, ohne zuvor mit einem Ruck seine Hüften zu aktivieren. (Dieser kleine Ruck oder Hüpfer ist mörderisch; er kostet den Spieler einen entscheidenden Sekundenbruchteil und macht ihn anfällig für verletzungsträchtige Attacken seines Gegenspielers.)

Im Normalfall werden die Spieler in einer solchen Situation angebrüllt und zu größerem Trainingsfleiß angehalten, was natürlich reine Zeitverschwendung ist, da sich Hüft- und Beckendysfunktionen durch normales Training unmöglich abtrainieren lassen. Die Kniesehnen sowie die Gesäß- und Oberschenkelmuskeln werden nicht aktiviert, weil längst die Hüftbeuger das Regiment übernommen haben.

TECHNISCHER FUNKTIONSERSATZ

Ich möchte Ihnen ein Beispiel für eine andere, weitverbreitete Fehlfunktion geben. Versuchen Sie einmal folgendes: Strecken Sie Ihre Arme auf Schulterhöhe aus, nach links und nach rechts. Die Handflächen weisen nach unten. Die Übung heißt Kleines Armrollen. Beugen Sie also die Finger an den Knöcheln, und strecken Sie die Daumen so aus, daß sie gerade nach vorn zeigen (»Golfspielergriff«). Nun ziehen Sie die Schultern zurück und lassen die Arme im Uhrzeigersinn kleine Kreise beschreiben. Wiederholen Sie die Kreisbewegung zwanzigmal, und achten Sie darauf, daß Arme und Schultern mit der Hüftgelenkachse parallel bleiben.

Wenn Ihr Körper funktionell ist, sollte Ihnen das Kleine Armrollen keine großen Probleme bereiten. Liegt indes eine Dysfunktion vor, so hat die Übung ihre Tücken. Bringen Sie die zwanzig Wiederholungen zustande? Haben Arme und Schultern nach hinten gezeigt wie die Flügel eines Flugzeugs? Nein, sagen Sie? Herzlichen Glückwunsch! Sie sind ein vielversprechender Anwärter auf einen Platz in der National Football League!

Die meisten Profi-Football-Spieler (und viele Spieler in College-Teams) tun sich ziemlich schwer mit dem Arm-Schulter-Rollen. Ich fordere sie alle dazu auf, wenn sie zu mir in die Praxis kommen. »Kleines Armrollen?« fragen sie. »Kein Problem!« Doch was ich dann zu sehen bekomme, sind Arme, die sich nach vorn biegen wie Fahrradlenker. »Nein, guter Mann, seitwärts nach außen. Tun Sie so, als wären Sie ein Vögelchen...« Er strengt sich wirklich an und zieht die Arme nach hinten. Unwillkürlich winkeln sich die Ellbogen an. Von »parallel zur Hüftgelenksachse« kann bei diesen Armen nicht einmal entfernt die Rede sein. »Zurück! Zieh sie nach hinten, Meister!«

»Hab' ich doch längst!«

»Nein, haben Sie nicht.« Er kann es einfach nicht. Seine Schultern sind nach vorn gerutscht und kommen aus dieser Stellung nicht mehr heraus. Warum? Weil die Trainer alle ins Gewichttraining verliebt sind. Anfangs steckte hinter dieser Romanze das Ziel, die Spieler zu kräftigen und ihnen damit einen Wettkampfvorteil zu verschaffen. Nach kurzer Zeit trainierten alle so, weil alle anderen auch so trainierten. Was in der NFL begann, breitete sich wie ein Lauffeuer aus und erreichte bald auch die College- und High-School-Teams. Auf die Nachteile wurde kaum ein Gedanke verschwendet. Eine Frage, die sich unweigerlich stellt, ist folgende: Weshalb ist es überhaupt nötig, die Spieler vom Spielfeld zu holen und sie, damit sie kräftiger und schneller werden, zum Gewichttraining zu schicken? Eine Generation früher war das noch ganz anders; da pflegten sich die Spieler im Spiel und im normalen Training ausreichend Kraft und Schnelligkeit anzueignen. Ich erkläre mir das so: Damals kamen die Spieler funktionell zu ihrem Sport, heute kommen sie dysfunktionell. In ihrem Mangel an Kraft und Schnelligkeit sowie in ihrer Unfähigkeit, das eine wie das andere unter traditionellen Trainingsbedingungen zu entwickeln, manifestieren sich die Dysfunktionen. Solange sie nicht korrigiert sind, macht das Gewichttraining alles nur noch schlimmer. Warum wählen die Mannschaften ihren Nachwuchs auf der Basis ihrer komplizierten Trainingssysteme aus anstatt nach den Leistungen auf den Spielfeldern und Trainingsplätzen? Die Trainer versuchen funktionelle Athleten durch Wissenschaft und Technik zu ersetzen.

Und da wir gerade schon beim Thema sind, sollten wir auch die Frage nach der möglichen Beziehung zwischen Gewichttraining und der ansteigenden Verletzungskurve stellen. Wenn ich mir die Burschen in der NFL mit ihren Schwierigkeiten beim Arm-Schulter-Rollen so ansehe, dann kann ich diese Frage nur mit einem vorbehaltlosen Ja beantworten. Funktionelle Schultern verfügen über eine enorme Flexibilität, die dem Oberkörper plötzliche Beugungen, Drehungen und Anpassungen erlaubt. Es ist diese Flexibilität des Oberkörpers, die den NFL-Spielern abhanden gekommen ist.

Gegen das Gewichttraining an sich ist im übrigen gar nichts einzuwenden. Allerdings sollte es in ein gut ausbalanciertes Trainingsprogramm integriert werden, das der bilateralen Funktionalität des Körpers und seinem einheitlichen Design Rechnung trägt. Mit maßlosen Übertreibungen wie *power lifts* und *cleans* werden die Sportler ruiniert. Schon heute wimmelt es in der League von Linesmen, die nicht mehr mit nach links oder rechts ausgestreckten Armen blocken bzw. angreifen können, es sei denn, sie drehen sich zuvor in der Hüfte oder geben durch die Veränderung ihrer Fußstellung dem gesamten Körper eine andere Richtung. Hinter ihnen steht schon die nächste Generation von College- und High-

School-Spielern, die sich mit ihren dysfunktionellen Rammbockschultern und den nach vorn und unten gezogenen Köpfen kaum mehr von ihren großen Vorbildern unterscheiden, und wartet ungeduldig auf ihre Chance.

Eine hübsche Arbeit. Dank eines fehlgelenkten Gewichttrainings ist es plötzlich leichter, den Anhänger eines Traktors rückwärts im Kreis zu schieben, als einen Zeitgenossen zu attackieren, der mit einem eiförmigen Lederball auf und davon läuft. Was im Kraftstudio passiert, ist folgendes: Um die Hantel von der Matte zu heben, beugt sich der Athlet vor. Seine Schultern rollt er ebenfalls nach vorn in die Scharnierposition, weil er darauf spekuliert, auf diese Weise die stärkste Hebekraft zu entwickeln. Er wiederholt diese Bewegungen wieder und immer wieder, und über kurz oder lang kommt die Botschaft bei den Schultern an: Ach so, denken sie, das ist also unsere richtige Position, das Kugelgelenk können wir getrost vergessen... Testen Sie sich. Bringen Sie Ihre Schultern einmal so weit wie möglich nach vorn und unten. Ungefähr in der Mitte Ihres Rückens können Sie die Belastung spüren. Versuchen Sie jetzt, sich nach links oder rechts zu drehen. Merken Sie, was geschieht?

Die Flexibilität Ihres Oberkörpers tendiert gegen Null. Die Hüften müssen alle Arbeit übernehmen, und sie teilen die zunehmende Last mit den Knien.

Ich frage mich bloß, wo all diese Knieverletzungen herkommen...

Technischer
Funktionsersatz

195

ZIVILISATIONSKRANKHEITEN – UNSERE KINDER, UNSERE SENIOREN UND WIR SELBST

8

Seit ungefähr zehn Jahren läuft ein interessantes Experiment. Dabei benutzen wir unsere Kinder als Versuchskaninchen. Momentan zeigen sich die ersten Resultate. Sie beantworten uns die wichtige Frage: Können Kinder ohne Bewegung auskommen?

Unter »auskommen« verstehe ich folgendes: Können sie ohne Bewegung ihre körperlichen und geistigen Fähigkeiten entwickeln und ein erfülltes, gesundes Leben führen?

Nach meinen eigenen Beobachtungen sowie nach Sichtung des Materials, das ich zu diesem Thema zusammengetragen habe, sind die Aussichten alles andere als rosig.

OHNE FUNDAMENTE

Die Menschheit hat in diesem Jahrhundert viel von ihrer ehemaligen Beweglichkeit verloren. In seinen Ursprüngen geht das Phänomen der Bewegungsarmut wahrscheinlich bereits auf den Beginn der industriellen Revolution zurück, doch sind die heute lebenden Kinder Angehörige der ersten Generation, deren Lebensumfeld nur noch kümmerliche Restbestände jenes breiten Bewegungsspektrums aufweist, das früher normaler Bestandteil des täglichen Lebens war.

Aus dieser Entwicklung ergibt sich, daß die meisten Kinder niemals jene Grundlagen aufbauen, die für wesentliche Körperfunktionen unerläßlich sind. Der Bau einer soliden funktionellen Basis ist ein Prozeß, der schon im Säuglingsalter beginnt. Das Baby macht seinen Körper frühzeitig mit dem Grundnahrungsmittel Bewegung vertraut: Es dreht sich vom Rücken auf den Bauch und wieder zurück, es zappelt und streckt sich. Mit zunehmender Kraft und Koordination – Bewegung erzeugt Bewegung – kommt das Krabbelalter, ein erstes Fitneßtraining für Hand-, Knie-, Schulter- und Oberschenkelmuskulatur. Die Mobilität stärkt das Selbstvertrauen und den Wunsch, weiter umher- und schneller voranzukommen. Bald steht das kleine Wesen auf zwei Beinen.

Seine Tage sind erfüllt mit Rennen, Taumeln, Fallen, Hüpfen, Tanzen. Das Kind erschließt sich sein Bewegungsspektrum. Gönnen Sie sich ein paar Minuten, und sehen Sie einer Gruppe von Ein- bis Dreijährigen beim

Spielen zu: Wie die tanzenden Derwische vollführen die Dreikäsehochs mit ihren Körpern Dinge, die nachzuahmen ein Erwachsener nicht einmal im Traum versuchen würde.

Wie das? Diese Kinder sind von ihrem Design her doch genauso gebaut wie ein Erwachsener. Der Unterschied liegt darin, daß die Kinder noch nicht die notwendigen Funktionen verloren haben. Sie sind vielmehr dabei, möglichst schnell diese Funktionen zu entwickeln (hoffe ich jedenfalls).

Ian schwingt, die Hände über den Kopf gereckt, an den Stangen des Klettergerüsts hin und her und imitiert einen Affen. Gillian beugt sich weit nach rechts, faßt sich an ihre Ferse und sagt, sie sei eine Brezel.

Wann, Papa, hatten Sie zum letztenmal die Hände über dem Kopf und ließen Ihr Gewicht von ihnen tragen? Und Sie, Mutti, sagen Sie mir bitte, wann Sie sich zum letztenmal in den Hüften seitwärts gebeugt haben? Unser Körper verfügt über elaborierte Mechanismen, mit deren Hilfe wir diese Bewegungen ausüben können. Nur benutzen wir sie nicht. Wenn unsere Kinder sich dagegen so entwickeln, wie sie sich entwickeln sollten, nehmen sie freudig und voller Überschwang alle Bewegungsmöglichkeiten wahr, die ihnen ihr Körper von seinem Design her einräumt.

Wenn sie sich so entwickeln, wie sie sich entwickeln sollten ...

Wenn ihre Umgebung sie zur Bewegung anregt und anhält.

Wenn, ja wenn Bewegung sich für sie lohnt und wenn sie sie noch brauchen.

BABYSCHUHE

Vor ein paar Jahren hielt ich in einem Country Club in Westchester, New York, einen Kurs ab. Gegen Abend schauten ein junger Mann und seine Ehefrau vorbei. Sie wollten die Eltern des Mannes abholen, die sich unter den Kursteilnehmern befanden. Da sich die Egoscue-Methode unter Verwandten schnell herumspricht, passiert es mir ziemlich häufig, daß sämtliche Generationen einer Familie zu mir in Behandlung kommen. In diesem Fall war es jedoch so, daß David, der junge Mann, schon früher einmal an einem solchen Kurs teilgenommen hatte und ein echter Konvertit war. Voll engagiert in dem Bestreben, für die eigene Gesundheit Verantwortung zu übernehmen, hatte er seinen Eltern klargemacht, daß es für sie keinen Grund gebe, sich nicht genauso zu verhalten.

Das junge Paar hatte, wie sich bald herausstellte, seine kleine Tochter mitgebracht. Als die Familie hereinkam, stand ich gerade im hinteren Teil des Schulungsraums und beantwortete Fragen. Ich weiß nicht, ob David das, was nun folgte, geplant hatte oder ob es ein spontaner Entschluß war, weil er mit seiner kleinen Tochter mitten in eine Diskussion über die

Zivilisations-
krankheiten –
unsere Kinder,
unsere Senioren
und wir selbst

198

Vorteile der Bewegung geraten war. Wie dem auch sei, er meldete sich zu Wort, und mir fiel sofort der unverkennbare Ton des besorgten Vaters auf. Er hatte in dieser Hinsicht auch gar keine Hemmungen.

David sagte, er frage sich, ob mit dem Kind etwas nicht in Ordnung sei. Er und seine Frau hätten bemerkt, daß die Kleine nicht krabbeln könne.

»Das verstehe ich nicht«, erwiderte ich. »Sie kann nicht krabbeln?«

»Ja, wir setzen sie auf den Boden, und sie fängt an zu krabbeln. Doch nach ein paar Bewegungen bleibt sie sitzen und weint. Ich glaube, da stimmt etwas nicht. Vielleicht sollten wir mit ihr mal zu einem Physiotherapeuten gehen.« David befürchtete sogar, das Mädchen könne »zurückgeblieben« sein. Als er das besagte Wort aussprach, war seine Stimme kaum mehr als ein Flüstern.

Die Mutter hielt das kleine Kind auf dem Arm. Nun müssen Sie wissen, daß Westchester keine arme Gegend ist und daß wir uns in einem äußerst wohlhabenden Country Club befanden. Das Kind war sehr hübsch gekleidet, ein entzückendes kleines Ding. Und es trug sehr teure Babyschuhe. Geld war in dieser Familie offenbar kein Thema.

»Ziehen Sie ihr erst mal die Schuhe aus«, schlug ich vor. »Und dann setzen Sie sie auf den Boden.« Schweigend sahen die Kursteilnehmer zu, wie Mama und Papa die kleinen Schühchen aufschnürten und von den Füßen streiften. Dann blickten sie auf und sahen mich an. Sie schienen nicht genau zu wissen, was sie nun tun sollten, und waren wohl auch ein wenig besorgt. »Setzen Sie sie einfach auf den Boden«, wiederholte ich.

Die Kleine saß vielleicht zehn Sekunden auf ihrem Hinterteil und sah sich um. Überall erblickte sie hochinteressante, wunderbare Dinge – Stuhlbeine, Schuhe, Sporttaschen –, die geradezu danach schrien, näher in Augenschein genommen zu werden. Schon drehte sie sich um, stützte sich auf Hände und Knie, warf ihrer Mutter noch einen kurzen Blick zu – und ab ging die Post, quer durch den Saal! Ein Baby voller Tatendrang – und es gab schließlich eine Menge zu tun!

Soviel zu dem kleinen Mädchen, das nicht krabbeln konnte. Die teuren Babyschuhe mit den weichen Sohlen hatten das Kind nahezu bewegungsunfähig gemacht. Die Kleine bekam einfach nicht den nötigen Halt. Immer wieder war sie ausgeglitten und hierhin oder dorthin gerutscht. An den beiden Füßen sitzen zehn winzige Zehen, die eine einfache, aber wichtige Aufgabe haben: Sie müssen sich irgendwo festhalten, so daß Fuß und Bein sich abstoßen können. Mit den Schuhen war das ein frustrierendes Erlebnis und außerdem viel zu anstrengend. Also setzte sich das Kind einfach hin und weinte.

Ich kann mir gut vorstellen, was passiert wäre, wenn das Kind einem Physiotherapeuten oder einem Kinderpsychologen in die Hände geraten wäre. Zunächst einmal wäre ein ganzes Arsenal kostspieliger Tests durchgeführt worden. Augen-Hand-Koordination, Gleichgewicht, motorische Kontrolle – was Sie wollen. Man hätte der Kleinen irgendwelche Drähte angelegt, um die Gehirnströme zu messen. Und was ist mit ihrem inneren Gehörgang? Während all dieser Zeit hätte das Mädchen eines nicht getan – es wäre nicht gekrabbelt, es hätte sich folglich nicht weiterentwickelt. Monate später hätten wir es mit einem kleinen Mädchen zu tun gehabt, das nur langsam laufen lernt – eben, weil es nie gekrabbelt ist. Sein Selbstvertrauen, seine Neugier, sein Energieniveau – alles wäre in Mitleidenschaft gezogen worden. Das Kind hätte oft geweint und Trotzanfälle bekommen.

Und dies alles nur wegen eines Paars teurer Babyschuhe, die dem neuesten Modetrend entsprachen! Ich hätte sie mir einrahmen lassen sollen. Die Eltern des kleinen Mädchens waren drauf und dran gewesen, ihrem Kind die besten körperlichen Dysfunktionen zu verpassen, die man für gutes Geld kaufen kann.

Und dies war nur ein Fall von vielen.

Der menschliche Fuß wurde ursprünglich dazu geschaffen, im Naturzustand zu funktionieren, also bar jeder Fußbekleidung. Indem wir die Füße in Schuhe stecken, verbessern wir das ursprüngliche Design nicht. Ganz im Gegenteil: Schuhe stören das Design, da sie die Bewegung einschränken. Diese Störung kommt früh genug in der Entwicklung, doch kann man einem Kind sogar schon seine Funktionen fortnehmen, ehe sie sich zum erstenmal manifestiert haben.

Lassen Sie es mich anders, noch direkter ausdrücken: Unsere Kinder werden in zunehmend jüngeren Jahren dysfunktionell. Das geht so weit, daß viele Funktionen oft überhaupt nicht mehr zur Ausbildung kommen.

Der Fuß ist ein sehr gutes Beispiel. Die Gewölbe des Fußes – es gibt insgesamt zwei – verteilen Gewicht und haben somit Anteil an der Wahrung des Gleichgewichts. Sie werden von Muskeln in der Fußsohle und im Unterschenkel gehalten. Bei Spannungsveränderungen in den Wölbungen passen sich die Muskeln an, indem sie sich automatisch zusammenziehen und ausdehnen. Wenn Sie den Fuß in eine harte Schale stecken – denn genau dies ist ein Schuh –, schränken Sie die Möglichkeiten ein, die den Skelettbogen als Reaktion auf die Spannungsveränderungen offenstehen. Und da der Körper eine Einheit bildet, sind die Auswirkungen in Knien, Hüften und Schultern spürbar. Überall in der Einheit kommt es nun zu Kompensationsbewegungen.

Das Sprunggelenk – jene Stelle, an der unser Fuß in den Unterschenkel übergeht – muß beim Gehen unter einer Belastung funktionieren, die dem Dreieinhalbfachen des Körpergewichts entspricht. Wenn die Sprunggelenke in hohe Babyschuhe eingezwängt werden, können sie keine Kraft und Flexibilität entwickeln. Die Schuhe behindern nämlich die reibungslose Abrollbewegung der Gelenke – von der Hacke zur Zehe –, was zur Folge hat, daß sich kein normaler Gehvorgang entwik-

Zivilisations-
krankheiten –
unsere Kinder,
unsere Senioren
und wir selbst

200

keln kann. Um von A nach B zu gelangen, drückt sich das Kind schließlich von den Fußseiten her ab wie ein Rollschuhfahrer. Anders ausgedrückt: Es verlagert sein Körpergewicht auf die Fußaußenkante.

Kinder gehen liebend gern barfuß, und viele Erwachsene ebenfalls. Sie folgen damit – obwohl sie sich dessen nicht bewußt sind – der Stimme ihres Körpers. Der Fuß will frei sein. Ermuntern Sie Ihre Kinder, barfuß zu laufen, wenn Wetter und Umgebung es zulassen. Es wird ihnen bei der Entwicklung des Gleichgewichtssinns und ihrer Gelenkigkeit zugute kommen.

STUFEN DER ENTWICKLUNG

Wir können eine Menge von den Kindern lernen. Aber wir müssen unsere Augen offenhalten und genau darauf achten, was sie tun (oder nicht tun). Das Baby, das auf dem Rücken liegt, mit den Zehen wackelt, mit den Fingern spielt und mit den Armen herumrudert, präsentiert uns das früheste Stadium der funktionellen Entwicklung. Der menschliche Körper, jenes mechanische Wunderwerk, fängt buchstäblich ganz von vorne an. Aus einer waagerechten, liegenden Stellung heraus erweckt das Kind seine peripheren Muskeln und programmiert sie. Die Schwerkraft sorgt für Druck von oben, doch davon abgesehen gibt es keine Reibung oder andere Einflüsse seitens der unmittelbaren Umgebung.

Mit wachsender Bewegungsintensität der Arme und Beine werden immer größere Muskelgruppen des Babys einbezogen. Die Entwicklung verschiebt sich von der Außenseite, der Peripherie, des Körpers nach innen. Bald kann sich das Baby auf den Bauch drehen und die Haltung eines Brustschwimmers einnehmen. Nun kommt in Verbindung mit den wichtigsten Muskelgruppen die Körpergeometrie zur Geltung – die S-förmige Krümmung der Wirbelsäule und der Beckengürtel. Das Kind zappelt und strampelt infolge der durch die Bauchlage bedingten Zunahme an taktiler Stimulation mehr als zuvor. Es dreht und wendet sich, greift hierhin und dorthin; Reibung und Widerstand verstärken sich und in deren Folge auch die »Trainingsintensität«.

Die nächste Phase wird »horizontale Belastung« genannt. Das Baby stemmt sich auf Händen und Knien hoch und aktiviert auf diese Weise seine Wirbelsäule. Hüften und Schultern nehmen die Arbeit auf. Schon nach ganz kurzer Zeit entwickelt sich aus der »horizontalen« die »vertikale Belastung«, und das Kind steht auf zwei Beinen.

Das Menschenkind kommt mit allen Funktionen auf die Welt, die es als Zweibeiner braucht. In den ersten Wochen, Monaten und Jahren seines Lebens entdeckt es durch willkürliche Bewegungen den Gebrauch dieser Funktionen, um sie dann, je nach seinen geistigen und körperlichen Bedürfnissen und im Rahmen der Gegebenheiten seiner Umwelt, bewußt einzusetzen.

Wie würde die Entwicklung des Kindes, deren Phasen ich hier kurz umrissen habe, aussehen, wenn das Baby von seiner Umwelt dazu angeregt oder sogar gezwungen würde, in der Rückenlage zu bleiben? Würde es dann jemals auf zwei Beinen stehen können?

Nein, keineswegs. Das Kind muß sich auf den Bauch drehen, um seine Muskeln und Funktionen weiterzuentwickeln und dadurch den Übergang zur nächsten Phase zu schaffen. Glücklicherweise werden ihm durch seine Umwelt – und die Eltern sind Teil dieser Umwelt – normalerweise keine Hindernisse in den Weg gelegt. Doch in der Bauchlage sowie der Phase der horizontalen und vertikalen Belastung treten bereits die ersten Fehlentwicklungen auf. Sobald Sie anfangen, das Baby im Kindersitz Ihres Wagens festzuschnallen und endlos dort sitzen zu lassen, sobald Sie es dick vermummt in den Kinderwagen legen und stundenlang durch die Gegend schieben (oder gar in eine jener merkwürdigen Vorrichtungen verfrachten, die Vater oder Mutter beim Joggen vor sich her schubsen können wie ein Golfwägelchen) – was, glauben Sie, wird geschehen? In all diesen Fällen beginnt die Umwelt des Kindes seine Bewegungsfreiheit, seine Entwicklung und seine Funktionen einzuschränken.

Hier ein besonders bezeichnendes Beispiel für eingeschränkte Bewegungsfreiheit: Ich habe einen Patienten, der inzwischen Mitte Dreißig ist. Als Baby wurde bei ihm eine Gehirnlähmung diagnostiziert, und in der Tat hatte er eine traumatische Geburt hinter sich. Sauerstoffmangel verzögerte die Entwicklung seiner Körperfunktionen. Doch statt daß man auf diesen Punkt zurückkam und darauf hinarbeitete, die Funktionen zu beleben und seine körperliche Entwicklung zu beschleunigen, behandelte man den Jungen (und später den Mann) als Opfer einer Gehirnlähmung. Niemand traute ihm normale Funktionalität zu, und deshalb entwickelte er auch keine.

Nach zwei Tagen Arbeit in der Klinik konnte John ohne fremde Hilfe und ohne den für eine echte Gehirnlähmung typischen schlingernden Gang die Treppe hinauf- und hinuntersteigen. John hätte das bereits mit acht Jahren schaffen können, aber er mußte fast bis zu seinem fünfunddreißigsten Lebensjahr warten.

Zivilisations-
krankheiten –
unsere Kinder,
unsere Senioren
und wir selbst

202

DER FLUCH DER KUSCHELTIERE

Kleinkinder machen Arbeit. Von daher ist es ganz verständlich, daß Eltern nervös werden, wenn ihr Baby ins Krabbelalter kommt. »Paß auf...!« – »Was macht das Kind?« – Der Mensch ist ein Problemlöser. Ein krabbelndes Kind ist ein Problem. Die Lösung besteht entweder darin, daß man in dem Bereich, in dem sich das Kind aufhält, alle potentiellen Gefahrenquellen beseitigt, oder aber, daß man seinen Bewegungsradius gezielt einengt. So kam es zur Erfindung des Laufställchens. Und dann gibt es noch das alte Hausmittel, Klein Jessica mit einem Berg von Spielsachen, Bilderbüchern und Stofftieren zu umgeben, damit sie sich nicht auf Wanderschaft begibt, sondern sich möglichst an Ort und Stelle amüsiert. Im einen wie im anderen Fall ermuntern wir das Kind dazu, seine Bewegungen einzuschränken. Jessica braucht nicht unter tatkräftigem Einsatz von Händen, Knien und Schultern zur Eingangstür zu krabbeln, um den Briefschlitz oder den Futternapf des Familiendakkels zu inspizieren. Neben ihr und um sie herum liegen ihr Kuschelhase und Dutzende von anderen Dingen bereit. Sie kann sie alle im Sitzen erreichen, ohne sich auch nur einmal von der Stelle zu bewegen.

Vater und Mutter haben ihr eine Umwelt geschaffen, die sie gezielt davon abhält, sich zu bewegen.

DER AUGENSCHEIN TRÜGT NICHT

Drücken Sie auf die Vorspultaste Ihres Familien-Videorecorders. In Windeseile ist das Kind acht, neun, zehn Jahre alt und älter. Dazwischen liegen Hunderte von Stunden *Sesamstraße* und unzählige Zeichentrickfilme. Ich fasse es einfach nicht, daß unsere Kultur ganz offensichtlich viele Eltern davon überzeugt hat, daß die *Sesamstraße* für die Entwicklung ihrer Kinder besser ist als das Herumtollen im Freien, als springen, klettern und über die Wiese kugeln. Aber es ist nun einmal so, und wir werden dafür jetzt zur Kasse gebeten.

Ein Blick auf die Rechnung gefällig? Schicken Sie Ihren Sohn oder Ihre Tochter in den Garten hinaus, und lassen Sie sie in einem Baum oder an der Schaukel ein bißchen den Affen spielen. Wenn die Sprößlinge dann mit ausgestreckten Armen am Ast hängen, sehen Sie sofort, was *Sesamstraße*, Laufställchen, Kuschelhasen und jahrelanges Sitzen im Auto und an Schultischen bewirkt haben. Die Merkmale der Fehlfunktionen sind gar nicht zu übersehen. Vielleicht ist ein Bein kürzer als das andere. Kann sein, daß die rechte Hüfte vor der linken baumelt oder daß eine von beiden höher sitzt als die andere. Vielleicht sind die Füße auswärts gedreht.

Ich will die *Sesamstraße* keineswegs zum einzigen Sündenbock machen. Der wahre Schuldige ist der allgemeine Bewegungsmangel in unserer Gesellschaft. Wenn ich diese Feststellung vor einem größeren Publikum treffe, werde ich meist gefragt: »Na gut ... Wieviel Bewegung braucht unser Kind denn im Laufe des Tages? Eine Stunde? Zwei Stunden?«

Vor dreißig oder vierzig Jahren – also vielleicht in Ihrer Jugendzeit – liefen die Kinder im Sommer den ganzen Tag im Freien herum, und die Mütter hatten ihre liebe Not, die Kleinen zum Abendessen und Schlafengehen wieder ins Haus zu bekommen. Psychologen und Anthropologen meinen, der Mensch »funktioniere« am besten, wenn er bei Tagesanbruch aufsteht und bei Einbruch der Abenddämmerung zu Bett geht. Der Kapazität für körperliche Aktivitäten (und dem inneren Drang danach) werden beim gesunden Kind nur durch Hunger und Müdigkeit Grenzen gesetzt.

Heutzutage wirken viele unserer Wohnviertel an Wochenenden und nach Schulschluß wie Geisterstädte. Wo sind die Kinder? Nun ja, sie erhalten Sonderunterricht, um Schulreifetests zu bestehen; sie haben Musikstunden, tummeln sich auf dem Trainingsplatz der Football-Zwerge, fummeln am Computer herum, setzen ihr Taschengeld bei McDonald's in Hamburger um, sind im neuen Wagen eines Freundes oder einer Freundin auf Achse, hocken vor dem Fernseher oder spielen Nintendo.

Unterziehen Sie Ihr Kind doch einmal einer formlosen Zeitstudie: Ist das Verhältnis zwischen »Ruhezeit« und »aktiver Zeit« deutlich zugunsten ersterer verschoben, so empfiehlt es sich, nach Mitteln und Wegen zu suchen, die eine Wiederherstellung des Gleichgewichts ermöglichen. Und wenn Sie schon dabei sind, testen Sie sich auch gleich selbst. »Tu, was ich sage, nicht, was ich tue!« war noch nie eine besonders erfolgreiche pädagogische Grundregel. Auch die Erwachsenen müssen ihren Lebensstil ändern und sich viel, viel mehr bewegen. Kinder, die von Anfang an gemeinsam mit ihren Eltern Sport treiben, bleiben mit großer Wahrscheinlichkeit auch später körperlich aktiv. Der Grund dafür liegt darin, daß sie ihre Funktionen designgerecht entwickeln und erhalten durften. Bewegung wird zur Gewohnheit – und zwar zu einer angenehmen Gewohnheit, aus der der junge Mensch Selbstbewußtsein und Wohlbefinden schöpfen kann.

GLORIOSE VERGANGENHEIT

Ein Blick auf die ältere Generation kann uns dabei helfen, das, was mit unseren Kindern geschieht, besser zu begreifen.

An harten Arbeitstagen in der Klinik schaue ich manchmal auf der Patientenliste nach, ob sich noch ein Mensch über Fünfzig zur Sprechstunde angemeldet hat. Wenn ja, fühle ich mich immer gleich besser. Mir steht eine Reise mit der Zeitmaschine bevor – ein Besuch in der Vergangenheit.

Ältere Menschen sind funktionell im allgemeinen besser in Form als ihre Kinder und Enkelkinder. Natürlich leiden auch sie unter Schmerzen und Fehlfunktionen, doch hat mich die Erfahrung gelehrt, daß sich jene, die in den fünfziger Jahren oder früher heranwuchsen, schneller von Verletzungen erholen und eher imstande sind, verlorene Funktionen systematisch wiederherzustellen.

Einer der Gründe für dieses Phänomen ist der, daß sie als Kinder alle designgerechten Funktionen des Körpers ausbilden konnten. Sie durften rennen, springen und sich drehen und wenden, wie sie wollten. Das Lebensumfeld der Menschen, die vor vierzig, fünfzig, sechzig Jahren jung waren, war bewegungsfreundlich. An Großvaters Erzählung, wie er damals im Schneesturm den acht Kilometer langen Schulweg zu Fuß zurücklegte, können wahrscheinlich auch Sie sich noch gut erinnern. (Oder waren es sechzehn Kilometer und die Hagelkörner prasselten vom Himmel...?)

Das Beispiel ist übertrieben, gewiß – doch enthält es mehr als nur ein Körnchen Wahrheit. Schulbildung, Arbeitsplatz, Brotberuf, Freizeitvergnügen – für unsere Großeltern war dies alles nur mit Bewegung zu erreichen.

Ich bin jetzt fünfundvierzig Jahre alt. Die Generation meiner Eltern, also die heute Siebzig- und Achtzigjährigen, war die letzte, die ohne das Fernsehen, die moderne Kettensklaverei, aufwuchs. Die dreißig bis fünfzig Stunden in der Woche, die Kinder heute vor dem Fernsehapparat verbringen, bedeuten dreißig bis fünfzig Stunden weniger Zeit für körperliche Aktivitäten. Die Knie, Schultern, Hüften und Füße der alten Menschen verraten mir, wie aktiv unsere Senioren in ihrer Jugend waren.

KRAFT BRINGT KRAFT

»Bis zum Ruhestand war Vater prächtig in Form. Aber danach ging es rapide mit ihm bergab.« Ich bin sicher, daß Sie diese oder ähnliche Sätze auch schon einmal gehört haben.

Angesichts der erkennbaren funktionellen Überlegenheit der älteren Generation glaube ich, daß es eine direkte Beziehung zwischen dem Ausscheiden aus dem Berufsleben, einem damit einsetzenden Bewegungsmangel und nachfolgenden Alterskrankheiten gibt. Die schnellste und billigste Methode zur Bekämpfung von Krebs, Herzleiden und Diabetes besteht darin, die alten Menschen wieder an mehr Bewegung zu gewöhnen.

Wissenschaftler haben festgestellt, daß es eine Verbindung zwischen körperlicher Aktivität und dem Immunsystem gibt. Hier haben wir einen ganz hervorragenden Ausgangspunkt. Das körpereigene Immunsystem ist die erste Verteidigungslinie gegen Krebs und andere Krankheiten, kann aber merkwürdigerweise auch die erste Offensivwaffe sein. Wenn alles schiefgeht, kann es sogar passieren, daß das Immunsystem den Körper buchstäblich zerstört, um ihn zu retten.

Seit Jahren bemühen sich die Forscher darum, diese Dr.-Jekyll-und-Mr.-Hyde-Persönlichkeit des Immunsystems zu begreifen. Es gibt viele verschiedene Theorien. Meine persönliche Erklärung ist die, daß das Immunsystem wie alle anderen körpereigenen Systeme bewegungsabhängig ist und daher durch Bewegungsmangel geschwächt wird und seine Orientierung verliert. Ärzte an der Medizinischen Hochschule der Universität von Los Angeles haben herausgefunden, daß moderates Training die Aktivität einer bestimmten Form weißer Blutkörperchen, der sogenannten »NK-Zellen« *(natural killer cells)*, stimuliert. Ohne Training sind sie nicht imstande, ihrer Aufgabe, den Körper zu verteidigen, gerecht zu werden. Die Kanzerogene haben dann von Anfang an einen Vorsprung, worauf die NK-Zellen, die spüren, daß sie im Hintertreffen sind, sich in einer Überreaktion übermäßig vermehren.

Ein gesundes Immunsystem, das seine Kraft aus der Bewegung schöpft, kann seine krebsbekämpfenden Zellen vernünftig einsetzen und der Bedrohung mit sorgfältig gesteigerten Abwehrmaßnahmen entgegentreten. Die Mücke wird anstatt mit einem Vorschlaghammer mit einer Fliegenklatsche bekämpft.

Das Forscherteam in Los Angeles machte auch die Entdeckung, daß das Immunsystem gesunder älterer Menschen zuverlässiger und besser war als die Systeme halb so alter Vergleichspersonen.

Dysfunktionellen Menschen der jungen Generation verheißen diese Erkenntnisse nichts Gutes. Für mich liegt die Vermutung nahe, daß die »Baby-Boomers«, wenn sie erst einmal sechzig oder siebzig sind (vorausgesetzt, sie werden überhaupt so alt), weniger günstige Aussichten haben, eine Krebserkrankung zu überstehen, als ihre Eltern. Die älteren, die wenigstens noch einen Teil ihres Lebens in einer Umgebung zubrachten, in der von ihnen mehr Bewegung gefordert wurde, hatten die Chance, ihre körpereigenen Systeme wachzuhalten und zu kräftigen. Ihre Kinder und Enkel waren nicht mehr in dieser glücklichen Lage.

Zivilisations-
krankheiten –
unsere Kinder,
unsere Senioren
und wir selbst

206

DROGENFREI

Es gibt eine Anzahl von Untersuchungen, aus denen hervorgeht, daß Körpertraining auch gegen leicht erhöhten Blutdruck wirksam ist. Noch interessanter ist ein vor kurzem durchgeführter Versuch, aus dem sich ergab, daß mit Training die gleichen blutdrucksenkenden Wirkungen erzielt werden können wie durch die Einnahme von Medikamenten.

Zweiundfünfzig Männer mit leichtem Überdruck wurden in drei Gruppen aufgeteilt: Die erste Gruppe erhielt ein Medikament, das als Betablocker bekannt ist, die zweite erhielt einen Kalziumantagonisten und die dritte ein Placebo. Alle Testpersonen nahmen an einem zehnwöchigen Trainingsprogramm teil, zu dem unter anderem Krafttraining und Aerobicübungen gehörten.

Der Blutdruck der Placebogruppe fiel von einem Durchschnitt von 145 zu 97 auf 131 zu 84. Ähnliche Ergebnisse zeigten sich bei denjenigen Teilnehmern, die Medikamente einnahmen, was die Forscher zu dem Kommentar veranlaßte: »Ein zusätzlicher Nutzen aus der Einnahme des einen oder anderen Medikaments ergab sich nicht.«

Die Ergebnisse dieser Untersuchung hätten landesweit Schlagzeilen verdient. Daß sie jedoch selbst in Medizinerkreisen kein besonderes Aufsehen erregten, hatte seinen guten Grund. Die Ärzte wissen, daß die Einnahme von Medikamenten ihren Hochdruckpatienten viel leichter fällt als regelmäßiges Fitneßtraining. Selbst wenn sie bis an ihr Lebensende täglich Pillen schlucken müssen, ist vielen Patienten das Medikament lieber als körperliche Ertüchtigung.

Es ist einfach leichter. Aber stimmt das wirklich? Ist die Einnahme einer Arznei leichter als ein Spaziergang, ein kleiner Joggingausflug oder eine halbe Stunde Fitneßübungen, wie sie in Kapitel 5 vorgestellt wurden? Wenn ja, dann ist es höchste Zeit, über diese Lebenseinstellung einmal gründlich nachzudenken.

MIT VOLLGAS IN DIE KRANKHEIT

Zwischen 1980 und 1987 wuchs die Zahl der Diabeteserkrankungen in den Vereinigten Staaten um 17 Prozent. Die Forscher in den bundeseigenen Centers for Diseases Control schlüsselten die Daten nach Geschlecht und Rasse auf. Sie fanden dabei heraus, daß unter Männern weißer Hautfarbe bei *Diabetes mellitus* während des genannten Zeitpunkts ein Anstieg von 33 Prozent zu verzeichnen war. Die CDC-Experten glauben, daß dieser Anstieg mit dem allgemeinen Älterwerden der Bevölkerung Nordamerikas zusammenhängt. Ich bin anderer Meinung.

Bei den weißen Frauen hatte sich die Diabeteshäufigkeit nicht verändert. Ein Unterschied von 33 Prozent zwischen Männern und Frauen läßt sich kaum auf einen Nenner bringen, zumal beide Geschlechter, demographisch gesehen, auf der gleichen Wellenlänge liegen. Wir haben es hier, wie ich glaube, mit einem weiteren Beispiel für die Reaktion eines bewegungssensiblen körpereigenen Systems zu tun, das durch unseren sitzenden, dysfunktionellen Lebensstil geschädigt wird.

Der Körper verfügt über eine ebenso geniale wie komplizierte Methode zur Regelung seiner »Treibstoffreserven«. Seine »Maschinen« werden im wesentlichen von Glukose gespeist, die das Verdauungssystem aus der Nahrung gewinnt. Ohne Glukose keine Energie (es sei denn, wir verbrennen unsere Fettreserven).

Aus diesem Grund hält der Körper Produktion und Verbrauch streng unter Kontrolle. Wenn wir zu viel essen und uns zu wenig bewegen, produziert er keinen überflüssigen Glukosevorrat, sondern verwandelt einen Teil des Überschusses in Glykogen, eine Stärke, die in den Muskeln und der Leber gespeichert wird, um am nächsten Tag, wenn der Jäger und Sammler wieder ins Gelände zieht, abrufbereit zur Verfügung zu stehen. Allerdings muß der verbleibende Glukoseüberschuß auch irgendwie verarbeitet werden. Einer der Mechanismen, der die Glukoseversorgung des Blutes reguliert, ist die Bauchspeicheldrüse; sie funktioniert gewissermaßen als Vollstrecker oder Killer. Wenn ein Extrabrocken Elchfleisch in Glukose verarbeitet wird, für die es keinen Bedarf gibt (der Jäger wirft sich aufs Lager und hält ein Schläfchen), tritt die Bauchspeicheldrüse in Aktion. Sie sondert Insulin ab, um die Glukose zu verbrennen oder umzuwandeln. Vor zehntausend Jahren mußte die Bauchspeicheldrüse nur selten ihrer Killerfunktion gerecht werden und zuschlagen, denn Glukoseangebot und -nachfrage hielten sich im Gleichgewicht. Kam es doch einmal zu einer Überdosis, war sie sofort einsatzbereit.

Der Körper ist eine phantastisch effizient arbeitende Maschine, die nie mehr arbeitet, als sie arbeiten muß. Die Verdauung allein ist anstrengend genug. Wird der Körper permanent mit großen Mengen billigen Treibstoffs in Form von reinem Zucker versorgt, macht er sich gar nicht mehr die Mühe, denselben umzuwandeln, weiterzuverarbeiten und zu sortieren; vielmehr wird der Zucker als »Instantglukose« direkt in den Blutstrom geleitet. Der Urmensch bekam – zu seinem Glück – nur selten solche Megadosen Zucker zugeführt. Vielleicht gab es hier und da einmal als Leckerbissen ein paar Honigwaben, die ein zuvorkommender Bär aus einem Bienenstock gewühlt hatte. In diesen Fällen wurde die Bauchspeicheldrüse ganz hektisch und saugte so schnell wie möglich Zucker auf. Manchmal schoß sie dabei über das Ziel hinaus und absorbierte sogar dringend benötigte Glukose, was sich bei unseren Vorfahren dann in Form eines »Honigkaters« bemerkbar machte.

Jeder von Ihnen, der sich schon mal in einem Zimmer voller hyperaktiver Fünfjähriger im Zuckerrausch aufgehalten hat, kann sich nun vorstellen, was mit dem Stamm der Jäger und Sammler geschah, nachdem man sich die Bäuche mit Honig vollgeschlagen hatte und entsprechend in Stimmung gekommen war.

Verlassen wir die Höhle und begeben uns in ein modernes Wohnzimmer. Vater hat gerade, während im Fernsehen die Sportschau läuft, eine Pepsi-Flasche geleert und dabei den noch von Weihnachten übriggebliebenen Erdnußkrokant verspeist. Seine Bauchspeicheldrüse wird aktiv – oder ich sollte besser sagen: sie rafft sich mühsam auf. Der Glukosekiller hat einen anstrengenden Tag hinter sich. Ein Marmeladehörnchen mit einer Tasse Milchkaffee und viel Zucker machten frühmorgens den Anfang. Zur Kaffeepause gab es eine weitere Tasse Kaffee (mit viel Zucker) sowie ein Stückchen Blätterteiggebäck. Den ganzen Tag über wurde die Bauchspeicheldrüse unentwegt auf Trab gehalten: Hier ein Täßchen Kaffee, dort ein Täßchen Kaffee, mal eine Cola, mal ein Schokoriegel. Der Blutzuckerspiegel unternahm unterdessen eine Berg- und Talfahrt. Vater ist auf dem besten Weg, eines Tages ebenfalls zu jenen dreiunddreißig Prozent zusätzlichen Diabetesopfern zu gehören, die die Statistik unter den Männern weißer Hautfarbe prognostiziert.

Bei Mutter hingegen besteht keine Gefahr. Warum nicht? Sie achtet auf ihr Gewicht, ist Mitglied einer Aerobic-Dancing-Gruppe und hat zusätzlich zu ihrem Beruf, der sie von neun bis siebzehn Uhr auf den Beinen hält, noch den überwiegenden Teil der Kindererziehung und der Haushaltsarbeit am Hals. Supermami. (Übrigens: Die Trendsetter der Fitneßbewegung in den letzten Jahren – vom *power-walking* bis zum Gewichtheben – waren Frauen!)

Apropos schlanke Linie. Mutters Speiseplan wird sich wahrscheinlich gar nicht so sehr von Vaters unterscheiden. Ein kultureller Imperativ entscheidet darüber, was wir essen. Männer und Frauen stehen gleichermaßen unter seinem Einfluß, sitzen beide in einer Welt aus Zuckerguß gefangen. Aber Mutter bewegt sich noch – und folglich ist ihr System zur Aufrechterhaltung des Blutzuckerspiegels funktioneller.

ARTHRITIS

Nach Schätzungen leiden siebenunddreißig Millionen Amerikaner an Arthritis. Obwohl alle Altersgruppen befallen werden können, gelten ältere Menschen als besonders gefährdet.

Es gibt eine Theorie, die besagt, daß Arthritis durch eine Fehlfunktion des Immunsystems verursacht wird. Aus irgendeinem Grund wird eine Reaktion der weißen Blutkörperchen ausgelöst. Starke Substanzen werden in die Gelenke sekretiert, es kommt zu Entzündungen und Schwellungen und in den schlimmsten Fällen zu Zerstörung und Deformation von Knochen, Bändern und Knorpeln.

Wie an einer früheren Stelle dieses Kapitels bereits gesagt, ist ein gesundes Immunsystem bewegungsabhängig. Daher ist es durchaus möglich, daß die Kausalkette, die letztlich zur Arthritis führt, mit einem bewegungsfeindlichen Lebensumfeld beginnt. Hat die Krankheit erst einmal Fuß gefaßt, kann sie ihr Opfer mit der Zeit zum Krüppel machen.

Das Gelenk, das sich nicht ausreichend und obendrein dysfunktionell bewegt, wird vollkommen bewegungsunfähig und verleitet das Immunsystem zu weiteren, unverhältnismäßigen Reaktionen.

Die Arthritis sucht sich offenbar die ruhigsten Stellen des Körpers aus. Was könnte auch angenehmer sein als eine gemütliche Gelenkkapsel, die den lieben langen Tag kaum benutzt wird? Beim ersten Anzeichen einer Invasion weißer Blutkörperchen beginnt also der das Gelenk umgebende Schleimbeutel die Kapsel mit Flüssigkeit zu überschwemmen – schließlich ist es seine Aufgabe, das Gelenk zu schmieren bzw., falls sich dies nicht bewerkstelligen läßt, es so mit Gelenkschmiere anzufüllen, daß sich das Gelenk überhaupt nicht mehr bewegen kann. Für die Arthritis ist das vergleichbar mit einem angenehmen warmen Vollbad; sie kann sich dort häuslich einrichten.

Forscher haben herausgefunden, daß weiße Blutkörperchen Herzmuskelgewebe attackieren, dessen Sauerstoffversorgung während eines Herzinfarkts unterbrochen ist. Das gleiche geschieht vielleicht in arthritischen Gelenken. Ein inaktives Gelenk wird nicht ausreichend mit Sauerstoff versorgt. Der Körper wird keine Stoffwechselreserven auf ein Gelenk, ein Organ, einen Muskel oder ein Bindegewebe verschwenden, von dem er spürt, daß es nicht ordnungsgemäß funktioniert. Jeder Teil des Körpers bekommt genau das, was er für die von ihm verlangte Tätigkeit braucht. Wenn es ans Teilen geht, verhält sich der Körper wie der klassische Kapitalist und der orthodoxe Marxist in einer Person: jeder nach seinen Bedürfnissen – und keine Arbeit, kein Geld.

Die weißen Blutkörperchen suchen das Gelenk auf die gleiche Weise heim wie das Herzmuskelgewebe, dem der Sauerstoff fehlt. Auch wenn die Ärzte das Herzinfarktopfer wiederbelebt haben, halten sie das Gewebe für tot und sehen darin, falls es nicht gelingt, sich seiner zu entledigen, eine große Gefahr für das lebende Gewebe. Unter den gleichen Vorzeichen schreiben sie auch die Gelenke als tote Zonen ab, die mit Hilfe schwerer Dosen alkalischer Substanzen abgestoßen werden müssen.

Ausreichende Bewegung ist daher unerläßlich. Bei einer Arthritis scheint zwischen der graduellen Verstärkung des Angriffs der weißen Blutkörperchen und der Geschwindigkeit der daraus resultierenden Immobilisierung ein Zusammenhang zu bestehen. Je weniger sich das Opfer bewegt, desto schlimmer werden die Arthritis und die arthritischen Schmerzen, woraufhin sich die betroffene Person noch weniger bewegt und die weißen Blutkörperchen immer gemeiner werden. Ein echter Teufelskreis.

SCHWER VERKÄUFLICH

Arthritis ist schmerzhaft, und im Gegensatz zu anderen Störungen im Bewegungsapparat lassen sich arthritische Schmerzen nicht einfach durch die Wiederherstellung des funktionsgerechten Designs vertreiben. Es fällt mir nicht schwer, einen neuen Patienten, der gerade ein paar Minuten auf dem Rücken lag und durch eine statische Rückensenkung von grauenhaften Schmerzen befreit wurde, davon zu überzeugen, daß er, um fit zu bleiben, künftig eine halbe Stunde pro Tag trainieren muß. Dagegen ist es ein hartes Stück Arbeit, ein Arthritisopfer psychologisch zu der Einsicht zu bringen, daß in Zentimetern statt in Kilometern gemessener Fortschritt unter dem Strich eben doch ein Fortschritt ist.

Es ist durchaus verständlich, wenn man, um die Schmerzen loszuwerden, der Versuchung nachgibt und sich auf Medikamente und operativen Gelenkersatz einläßt. Wenn sich das Arthritisopfer fortan jedoch nicht mehr bewegt als vorher, bleibt sein Immunsystem geschwächt, und die ihm noch verbliebenen körpereigenen Gelenke warten passiv darauf, daß die Krankheit wieder erscheint und ihre Bitte-nicht-stören!-Schilder aufpflanzt.

Das Problem wird zusätzlich noch dadurch verschärft, daß viele Medikamente, die gegen Arthritis verschrieben werden – darunter das alte Hausmittel Aspirin –, die Fähigkeit des Blutes zum Sauerstofftransport einschränken. Durch die blutverdünnende Wirkung erhalten die Gelenke sogar noch weniger Sauerstoff als vor der Behandlung. Es besteht daher durchaus die Gefahr, daß der Teufelskreis außer Kontrolle gerät und neuerliche Arthritisanfälle auslöst, die ihrerseits dann wieder zu erhöhtem Medikamentenbedarf und weiteren chirurgischen Eingriffen führen.

BLÜTE- ODER LEIDENSZEIT

Das weite Land zwischen den Jungen und den Alten läßt sich nicht so einfach mit einem Etikett versehen. Man könnte von der »Blütezeit« sprechen. Für viele Menschen ist es jedoch eine »Zeit der Leiden«.

So wie Sportler für Schmerzen gern ihren Sport verantwortlich machen, so ist auch die Neigung weit verbreitet, Schmerzen in Rücken, Nacken und Handgelenk auf ungünstige Bedingungen am Arbeitsplatz oder zu Hause zurückzuführen.

Beliebtester Bösewicht in diesem Spiel ist allemal die Matratze, auf der man liegt. Außerdem bekomme ich von meinen Patienten immer wieder zu hören, daß sie Rückenschmerzen haben, weil sie auf dem falschen Bürostuhl sitzen. Ich antworte darauf mit einer Gegenfrage: »Wie war das möglich, daß Schreiber in den Kanzleien und Kontoren der viktorianischen Epoche es täglich zehn Stunden auf hohen, flachen Stühlen aushielten, die oft noch nicht einmal eine Rückenlehne besaßen?« In den vergangenen Jahren entstand eine riesige Industrie, die sich auf die Herstellung und den Vertrieb ergonomisch korrekter Büromöbel spezialisierte. Man ging dabei von der Annahme aus, daß mit den herkömmlichen Schreibtischen und Stühlen etwas nicht stimmte, daß sie eben aus ergonomischer Sicht nicht korrekt waren.

Mit dem Mobiliar ist alles in bester Ordnung. Was nicht stimmt, sind unsere dysfunktionellen Körper.

Der Rücken ist von seinem Design her so gestaltet, daß er sich selbst stützt. Auf den Stuhl – ob dieser nun den Rücken unterstützt oder nicht – kommt es daher gar nicht an. Ein gesunder Rücken kann sein Gewicht selber tragen. Er braucht dazu weder Schaumgummi noch Ledertroddeln.

BODENLOS

Auch wenn wir stehen oder sitzen, sind die Muskeln unseres Körpers in Bewegung. Allein schon das aufrechte Stehen und die Wahrung des Gleichgewichts erfordern den Einsatz von ungefähr dreihundert Muskeln. Wenn wir uns auf einen hypermodernen Schreibtischstuhl plumpsen lassen, sagt unser Unterkörper: »Phantastisch! Machen wir ein Päuschen!« Der Stuhl ersetzt nun Füße, Beine, Gesäßmuskeln und die Beugemuskeln im unteren Rücken. Das komplizierte, sorgfältig aufeinander abgestimmte Wechselspiel von Kontraktionen und Expansionen kommt zum Erliegen. Die körpereigenen Systeme unterhalb der Taille sind sich nun selbst überlassen; Kreislauf, Verdauung und Ausscheidung leiden.

Der Oberkörper nimmt unterdessen von dem Stuhl keine Notiz. Die Muskeln kontrahieren und expandieren wie gehabt, als sei der Unterkörper voll engagiert. Das Becken sitzt gewissermaßen in der Zange. Es beginnt zu kompensieren. Unsere so herrlich flexiblen Schultern haben den kräftigen Hüftbeugern, den Extensoren und Adduktoren nichts entgegenzusetzen. Es ist jetzt nur noch eine Frage der Zeit, wann wir die parallelen Linien der Funktionalität verlieren (Kopf gerade über den Schultern, Schultergelenke über den Hüftgelenken, Hüften über den Knien und Knie über den Fußgelenken).

Der hypermoderne Stuhl wirkt sich auf unseren Rumpf so aus wie teure Laufschuhe auf die Füße. Die Schuhsohle bildet eine Barriere zwischen Fuß und Unterlage; der Fuß kann so nicht mehr die Konturen des Geländes ertasten und dafür sorgen, daß immer die richtigen Muskeln zwischen Kopf und Zehenspitze aktiviert werden. Der Stuhl nun zwingt den Oberkörper dazu, sich auf dem Ende der Wirbelsäule im Gleichgewicht zu halten. Dies ist eine unnatürliche Verhaltensweise, die nicht dem ursprünglichen Design unseres Körpers entspricht.

Das Gefühl der Steifheit und Unbehaglichkeit, das wir nach längerem Sitzen empfinden, ist eine Botschaft des Körpers: »Der Körper ist eine Einheit. Hoch mit dem Hintern!«

Und was tun wir? Wir kaufen uns einen neuen Stuhl, der den unteren Rücken umfängt und einlullt, damit er nicht mehr weh tut. Wenn der Stuhl auch nicht mehr ausreicht, erstehen wir schließlich einen noch eindrucksvolleren »Thron«, der der leidenden Wirbelsäule, während wir unsere Computertastatur bearbeiten, lesen oder telefonieren, sogar einen Schrägstand à la schiefer Turm von Pisa gestattet.

Der Stuhl übernimmt also immer mehr Funktionen. Damit der Turm von Pisa nicht umkippt und aus dem Stuhl fällt, bleiben einige Muskeln permanent kontrahiert. Vergleichen Sie die Situation mit der des letzten Mannes einer Seilschaft an einer gefährlichen Wand. Nur fallen in dieser Situation alle Bergsteiger hinunter. Der Muskel, der den freien Fall verhindern will, schreit vor Schmerzen laut auf.

IMMER DASSELBE

Schulterdysfunktion – und nicht etwa Karpaltunnelsyndrom oder eine ganze Palette anderer Hand-, Handgelenk-, Unterarm- und Ellbogener-krankungen, die unter dem Sammelnamen »Verletzungen durch repeti-tive Belastung« zusammengewürfelt werden – ist die Ursache dessen, was gegenwärtig als neue Berufskrankheit bezeichnet wird. In einem Bericht des amerikanischen Arbeitsministeriums von 1989 heißt es, daß die Zahl der durch repetetive Belastungen hervorgerufenen Verletzungen im Ver-gleich zum Vorjahr um fast dreißig Prozent angestiegen und für mehr als die Hälfte aller Berufskrankheiten verantwortlich sei. Die ehemalige amerikanische Arbeitsministerin Elizabeth Hanford Dole beschrieb die Verletzungen durch repetitive Belastung als »eines der größten Gesund-heits- und Sicherheitsprobleme am Arbeitsplatz in den neunziger Jah-ren«. Mrs. Doles Ministerium überredete den Automobilkonzern Gene-ral Motors und die Gewerkschaft der Automobilarbeiter zur Zusammen-arbeit bei der Beseitigung der Ursachen des – wie es der Leiter der Abteilung für Sicherheit am Arbeitsplatz nannte – »Traumas der repetiti-ven Belastung«. Bei der Bekanntmachung des Programms kündigte der Behördenchef an, daß die Werkzeuge und die Arbeitsplätze an den Fließbändern umgestaltet würden. Das Heben schwerer Lasten sollte durch die Entwicklung mechanischer Hilfen obsolet gemacht werden.

Ursachen? Werkzeuge, Umgestaltung der Arbeitsplätze, Heben extremer Lasten? Es handelt sich durchweg um Variationen des uns schon bekannten Themas: Die Schuld wird beim engen Flugzeugsitz, beim Schreibtischstuhl und bei den weichen Matratzen gesucht. Wenden Sie die Informationen über Funktion/Fehlfunktion, die Sie diesem Buch bisher entnommen haben, in der Praxis an und schauen Sie einmal an Ihrem eigenen Arbeitsplatz in die Runde. Versuchen Sie vorauszusagen, welche Ihrer Kolleginnen und Kollegen sich über kurz oder lang mit einem Karpaltunnelsyndrom oder anderen durch repetitive Belastungen hervorgerufenen Gesundheitsschäden werden herumplagen müssen.

Fällt Ihnen ein bestimmtes Merkmal ganz besonders auf?

Die hängenden Schultern.

Nach vorn gerollte Schultern, die in der Scharnierstellung festsitzen, fordern das Trauma der repetitiven Belastung geradezu heraus. Die Armsehnen müssen sich frei bewegen können. Die dysfunktionelle Schulter reizt die Sehnen und schränkt ihre Bewegungsfreiheit ein, so wie ein Knick im Gartenschlauch den freien Fluß des Wassers unterbricht.

Neue Werkzeuge und neugestaltete Arbeitsplätze können vielleicht, indem sie die symptomatischen Schmerzen unterdrücken, den Beginn des Karpaltunnelsyndroms und anderer Folgen der repetitiven Belastung hinauszögern. Doch in Wirklichkeit besteht das »Heilmittel« in nichts anderem als in einer weiteren Einschränkung der körperlichen Bewegung: Werkzeuge und die Einrichtungen des Arbeitsplatzes nehmen dem Benutzer mehr und mehr von der erforderlichen Bewegung ab, ohne etwas gegen die korrigierbare Dysfunktion zu unternehmen. Und wie in allen anderen Fällen, bei denen die Bewegung zusätzlich reduziert wird, ist auch hier die »Heilung« schlimmer als die Krankheit. Weniger Bewegung ist nicht gleichbedeutend mit mehr Gesundheit und Zufriedenheit. Weniger bedeutet weniger. Wenn gegen die Dysfunktion nichts unternommen wird, geht es mit der Gesundheit des an den Folgen repetitiver Belastungen leidenden Arbeitnehmers unweigerlich bergab. Jedes neue Werkzeug und jede Verbesserung am Arbeitsplatz führt inhärent zur Anschaffung weiterer Werkzeuge und zu neuen Umgestaltungen, da durch die wachsende Bewegungsarmut immer neue Fehlfunktionen auftreten. Ich sehe schon den Tag, an dem es heißt: »Alles im Eimer. Der amerikanische Arbeitnehmer packt es einfach nicht mehr... Wir müssen nach Europa, Asien oder Lateinamerika gehen und zusehen, daß wir dort noch Leute finden, die die Arbeit leisten können.« Im vorigen Jahrhundert nannte man in den Neuenglandstaaten dieses Phänomen »*going south*«. Damals wanderten die Textilbetriebe auf der Suche nach billigen Arbeitskräften und niedrigen Steuern nach North und South Carolina oder nach Georgia ab. Aus heutiger Sicht wird die Verlagerung der Betriebe in südlichere Gefilde bald ihre Attraktion

Zivilisations-
krankheiten –
unsere Kinder,
unsere Senioren
und wir selbst

214

verlieren, denn auch in Mexiko, den anderen Staaten Mittel- und Südamerikas sowie in Asien und Europa verfallen immer mehr Menschen dem sogenannten »guten Leben« – dem guten Leben ohne Bewegung.

FINGERÜBUNGEN

Um das Karpaltunnelsyndrom und andere durch repetitive Belastungen verursachte Beschwerden besser zu verstehen, probieren Sie einmal folgende Übung: Legen Sie den Unterarm mit der Handfläche nach unten flach auf die Schreibtischplatte vor Ihnen. Rücken Sie ein Stückchen vom Tisch ab, und achten Sie darauf, daß Ihr Rücken gerade ist. Entspannen Sie sich.

Unter Ihrem Handgelenk hat sich, wie Sie nun feststellen können, ein kleiner Bogen gebildet. Handballen, Unterarm und Ellbogen berühren die Tischplatte, die Unterseite des Handgelenks bleibt dagegen frei.

Lassen Sie das Handgelenk da, wo es ist, und rücken Sie wieder näher an den Tisch heran. Heben Sie die Schultern, und rollen Sie sie vor. Was geschieht? Zunächst teilt Ihnen Ihr Schulterblatt mit, daß es Teil des Ganzen, der Einheit, ist. Wahrscheinlich haben Sie eine Anspannung im Bereich der Rotatorenmanschetten gespürt. Vor allem aber müßte Ihnen aufgefallen sein, daß der Bogen unterhalb des Handgelenks in dem Moment verflachte, als der Handballen nach unten gedrückt und der Unterarm nach oben gezogen wurde.

Mit meiner Aufforderung an Sie, die funktionelle Haltung in eine ausgesprochen dysfunktionelle zu verwandeln, habe ich die Knochen, Muskeln und Sehnen in Handgelenk, Schulter und Arm zur Kompensation provoziert. Sie verstoßen nun gegen das Design des Körpers.

Wackeln Sie mit den Fingern. Die Muskeln und das Bindegewebe, die Bänder, die Sehnen der Hand sowie die Hand- und Fingergelenke sind von ihrem Design her darauf eingerichtet, daß die Fingerbewegung von der Feinmuskulatur der Hand ausgeführt wird – und nicht von den Sehnen und Muskeln des Unterarms. Betrachten Sie für eine Weile das Zifferblatt Ihrer Armbanduhr. Langsam sinkt die Hand unter das Niveau von Handgelenk und Unterarm und erreicht die für sie richtige Position: Die Fingerknöchel befinden sich unterhalb des Handgelenks – wäre dem nicht so, würden die Unterarmmuskeln das Regiment übernehmen. Wenn Sie Ihren Arm nun wieder auf den Tisch legen – die Handflächen wie gehabt nach unten –, gibt es nur eine Möglichkeit, den Bogen unterhalb des Handgelenks abzuflachen, und zwar, indem Sie mit der Schulter nach unten drücken. Das heißt also, daß jeder, der mit vornüberhängenden Schultern am Tisch sitzt, den Bogen eliminiert. Die Unterarmmuskeln bemühen sich nach Kräften, die Finger zu bewegen, und zucken dabei heftig wie ein Glockenseil auf und ab. Sie mögen diese Tätigkeit ganz und gar nicht und legen daher in Form von Schmerzen oder einer Entzündung beim Hauptquartier weiter oben Protest ein.

Setzen Sie sich an Ihre Computertastatur, und tippen Sie los. Zuerst mit zurückgezogenen Schultern, dann vornübergebeugt. Sie drücken das Handgelenk nach unten und von sich fort. Manche vergrößern das Problem noch, indem sie ihre Hände und Handgelenke in dieser Position aufrichten, weil sie glauben, damit der nach einer Weile an der Tastatur einsetzenden Müdigkeit und der nachlassenden Beherrschung vorbeugen zu können. In Wirklichkeit machen sie dadurch alles nur noch schlimmer.

Das Gegenmittel besteht im typischen Fall in einer Schiene am Handgelenk oder einer an der Tastatur anzubringenden Vorrichtung, die das Handgelenk in der angeblich richtigen – das heißt schmerzfreien – Position hält. Wenn das auch nichts hilft, sind die Zukunftsaussichten trübe: Es drohen Arbeitsunfähigkeit oder das Skalpell.

Susan lehnte beide Optionen ab. Sie ist Lehrerin an einer Schule für Gehörlose und verständigt sich mit ihren Schülern per Zeichensprache. Als sie das Gefühl in ihren Händen verlor, stellte die kalifornische Schulbehörde sie vor die Alternative, sich entweder einer – vom Staat bezahlten – Operation zu unterziehen oder sich wegen Karpaltunnelsyndroms auf Dauer arbeitsunfähig schreiben zu lassen. Doch Susan bestand darauf, vor einer endgültigen Entscheidung Pete Egoscue konsultieren zu können. Die Behörde war damit nicht einverstanden, gab jedoch nach, als Susan sich das nicht bieten ließ und einen großen Wirbel veranstaltete. Sie kam jede Woche zu einer zweistündigen Behandlung in die Klinik. Drei Monate später nahm sie ihre berufliche Tätigkeit wieder auf. Und ihre Schultern waren wieder in der richtigen Position.

Es ging ohne Medikamente und ohne Operation. Und Susan braucht nicht von der Behindertenunterstützung zu leben.

Zivilisations-
krankheiten –
unsere Kinder,
unsere Senioren
und wir selbst

DIE REGELUNG DER LAUTSTÄRKE

9

ch hätte dieses Buch um ein Haar nicht geschrieben, weil ich fürchtete, in der gedruckten Form könne das eine oder andere verlorengehen. Und das stimmt ja vielleicht auch. Es gibt keinen Ersatz für die sokratische Methode der praktischen Demonstration unter vier Augen.

In meiner Klinik erkläre ich immer zuerst das ursprüngliche Design des menschlichen Körpers und beginne dann, Fragen zu stellen: »Wo tragen Sie Ihr Körpergewicht – auf den Fußballen oder auf den Fersen? Sie leiden an Kiefergelenksschmerzen, nicht wahr? Warum sind Sie momentan schmerzfrei? Wie, glauben Sie, konnte es geschehen, daß Ihre verstopften Nebenhöhlen nach dieser Übung frei waren?« Fragen dieser Art zwingen die Patienten dazu, sich mit ihrer eigenen Erfahrung auseinanderzusetzen. In kürzester Zeit begreifen sie die entscheidende Bedeutung von Bewegung und Funktionalität für den Körper.

In einem Buch kann ich so nicht vorgehen – es sei denn, der Leser erkennt schnell, worum es geht, und sieht ein, daß es nicht damit getan ist, der Logik meiner Argumente zu folgen. Man muß die Wirkung vielmehr direkt am eigenen Leib erfahren. Wichtig ist der »Erkenntnisschock«, der über die intellektuelle Wahrnehmung hinausgeht und unmittelbar die Gefühle und Instinkte anspricht. Sie müssen die Reaktion Ihres Körpers *spüren*.

Die Informationen in den Kapiteln 4 und 5 habe ich nur aus einem einzigen Grund aufgenommen: Ich wollte Ihnen die Gelegenheit geben, gleichsam durch Ihren Schlafzimmerspiegel meine Klinik zu betreten. Ich wollte weder ein weiteres Fitneß-Handbuch noch eine der üblichen Anleitungen zur Schmerzbekämpfung auf den Markt bringen – von beiden gibt es bereits genug, und sie haben wenig zur Problemlösung beigetragen. Die im vorliegenden Buch beschriebenen und illustrierten Übungen sind ein Angebot für den Fall, daß es den Worten (einigen Tausend mehr, als ich in der Klinik je benötige) gelang, Ihre intuitiven Kräfte, Ihr Urteilsvermögen, Ihre Motivation und Ihre Erfahrung anzuregen. Wenn dem so ist, dann haben Sie inzwischen begonnen, wieder zu fühlen und zu »hören«, was Ihr Körper Ihnen mitteilen will. Die Übungen drehen die Lautstärke der Botschaften auf, so daß sie am Ende klar und deutlich zu verstehen sind.

DER BRIEF EINES LEISTUNGSSPORTLERS

Im Frühjahr 1989 rief mich ein junger Mann namens Mark Adickes an, der zu jener Zeit Linesman der Kansas City Chiefs war (inzwischen spielt er wieder bei den Washington Redskins). Mark litt an schweren Rückenschmerzen. Er befand sich gerade in Los Angeles und wollte wissen, ob er vorbeikommen könne. Es war ein Sonntag, und der Anruf erreichte mich zu Hause, aber ich konnte nicht einfach sagen: »Kommen Sie morgen rein!« Ich spürte seine Schmerzen fast durchs Telefon.

Als Mark eintraf, sorgte ich dafür, daß er sich gleich in meinem Wohnzimmer zur statischen Rückensenkung auf den Boden legte. Es dauerte zwei Stunden, doch schließlich verflüchtigte sich der Schmerz.

Ein Jahr später erhielt ich einen Brief von Mark Adickes, aus dem deutlich wird, was ich meine, wenn ich sage, daß die Egoscue-Methode »die Lautstärke aufdreht«.

Gegen Mitte der Saison 1987 hatte ich zum erstenmal Rückenschmerzen. Der Mannschaftsarzt diagnostizierte einen sogenannten »Linesman-Rücken«, verursacht durch eine schwache Rückenmuskulatur und normalen Verschleiß. Er verschrieb mir Cortisontabletten zum Einnehmen und empfahl mir für die spielfreie Zeit ein rigoroses Hanteltraining zur Stärkung des Rückens. Im Sommer 1988, nach Beendigung des Krafttrainings, waren die Rückenschmerzen schlimmer denn je, und außerdem taten mir nun auch meine Beine weh. In diesem Zustand begann ich mit dem Lauftraining, das zu meiner Saisonvorbereitung gehört. Schon während der ersten Trainingseinheit... zog ich mir eine ernstere Rückenverletzung zu. Kurz vor dem Ziel eines Vierhundertmeterlaufs traf es mich wie ein Messerstich in den unteren Rücken.

Durch dieses Ereignis geriet ich in Panik. Kein ganzer Monat mehr bis zum Trainingslager – und ich konnte kaum laufen! In den kommenden Wochen suchte ich fünf Chiropraktiker, zwei Akupunkteure, drei Masseurinnen, vier verschiedene Physiotherapeuten, einen Akupresseur und einen Feldenkrais-Experten auf. [Unter Feldenkrais versteht man eine therapeutische Technik, die auf der Annahme basiert, man könne einen Menschen durch Training in die Lage versetzen, sein zentrales Nervensystem bewußt zu steuern und auf diese Weise eine Verbesserung seiner motorischen Fähigkeiten herbeizuführen. Dadurch, so heißt es, ließe sich Dysfunktionen im Bewegungsapparat entgegenwirken.] Alles, was ich unternahm, brachte wenig oder gar keine Erleichterung. Das Trainingslager zur Vorbereitung auf die Saison 1988 trat ich in dem Bewußtsein an, daß meine gesamte Karriere auf dem Spiel stand. Am ersten Tag im Lager brach die Verletzung wieder auf, als ich beim ersten Kontakttraining gegen eine Trainingspuppe stieß.

Nach einer gründlichen ärztlichen Untersuchung, die auch eine Computer-Axial-Tomographie einschloß, lautete die Diagnose auf Spondylolisthese mit hervortretender Bandscheibe. Der Mannschaftsarzt empfahl eine Cortisonbehandlung. Ich beschloß, noch eine zweite Diagnose einzuholen, und fuhr nach Los Angeles, um mich dort von Rückenspezialisten des Doctor Jobe's Centinella Hospital untersuchen zu lassen. Nach einer Reihe weiterer Tests, darunter Kernspinresonanztomographie, Computertomographie und einer Myelographie, empfahl man mir dasselbe wie bei der vorherigen Untersuchung und stellte mir als Alternative eine operative Wirbelfusion anheim. Ich fuhr wieder zurück nach Kansas City, wo man mir über einen Zeitraum von zwei Wochen eine Serie von vier epiduralen Cortisonblockaden verabreichte und mich krankengymnastische Übungen zur Stabilisierung der Wirbelsäule machen ließ.

Die Saisonvorbereitung für 1988 war für mich gelaufen. Außerdem versäumte ich die ersten sechs Punktspiele. Als ich nach der Rehabilitation wieder antreten konnte, fühlte ich mich steif und unbeweglich und hatte Gleichgewichtsprobleme. Nach kurzer Zeit kehrten auch die Schmerzen zurück. Mit Hilfe von Schmerzmitteln und Entzündungshemmern schlug ich mich mehr schlecht als recht bis zum Ende der Spielzeit durch. Bei der nachfolgenden medizinischen Untersuchung sagte man mir, daß eine Fusionsoperation, falls nicht bald eine Besserung einträte, unvermeidlich sei. Ich war mittlerweile soweit, daß ich ernsthaft in Erwägung zog, meine sportliche Karriere zu beenden. Das Risiko einer Rückenoperation im fortgeschrittenen Alter von siebenundzwanzig Lenzen wollte ich nicht eingehen.

In einem Telefongespräch mit meinem Krafttrainer aus dem College, den ich über meinen bevorstehenden Rücktritt informieren wollte, erfuhr ich von der Egoscue-Methode. Die Chiefs schickten mich nach Los Angeles; ich sollte mich in die Behandlung der Physiotherapeuten des Centinella Hospital begeben. Ehe ich Kansas City verließ, rief ich bei Pete Egoscue an und vereinbarte einen Termin mit ihm. Nach zweitägiger Therapie [im Centinella], die keinerlei Besserung brachte, fuhr ich von L. A. nach San Diego. Als ich aus dem Wagen stieg, konnte ich kaum laufen. Pete erkannte allein schon an der Art und Weise, wie ich stand und ging, daß ich an einer schweren Beckenfehlstellung litt, und verordnete mir ein Übungsprogramm zu deren Behebung. Nach den ersten zwei Stunden Egoscue-Methode hatte ich zum erstenmal seit mehr als zwei Jahren keine Schmerzen. Das Programm, das Pete mir verschrieben hatte, sah pro Tag zwei Übungsfolgen vor, eine morgens und eine abends. Die schmerzfreien

Phasen wurden von Workout zu Workout länger, und ich spürte, wie mein Körper zu seinen ursprünglichen Funktionen zurückfand. Die Egoscue-Methode identifizierte und isolierte die Wurzel meines Leidens. Sie befreite mich nicht nur von den Schmerzen, sondern bewirkte auch, daß ich mich, je mehr mein Körper seine anatomische Geradlinigkeit zurückgewann, immer jünger und vitaler fühlte.

Die vor kurzem abgeschlossene Saison 1989 habe ich ohne Verletzungen überstanden, und meine Zukunftsaussichten sind so günstig wie nie zuvor. Wenn ich meine Leistungen weiterhin so verbessere wie gegenwärtig, kann ich wahrscheinlich noch mit Vierzig spielen. Die Knieschmerzen, die mir täglich zu schaffen machten, sind zusammen mit den Rückenschmerzen verschwunden. Langstreckenläufe, an die vorher überhaupt nicht zu denken war, sind heute ein reines Vergnügen. Mit einem Körpergewicht von 127 Kilogramm laufe ich heute 10 000 Meter ohne jegliche Probleme mit den Fersen und den Knien. Die Egoscue-Methode hat das Leben, das ich in einer harten Umwelt namens National Football League führe, verlängert.

Mark Adickes

Die Lautstärke aufdrehen? »Sie befreite mich nicht nur von den Schmerzen, sondern bewirkte auch, daß ich mich, je mehr mein Körper seine anatomische Geradlinigkeit zurückgewann, immer jünger und vitaler fühlte.« Alles, was Mark Adickes brauchte, war ein wenig Anleitung und *Zustimmung*. Ich sage ausdrücklich *Zustimmung*, weil er bereits wußte, was nicht stimmte und was zu tun war, um es wieder in Ordnung zu bringen. Er brauchte lediglich jemanden, der ihn bestätigte: »Sie brauchen keine Wirbelfusion. Sie müssen nur Ihren Körper wieder in jene Verfassung bringen, in der er sich befand, als Sie neunzehn waren und keine Schmerzen hatten.«

MAX, SEINE MUTTER UND – BEWEGUNG

Im letzten Herbst erhielt ich den Brief einer Mutter, deren Sohn sich bei der Geburt die Nabelschnur um den Hals gewickelt hatte. Die Ärzte retteten dem Jungen das Leben, konnten aber nicht verhindern, daß vorübergehend ein akuter Sauerstoffmangel auftrat. Die Frau erzählte mir, ihr Sohn sei mittlerweile elf Jahre alt und an den Rollstuhl gefesselt. Die Diagnose lautete auf Gehirnlähmung, da er sowohl in seiner geistigen wie in seiner körperlichen Entwicklung stark zurückgeblieben sei.

Aus dem Brief ging hervor, daß Max mit den besten Ärzten und Therapeuten zusammenarbeitete und ein echter Kämpfer war. Doch obwohl er im Laufe der Jahre langsam, aber stetig Fortschritte gemacht hatte, stand ihm noch eine lange Wegstrecke bevor. Die Mutter schrieb, ihr Sohn habe sich zum Ziel gesetzt, mit dreizehn Jahren laufen zu können. Jetzt, mit elf, hätten sie das Gefühl, die Zeit würde knapp.

Max' Mutter hatte gehört, daß ich verletzten Sportlern und anderen Menschen mit verlorenen Funktionen helfe. Vor dem Unfall bei der Geburt, so meinte sie, seien alle Körperfunktionen des Jungen normal gewesen. Ob ich bereit sei, mir Max einmal anzusehen?

Anfang Dezember 1990 erschienen Max und seine Mutter bei mir in der Klinik. Die Frau hatte recht – der Junge war eine Kämpfernatur. Aber der kleine Kerl hatte auch ganz große Probleme.

Wir legten ihn auf den Boden und stellten quasi die Uhr zurück – auf die Zeit, als er noch ein Baby war. Er sollte versuchen, hin und her zu krabbeln. Es war sehr schwer. Am nächsten Tag berichtete mir die Mutter, daß Max die Bauchmuskeln weh täten – und zwar ganz erheblich.

Ich kam mir vor, als hätte ich soeben zwanzig Millionen Dollar im Lotto gewonnen. Die Schmerzen verrieten mir, daß eine ruhende Funktion wiedererwacht war. Die Funktionen waren also da – nur eben völlig ungenutzt. Man hatte bei Max eine Gehirnlähmung diagnostiziert – und ihn vom Tag seiner Geburt an entsprechend behandelt. Man hielt ihn, man trug ihn, man setzte ihn in einen Rollstuhl. Max wurde größer; seine Beine und Arme wuchsen, aber die Muskeln und der kinästhetische Sinn hinkten weit hinterher, da sie nie gefordert oder allenfalls minimal beansprucht worden waren.

Nach ein paar Tagen in der Klinik schickte ich Max mit einem Übungsprogramm nach Hause und fuhr über die Weihnachtsfeiertage zum Langlaufen in die Berge. Eines Nachmittags rief mich mein Büro an: Am Weihnachtstag 1990 war Max zum erstenmal gelaufen.

Jetzt wissen Sie, warum ich meinen Beruf liebe. Und warum ich dieses Buch geschrieben habe.

Anmerkungen und Quellen

Kapitel 1

Allgemeine Daten zur Myologie (Muskelkunde) siehe bei Kahn, F.: *Man in Structure and Function*, Bd. 1, New York 1947.

Kapitel 3

Die Definition des Knorpels ist teilweise *Steadman's Medical Dictionary*, 25. Aufl. 1990, entnommen.

Über die Eigenschaften des Knorpels, einschließlich der Entdeckung, daß das Gewebe durch Training verändert wird, berichtet Jürgen Weineck in *Sportanatomie*, Beiträge zur Sportmedizin **9**, 5. Aufl. 1988.

Kapitel 7

Über mögliche neurologische Schäden durch High-Impact Aerobics berichtete eine Meldung der *Associated Press* in der *Washington Post* vom 8. 12. 1991 unter der Überschrift »Doctor Says High-Impact Aerobics Can Cause Vertigo«.

Kapitel 8

Norman Cousins behandelt in seinem Buch *Head First: The Biology of Hope* (New York 1989) das Immunsystem und berichtet über neue Forschungsergebnisse, aus denen hervorgeht, daß sich die Aktivität der NK-Zellen nach leichtem körperlichem Training erhöht (S. 238). Im gleichen Zusammenhang setzt sich Cousins auch mit den Unterschieden zwischen den Immunsystemen älterer und jüngerer Menschen auseinander.

Das Verhältnis zwischen Blutdruck und Fitneßtraining behandelt ein Artikel mit dem Titel »Is Exercise the Cure for High Blood Pressure?« in *Wellness Letter*, hg. v. der University of California, Berkeley, **6**, 11, S. 1.

Über die Untersuchungen des US-Gesundheitsministeriums zur Diabeteshäufigkeit berichtete eine AP-Meldung in der *Washington Post* vom 4. 12. 1990.

Die Daten über die Zahl der an Arthritis leidenden Menschen stammen von der Arthritis Foundation (Irving Kishner, Hg., *Understanding Arthritis*, New York 1984). Informationen über den Verlauf der Krankheit aus derselben Quelle.

Die Angaben über Attacken weißer Blutkörperchen auf das Herzmuskelgewebe und Gelenke stammen aus einem Artikel mit dem Titel »Molecules that Direct Immune System Traffic Excite Researchers« in der *New York Times* vom 4. 12. 1990, S. C3.

Kapitel 9

Brief von Mark Adickes an Pete Egoscue, Januar 1990.

REGISTER

Register

224